ENFERMAGEM CIRÚRGICA

Dados Internacionais de Catalogação na Publicação (CIP)
(Simone M. P. Vieira - CRB 8ª/4771)

Bartmann, Mercilda
    Enfermagem cirúrgica / Mercilda Bartmann. – São Paulo: Editora
Senac São Paulo, 2023.

    Bibliografia.
    ISBN 978-85-396-4949-5 (Impresso/2023)
    e-ISBN 978-85-396-4947-1 (ePub/2023)
    e-ISBN 978-85-396-4946-4 (PDF/2023)

    1. Enfermagem: Cirurgia 2. Enfermagem médico-cirúrgica
3. Unidades cirúrgicas 4. Cuidados cirúrgicos 5. Intervenções
cirúrgicas I. Título.

23-2010g   CDD–610.73677
                                     BISAC MED058220
                                            MED036000
                                            MED050000

Índice para catálogo sistemático:
1. Enfermagem cirúrgica   610.73677

ENFERMAGEM CIRÚRGICA

Mercilda Bartmann

Editora Senac São Paulo – São Paulo – 2023

EDITORA SENAC SÃO PAULO
Conselho Editorial: Luiz Francisco de A. Salgado
              Luiz Carlos Dourado
              Darcio Sayad Maia
              Lucila Mara Sbrana Sciotti
              Luís Américo Tousi Botelho

Gerente/Publisher: Luís Américo Tousi Botelho
Coordenação Editorial: Ricardo Diana
Prospecção: Dolores Crisci Manzano
Administrativo: Verônica Pirani de Oliveira
Comercial: Aldair Novais Pereira

    Revisão médica: Ana Karina Bartmann
    Acompanhamento técnico-pedagógico: Ana Lucia Jezuino da Costa e Paulo Bruno
    Consultor-médico da área de saúde: Fernando Luiz Barroso
    Copidesque: Selma Monteiro Correia
    Coordenação de revisão de texto: Marcelo Nardeli
    Revisão de texto: Andréa de Castro Ralize e Fernanda Corrêa
    Coordenação de arte: Antonio Carlos De Angelis
    Projeto gráfico, capa e editoração eletrônica: Ampersand Comunicação Gráfica
    Ilustrações: Iriam Gomes Starling
    Fotos: Cícero Rodrigues
    Supervisão técnica das fotos: Jane Morsch Maia
    Infográficos (pp. 17, 24, 29, 32, 83, 146, 157, 163, 168, 174, 175, 184, 196, 197): Ampersand Comunicação Gráfica
    Coordenação de e-books: Rodolfo Santana
    Impressão e acabamento: Maistype

Nota do editor

As cirurgias, mesmo as eletivas, representam um momento de tensão para a equipe de saúde, pois sempre implicam riscos e por isso exigem atenção e cuidados redobrados. E, se os profissionais se sentem assim, imagine os pacientes e seus familiares. Um dos primeiros desafios para os profissionais de enfermagem é acolher, orientar e preparar o paciente de forma adequada para a cirurgia. Depois, são eles que o acompanham até o momento da alta, estabelecendo um vínculo forte que inclui os familiares.

Para ajudar estudantes e profissionais de enfermagem que desejam aperfeiçoar seu trabalho, este livro traz uma visão completa do universo de providências e responsabilidades que cabem à equipe de enfermagem antes, durante e após os procedimentos cirúrgicos.

A primeira parte apresenta as unidades hospitalares envolvidas nas diversas etapas do processo cirúrgico, além das atribuições das várias equipes que atuam nesses espaços, enfatizando especialmente as da equipe de enfermagem. Ao tratar do Centro de Material e Esterilização, a autora comenta as principais propostas da Resolução sobre o funcionamento dos serviços responsáveis pelo processamento de produtos para a saúde, publicada pela Agência Nacional de Vigilância Sanitária (Anvisa) em 2012. A segunda parte detalha os cuidados de enfermagem nos períodos pré, trans e pós-operatório, bem como a classificação das cirurgias e a terminologia médico-cirúrgica. Finalmente, a terceira parte apresenta um quadro geral das doenças e cirurgias mais frequentes, dividido por sistemas do corpo humano, com explicações sobre o processo de adoecimento, sinais, sintomas e diagnóstico, descrevendo os procedimentos cirúrgicos e os cuidados específicos a serem prestados pela equipe de enfermagem.

Para facilitar o aprendizado, o livro traz desenhos técnicos, ilustrações científicas e fotos realizadas especialmente para demonstração de ambientes cirúrgicos, equipamentos, técnicas de preparo do paciente e posições exigidas para as diferentes cirurgias, o que só foi possível graças à colaboração da Clínica Ivo Pitanguy e do Hospital Naval Marcílio Dias, aos quais agradecemos pela generosa acolhida.

Esperamos que este livro possa contribuir para a formação de profissionais de enfermagem que, em suas respectivas áreas de atuação, respondam às necessidades de saúde dos brasileiros.

Os tratamentos cirúrgicos são utilizados há muito tempo. Documentos encontrados em escavações arqueológicas revelam que intervenções cirúrgicas, como a correção de fraturas, a trepanação e a circuncisão, já eram praticadas pelos povos primitivos em rituais para expulsar demônios, por exemplo, já que a medicina primitiva tinha a sua base assentada em poderes sobrenaturais.

O PAPEL DA ENFERMAGEM CIRÚRGICA

CIRURGIAS AMBULATORIAIS

BREVE HISTÓRICO

Cirurgia e enfermagem

Breve histórico

Na Grécia Antiga, a chamada Medicina dos Templos, praticada durante os séculos IV e V a.C., realizava curas fantásticas e é considerada a origem das escolas médicas e de uma série de termos médicos, criados a partir da apropriação de termos gregos, como *kheirourgia*, que significava trabalho manual. Essa pode ser a explicação para que o termo "cirurgia" defina a especialidade médica que trata as doenças e os traumatismos por meio de processos operativos manuais e uso de instrumentos especiais.

Foi com Hipócrates (460 a 377 a.C.) que a medicina ganhou um cunho científico, e os médicos passaram a ter as normas éticas que regulam sua prática. Por isso ele é considerado o "pai da medicina". O grego Galeno (131-210 d.C.), que viveu parte de sua vida em Roma como cirurgião dos gladiadores e, depois, dos imperadores, foi outro nome de destaque nos primórdios da medicina. Já naquela época, ele recomendava a fervura como um método para a desinfecção.

No período medieval, houve separação completa entre a medicina e a cirurgia. Esta passou a ser desempenhada pelos cirurgiões-barbeiros, que realizavam procedimentos como sangrias, drenagem de abscessos e retirada de tumores, extrações dentárias e até mesmo amputação de membros, realizada, principalmente, nos acampamentos dos campos de batalha.

A partir da Renascença, uma série de descobertas possibilitou o desenvolvimento da medicina e uma mudança de mentalidade em relação à cirurgia. Mas a evolução da cirurgia continuava lenta. Os pacientes submetidos aos tratamentos cirúrgicos precisavam suportar a dor, já que a anestesia ainda não havia sido inventada; a hemorragia era estancada com ferro em brasa ou óleo fervente. Além disso, como não havia o menor cuidado com a limpeza, os locais "operados" infeccionavam, e muitos pacientes morriam em decorrência da infecção.

É nesse contexto que se inicia a enfermagem tal como preconizava Florence Nightingale. Nascida em Florença, Itália, em 12 de maio de 1820, Florence tornou-se enfermeira na Inglaterra, onde viveu até sua morte, em 13 de agosto de 1910. Destacou-se particularmente por sua atuação na Guerra da Crimeia, em 1854, em que trabalhou com uma equipe de enfermeiras. Preocupada com a limpeza, a higiene e a ventilação do ambiente, conseguiu implementar esses princípios em seu ambiente de trabalho, contribuindo para melhorar as condições sanitárias dos hospitais militares de campo. Quando os cirurgiões-barbeiros realizavam suas intervenções, havia junto a eles uma pessoa que se responsabilizava pela limpeza dos instrumentos e pela manutenção da área limpa, primeiras atividades do enfermeiro de Centro Cirúrgico.

Florence também merece ser apontada como a primeira pessoa a estabelecer procedimentos regulares, padronizados, com o propósito de facilitar o atendimento aos pacientes e, consequentemente, a atuação mais segura e qualificada dos profissionais envolvidos na assistência hospitalar. Torna-se, então, um marco histórico na administração hospitalar e na gestão dos serviços de enfermagem.

Muitas descobertas contribuíram para o desenvolvimento da especialidade cirúrgica, e, entre elas, destacamos: a anestesia, surgida em 1846, com a inalação do éter, que levava à narcose; a lavagem das mãos dos cirurgiões, com o intuito de prevenir infecções; as pesquisas de Pasteur (1822-1885) sobre os micro-organismos do ar; a descoberta dos micróbios contaminadores das feridas operatórias; o uso de substâncias antissépticas; a introdução do uso de luvas nas cirurgias em 1890, por William Halstead (1852-1922).

Foi no século XX, porém, principalmente com a introdução da anestesia geral, com a utilização de técnicas assépticas e com a criação de novas técnicas cirúrgicas e de instrumentos mais apropriados, que a cirurgia acompanhou o desenvolvimento científico vigente.

Como vimos, a enfermagem esteve presente nas cirurgias desde os seus primórdios, embora suas atividades se resumissem à manutenção de um ambiente seguro, confortável e limpo e à contenção dos pacientes. Aos poucos, a enfermagem foi criando um corpo de conhecimentos científicos próprios, o que possibilitou à profissão ampliar seu campo de atuação.

O atual avanço tecnológico permitiu o desenvolvimento de procedimentos cirúrgicos cada vez mais complexos, como a microcirurgia, o transplante de vários órgãos, o reimplante de partes do corpo, a colocação de próteses metálicas, a desobstrução de vasos do coração, entre outros. Para tanto, são utilizados equipamentos sofisticados como laser, laparoscópios, sensíveis aparelhos de monitorização e até robôs. Os avanços na anestesia acompanham a tecnologia cirúrgica com a descoberta de novos medicamentos e técnicas anestésicas que melhoraram muito tanto o período operatório quanto o pós-operatório dos pacientes.

Cirurgias ambulatoriais

O surgimento das cirurgias ambulatoriais também pode ser considerado um reflexo do aprimoramento das técnicas e da tecnologia. O alto nível de conhecimento técnico-científico alcançado pelos profissionais de saúde, o acesso aos modernos equipamentos e a redução do risco de infecção cruzada – ao lado de fatores econômicos e sociais, como alto custo da hospitalização, deficiência de leitos hospitalares e os sistemas de reembolso pelos seguros-saúde – criaram as condições necessárias para o desenvolvimento das cirurgias ambulatoriais. Nesses procedimentos, os pacientes chegam ao hospital apenas na manhã da cirurgia e vão para casa assim que têm alta da recuperação pós-anestésica.

Assim, de modo geral, a internação hospitalar é requerida apenas para os pacientes que sofreram algum tipo de trauma, que precisam de uma cirurgia de emergência ou de grandes cirurgias e, ainda, àqueles que necessitam controlar algum problema clínico importante no pré-operatório.

As cirurgias ambulatoriais surgiram nos Estados Unidos na década de 1960 e, atualmente, representam, naquele país, cerca de 60% das cirurgias programadas com antecedência. No Brasil, o aumento desse tipo de cirurgia vem ocorrendo de uma forma mais lenta e gradual. As vantagens das cirurgias ambulatoriais são incontestáveis: menor uso dos serviços hospitalares, com diminuição desses custos; redução do tempo de afastamento do paciente do seu ambiente doméstico, da escola e do trabalho, com menor interferência em sua rotina diária. Outra grande vantagem é o menor índice de infecções hospitalares.

Mas também existem desvantagens, como o menor controle sobre a realização dos cuidados pré-operatórios e a possibilidade de que estes sejam realizados por pessoas despreparadas. Do ponto de vista social, é preciso registrar que as cirurgias ambulatoriais costumam representar maior ônus para os pacientes com a compra de medicamentos e procedimentos pós-operatórios, os quais, na internação hospitalar, seriam cobertos pelos seguros-saúde particulares e/ou pelo Sistema Único de Saúde (SUS).

Para evitar o descontrole das cirurgias ambulatoriais em nosso país e o aumento dos riscos cirúrgicos, em 1994, o Conselho Federal de Medicina estabeleceu critérios para a seleção dos pacientes candidatos a esse tipo de cirurgia. Um desses critérios é que o paciente não possua problemas cardiovasculares ocasionados tanto por outras doenças como pela doença cirúrgica. Há também a exigência de um acompanhante adulto lúcido e previamente identificado, além da realização de procedimentos cirúrgicos que não requeiram cuidados especiais no pós-operatório.

O papel da enfermagem cirúrgica

A enfermagem cirúrgica, também conhecida como enfermagem perioperatória, sofreu forte influência da Association of Perioperative Registered Nurses (APRN), uma associação de enfermeiras perioperatórias americanas que, além de unificar os enfermeiros dessa especialidade, criou uma série de padrões para o cuidado com o paciente cirúrgico. No Brasil, existe, com propósitos semelhantes, a Sociedade Brasileira de Enfermeiros de Centro Cirúrgico, Recuperação Anestésica e Centro de Material e Esterilização (SOBECC).

A enfermagem cirúrgica é constituída pelos cuidados de enfermagem prestados ao paciente nos períodos pré, trans e pós-operatório. Esses cuidados visam dar maior conforto e segurança ao paciente, minimizar os riscos cirúrgicos e contribuir para sua pronta recuperação, possibilitando assim que ele se reintegre rapidamente à sua família e à sociedade.

As cirurgias podem ser realizadas em instituições hospitalares de acordo com o modelo tradicional, que mantém a internação dos pacientes para a maioria das cirurgias programadas. Também podem ser efetuadas em clínicas, ambulatórios ou até mesmo em consultórios, seguindo a tendência de desospitalização e de um modelo mais ousado. Mas os que prestam a assistência de enfermagem precisam respeitar os princípios estabelecidos por Florence Nightingale, que permanecem atuais, independentemente do local onde a cirurgia se realize e do modelo adotado.

Nas cirurgias ambulatoriais, por exemplo, além de prestar assistência, a enfermagem deve buscar estratégias que ajudem o paciente a fazer um bom pré-operatório a partir do seu domicílio e que o preparem, ou à sua família, para a realização dos cuidados pós-operatórios, de modo a minimizar riscos e prevenir complicações.

Da mesma forma, é a partir do respeito e da ampliação dos princípios de Florence que a enfermagem de hoje tem podido contribuir para a melhoria contínua dos espaços destinados aos procedimentos cirúrgicos e para o controle efetivo da infecção hospitalar, grave questão nos períodos pré, trans e pós-operatório.

Iniciamos este livro apresentando as unidades hospitalares que o paciente percorre no decorrer do processo cirúrgico pelo qual ele vai passar: Unidade de Clínica Cirúrgica, Centro Cirúrgico e Unidade de Cirurgia Ambulatorial.

Embora não faça parte do percurso do paciente cirúrgico dentro do hospital, incluímos ainda o Centro de Material e Esterilização, unidade de fundamental importância para a segurança do paciente e para o desempenho técnico-científico da equipe de saúde.

Além das dependências básicas, detalharemos as atribuições das várias equipes que atuam nesses locais, com ênfase no papel da equipe de enfermagem, para que você, futuro profissional, possa se adaptar melhor nesse universo.

SALA DE RECUPERAÇÃO PÓS-ANESTÉSICA

CENTRO DE MATERIAL E ESTERILIZAÇÃO

CENTRO CIRÚRGICO

UNIDADE DE CLÍNICA CIRÚRGICA

As unidades cirúrgicas

CAPÍTULO 1

Unidade de Clínica Cirúrgica

A Unidade de Clínica Cirúrgica (UCC) é a unidade hospitalar onde o paciente fica alojado tanto antes quanto depois da cirurgia.

ESTRUTURA FÍSICA

Trataremos, primeiramente, dos vários ambientes que compõem a UCC, descrevendo dependências, instalações, materiais e equipamentos.

Quartos | Destinam-se aos pacientes com indicação cirúrgica, havendo vários tipos: privativos, para um só paciente; semiprivativos, para dois pacientes; ou enfermarias, que abrigam três ou mais pacientes. Cada quarto ou enfermaria deve contar com um sanitário, que deve ter acesso direto.

Posto (ou área) de enfermagem | É o local onde a enfermagem desenvolve suas funções administrativas. O ideal é que fique centralizado em relação aos quartos, para facilitar o acesso dos profissionais de enfermagem.

Sala de serviço | Nessa sala, os medicamentos, além de outros materiais, são guardados e preparados pela enfermagem. É fundamental que ela seja dotada de um balcão com pia. Frequentemente, o posto de enfermagem e a sala de serviço são separados apenas por uma divisória.

Sala de prescrição médica | Geralmente contígua ao posto de enfermagem, é nessa sala que os médicos prescrevem, no prontuário dos pacientes, os tratamentos a que eles deverão ser submetidos. Se o hospital utilizar prontuário eletrônico, tanto esse ambiente quanto o posto de enfermagem deverão ser dotados de computadores.

Sala de utilidades | Serve para guardar vários materiais comumente utilizados no atendimento, como suportes de soro, aspiradores elétricos, cadeiras de rodas, macas, entre outros.

Expurgo | Nessa sala, são realizadas a limpeza e a desinfecção de materiais, como termômetros e estetoscópios. É também nesse local que se medem a urina e demais secreções dos pacientes. O expurgo serve ainda como o espaço onde se guardam os **sacos de Hamper*** com roupa suja, até que sejam encaminhados para a lavanderia.

O asterisco ao lado de um termo indica que ele está no glossário, ao final do livro.

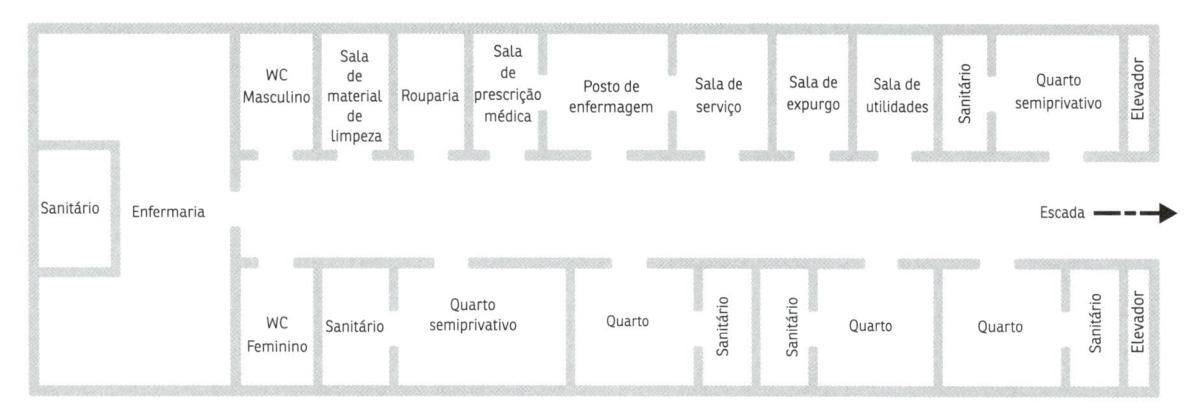

Figura 1 | Layout de uma Unidade de Clínica Cirúrgica.

Sala para material de limpeza | Nesse local, são guardados baldes, vassouras e rodo, desinfetantes e demais materiais utilizados pelo pessoal de limpeza. Deve conter um tanque em que o profissional encarregado da limpeza apanhe água para suas atividades e onde se despreze o resíduo líquido.

Sanitários | A UCC deve ter pelo menos um banheiro masculino e um feminino.

Rouparia | Local em que se guarda a roupa limpa da unidade. Muitas vezes, a rouparia é substituída por armários embutidos no corredor da UCC.

RECURSOS HUMANOS

Os profissionais que atuam na UCC são muitos e de variadas formações. Mas todos trabalham com o objetivo de ajudar o paciente a recuperar sua saúde. Vamos conhecer agora as diferentes equipes.

Equipe médica | Essa equipe é composta, principalmente, por médicos-cirurgiões de todas as especialidades, anestesiologistas e médicos clínicos. São eles os responsáveis legais pela internação e pelo tratamento dos pacientes, integrando o corpo clínico do hospital ou da clínica.

Do ponto de vista administrativo, o corpo clínico de uma instituição de saúde é considerado fechado quando possui um grupo cativo de médicos. O exercício profissional de outros profissionais que não fazem parte desse grupo só é permitido em condições especiais. Alguns hospitais e clínicas, entretanto, possuem um corpo clínico aberto, ou seja, eles permitem que médicos não pertencentes ao seu quadro efetivo internem e tratem de pacientes em suas dependências.

Equipe de nutrição e dietética | É formada por um ou mais nutricionistas, por copeiros, cozinheiros e auxiliares de cozinha. Estes, geralmente, possuem um local próprio, fora da UCC, para suas atividades de planejamento e preparo dos alimentos.

A equipe de enfermagem tem mais contato com os nutricionistas e os copeiros que trabalham diretamente na UCC. O nutricionista é a pessoa responsável pela alimentação e pelas dietas dos pacientes, e os copeiros são encarregados pela distribuição das refeições.

Fisioterapeutas | Esses profissionais cuidam da parte respiratória e da mobilização dos pacientes. Isso inclui o treinamento dos exercícios respiratórios e/ou físicos recomendados no pré-operatório e a realização dessas terapias no pós-operatório. Os fisioterapeutas têm um papel extremamente importante, principalmente após as cirurgias torácicas e abdominais, e naquelas que exigem maior tempo de imobilização no leito.

Em hospitais ou clínicas de pequeno porte, muitas vezes, não existe uma equipe de fisioterapeutas, e cabe à enfermagem assumir a atividade de mobilização passiva e realizar exercícios respiratórios com os pacientes tanto no pré quanto no pós-operatório.

Equipe de limpeza | Reúne os profissionais responsáveis pela limpeza e desinfecção dos ambientes da UCC. Geralmente, são funcionários de empresa terceirizada que presta serviço ao hospital. Esses profissionais devem seguir a orientação da Comissão de Controle de Infecção Hospitalar (CCIH), no que se refere aos produtos e às técnicas de limpeza e desinfecção a serem utilizadas.

Equipe de enfermagem | Como é próprio a toda e qualquer assistência desenvolvida por profissionais de saúde, na UCC, os cuidados de enfermagem estão voltados para os indivíduos, e não para a enfermidade ou cirurgia, promovendo a humanização efetiva do atendimento. Assim como nas demais unidades, os cuidados são realizados por enfermeiros, técnicos e auxiliares de enfermagem. Esses profissionais, que trabalham em horários diurnos e noturnos, são responsáveis pela assistência de enfermagem durante 24 horas.

São muitas as formas de organização dessa equipe, mas, geralmente, além dos auxiliares e técnicos de enfermagem, há um enfermeiro de turno, um enfermeiro chefe de unidade e uma secretária de unidade.

Enfermeiro chefe de unidade | Profissional responsável pela direção da unidade do ponto de vista da enfermagem. Para tanto, ele precisa avaliar as necessidades, elaborar um plano de trabalho em conjunto com a equipe, cumprir e fazer cumprir o programa planejado, avaliando, em conjunto com o grupo, os resultados do plano traçado.

É também sua responsabilidade avaliar o desempenho dos seus funcionários e, a partir dos pontos fracos detectados, promover, orientar e supervisionar a educação em serviço, na condição de responsável legal por uma assistência de enfermagem livre dos riscos decorrentes de imperícia, negligência e imprudência (Código de Ética da Enfermagem, Cap. IV Dos Deveres, art. 24).

Cabe ao enfermeiro chefe de unidade supervisionar o treinamento pré-operatório ministrado aos pacientes pelos enfermeiros de turno. Esse treinamento, muitas vezes denominado "orientações pré-operatórias", deve promover um real convencimento por parte do paciente e não se limitar a um simples repasse de informações e à repetição de movimentos, mas à efetiva adoção de comportamentos benéficos na prevenção de complicações pós-operatórias.

Em geral, esse profissional é mais experiente que os enfermeiros de turno, por isso é seu dever auxiliar os colegas com menos experiência a resolverem os problemas técnicos que surjam. Quando necessário, ele próprio deverá prestar cuidados diretos de enfermagem aos pacientes.

Na condição de ponto de ligação com os demais profissionais da equipe de saúde e com os familiares dos pacientes, é fundamental que tenha bom relacionamento interpessoal.

Esse profissional é o representante da chefia de enfermagem na unidade e, por isso, tem várias atividades administrativas a cumprir, tais como:

- Cuidar dos equipamentos e materiais, providenciando a manutenção sempre que necessário.
- Elaborar escala mensal dos funcionários sob seu comando, controlando a assiduidade, pontualidade e disciplina de todos.
- Promover reuniões periódicas e apresentar relatórios mensais e anuais das atividades realizadas.

Enfermeiro de turno | O profissional conhecido como enfermeiro de turno presta assistência de enfermagem a pacientes e trabalha como diarista ou plantonista. Esse profissional responde pela enfermagem da unidade em que trabalha durante o seu horário, cabendo-lhe, portanto, inteirar-se das necessidades de enfermagem dos pacientes sob seus cuidados. Isso é feito por meio da visita diária.

A partir das necessidades detectadas, o enfermeiro elabora, junto com sua equipe, o plano de assistência de enfermagem para cada um dos pacientes. Feito isso, ele organiza, coordena e avalia os serviços e registros realizados pela equipe de enfermagem, prestando cuidados diretos aos pacientes de alto risco.

O enfermeiro de turno acompanha a visita médica e também a de outros profissionais da equipe de saúde, fornecendo, sempre que necessário, as informações sobre o estado do paciente. Afinal, é a enfermagem que está junto ao paciente nas 24 horas do dia.

Entre as atribuições do enfermeiro de turno destacam-se:

- Realizar o treinamento pré-operatório do paciente, em conjunto com o enfermeiro chefe da unidade de Centro Cirúrgico.

- Zelar para que sua equipe preste uma assistência livre de riscos para os pacientes.
- Providenciar a presença de um assistente espiritual, independentemente do credo, sempre que solicitada pela família ou pelo próprio paciente.
- Realizar várias atividades administrativas, como:
  - coordenar a passagem de plantão para o colega do próximo turno com clareza e objetividade, a fim de facilitar a continuidade da assistência de enfermagem;
  - acompanhar o encaminhamento de exames e a solicitação de medicamentos e materiais do almoxarifado;
  - elaborar as escalas de serviço dos seus funcionários;
  - fazer o registro das atividades executadas;
  - avaliar regularmente a qualidade do registro realizado pelos demais membros da equipe de enfermagem, com o propósito de promover melhor documentação relativa à evolução do paciente e identificar a necessidade de temas para a educação continuada.

Técnico em enfermagem | Em UCC cujos pacientes exijam cuidados intensivos – como pacientes de cirurgia cardíaca –, legalmente, apenas o técnico em enfermagem deve prestar cuidados de enfermagem, juntamente com os enfermeiros. Esse profissional recebe o plantão com o restante da equipe, ajuda a levantar as necessidades de enfermagem dos pacientes, colaborando com o enfermeiro na elaboração do plano de assistência.

Entre suas atribuições e responsabilidades, podemos destacar:

- Prestar assistência de enfermagem de acordo com o plano estabelecido, comunicando ao enfermeiro as alterações do estado geral do paciente que tenha observado.
- Orientar pacientes e familiares, atendendo às solicitações que estiverem ao seu alcance e encaminhando as demais ao enfermeiro.
- Ajudar na elaboração do pedido semanal do material de consumo e no controle dos equipamentos.

- Identificar e comunicar ao enfermeiro as possíveis demandas de reparos e manutenção dos equipamentos.
- Substituir o enfermeiro de turno em seus impedimentos.

Auxiliar de enfermagem | Depois de acompanhar a passagem do plantão, o auxiliar presta cuidados de enfermagem relativos a higiene, conforto, mobilização e alimentação, de acordo com a escala de serviço estabelecida pelo enfermeiro de turno.

Suas atribuições incluem:

- Receber os pacientes admitidos, preparando-os para a cirurgia e para os exames.
- Auxiliar o técnico nos cuidados de enfermagem aos pacientes.
- Comunicar ao enfermeiro, com a máxima presteza, as alterações do estado geral do paciente que tenha observado.
- Anotar os cuidados que prestou e as intercorrências.

É importante destacar a fragilidade dos pacientes da UCC, resultante das enfermidades ou lesões traumáticas preexistentes e do próprio trauma cirúrgico, o que exige extremo rigor quanto à observação e ao registro do estado geral, dos cuidados prestados e mesmo da comunicação imediata ao enfermeiro quando de qualquer intercorrência inesperada.

Secretário de unidade | Esse profissional não faz parte da equipe técnica de enfermagem, mas está subordinado ao enfermeiro de turno, a quem deve se reportar.

Responsável por toda a parte burocrática da unidade, cabe a ele:

- Fazer os pedidos de farmácia e do almoxarifado.
- Receber, conferir e guardar o material requisitado.
- Nos casos de prontuário não eletrônico, receber os exames, anexando-os ao prontuário e mantendo-os na mais perfeita ordem.
- Manter o estoque de impressos conforme as necessidades da unidade.
- Cuidar e manter em ordem os registros de protocolos e o quadro de avisos.
- Colaborar com a enfermagem, no sentido de registrar dados para fins estatísticos.
- Atender a telefonemas e o público em geral, desempenhando a função de recepcionista da unidade.

CAPÍTULO 2

Centro Cirúrgico

Como os procedimentos anestésico-cirúrgicos e de recuperação pós-anestésica acontecem no conjunto de ambientes do Centro Cirúrgico (CC), essa unidade hospitalar precisa ser dotada de uma estrutura física, de pessoal e de material que favoreça o sucesso dos procedimentos, minimizando as ocorrências e situações que possam colocar em risco a integridade física e psicológica do paciente. Uma unidade cirúrgica que conte com uma infraestrutura adequada oferece maior segurança e conforto não só ao paciente, mas também às equipes que aí trabalham, o que, certamente, contribui para o êxito da cirurgia.

O CC deve estar situado em local livre do trânsito de pessoas e de materiais estranhos ao serviço, pois constitui uma área onde, segundo o Ministério da Saúde, "existe risco aumentado de transmissão de infecção, se realizam procedimentos de risco e onde se encontram pacientes com o sistema imunológico deprimido".

Ao CC chegam pacientes provenientes das várias unidades (Clínica Cirúrgica, de Emergência, Day Clinic, Ambulatório, Terapia Intensiva). Por isso é preciso que o acesso seja fácil e que haja comunicação direta com outros setores de apoio às cirurgias, tais como banco de sangue, anatomia patológica, serviço de diagnóstico por imagens, lavanderia, almoxarifado e centro de material, caso ele não faça parte do CC.

ESTRUTURA FÍSICA

O ambiente cirúrgico precisa possuir canalização de água fria e quente, de oxigênio (O_2), de óxido nitroso e de ar comprimido medicinal. Também deve contar com um sistema elétrico com opção de gerador próprio (para o caso de falta de energia), coleta de efluentes, telefone, equipamento de combate a incêndio, podendo-se incluir cabeamento para internet e uso de equipamentos de telemedicina.

O CC precisa ser dotado de uma série de componentes físicos, cujas denominações podem variar em função de fatores como o tamanho do hospital, a filosofia do serviço, o tipo de assistência a ser prestada e a clientela a ser atendida. De modo geral, as dependências básicas são as citadas a seguir.

Vestiários masculino e feminino | Devem estar situados na entrada do CC, de modo que tanto profissionais quanto outras pessoas que venham da circulação externa só possam entrar na unidade por intermédio deles. Essa localização tem como objetivo possibilitar que os vestiários funcionem como verdadeiras barreiras físicas ao trânsito livre de pessoal.

É nos vestiários que os profissionais trocam a roupa pelo uniforme privativo da unidade, que é composto por calça comprida, jaleco, **propés***, gorro e máscara. Por essa razão, os vestiários precisam dispor de armários para a guarda de uniformes, roupas e outros pertences das equipes, além de sanitários e chuveiros.

Secretaria | É o local onde é feita a comunicação interna e externa do CC. Precisa contar com mesas, cadeiras e computadores que facilitem a elaboração da programação cirúrgica, de relatórios e levantamentos estatísticos. Como os computadores também possibilitam o preenchimento dos formulários exigidos pelos convênios e outras instâncias, muitas vezes a secretaria contém a área de prescrição médica ou é contígua a ela.

Posto (ou área) de enfermagem | Nesse local, é feito o controle administrativo da unidade. Deve, portanto, ser dotado de mesas, cadeiras, telefone e interfone que permitam a comunicação efetiva entre os enfermeiros e os componentes da equipe de enfermagem, quer estejam nas salas de operação, quer em outra área do CC. Serve também para a passagem de plantão e/ou de turno.

Área de recepção e transferência | Espaço onde o paciente é transferido da maca em que chegou para a maca privativa do CC. Essa área deve contar com acesso a oxigênio e vácuo, e um sistema de comunicação com as salas de operação e a chefia de enfermagem, além de armários com cobertores e roupa de cama.

Lavabos | Tanques, geralmente de aço inoxidável, onde a equipe cirúrgica realiza a degermação das mãos e dos antebraços antes da cirurgia. Por essa razão devem se localizar próximo às salas de operação (um lavabo para cada duas salas) e possuir torneiras e recipientes com antisséptico que funcionem sem a utilização das mãos.

Corredores | Por serem uma área de trânsito no CC, os corredores precisam ter uma largura que permita a passagem de duas macas simultaneamente. Algumas instituições foram projetadas com dois corredores: um interno (limpo), por onde circulam o paciente, a equipe cirúrgica e o material esterilizado; e outro externo (sujo), por onde são retirados, das salas de operação, as roupas e os materiais usados no procedimento anestésico-cirúrgico, assim como o lixo resultante.

É interessante que haja uma pia no corredor limpo, em complemento aos lavabos, para a simples lavagem das mãos.

Sala de guarda de medicamentos e materiais estéreis descartáveis | Como o nome diz, é o local onde são armazenados medicamentos diversos, soluções antissépticas, desinfetantes e materiais estéreis descartáveis, como seringas, agulhas, equipos de soro, luvas, lâminas de bisturi e fios de sutura.

Sala para estocagem de material esterilizado | Nela ficam guardados pacotes de campo, aventais cirúrgicos, compressas, gazes, bandejas com instrumental e outros materiais que foram recebidos do Centro de Material e Esterilização e que serão utilizados na montagem das salas de operação.

Rouparia | Destinada à armazenagem da roupa limpa não estéril utilizada na unidade, como uniformes cirúrgicos, lençóis de mesa cirúrgica e de maca.

Áreas de apoio | A unidade de Centro Cirúrgico deve contar ainda com outros ambientes de apoio. Veja a seguir.

Sala de guarda de aparelhos e equipamentos | Nela ficam guardados os equipamentos que não estão em uso na sala de operação.

Sala de guarda do material de anestesia | Destinada aos aparelhos de anestesia, às bandejas prontas e aos demais materiais de uso dos anestesiologistas. Os anestésicos e outras drogas que têm uso controlado ainda ficam, na maior parte das vezes, sob a guarda do enfermeiro, que deve elaborar mapa de uso e devolver os frascos vazios à farmácia.

Sala de depósito de cilindros de gases | Área onde ficam estocados cilindros de oxigênio e de óxido nitroso para qualquer emergência, mesmo quando o sistema de distribuição for centralizado. Também aí ficam os cilindros de gases (o nitrogênio e o gás carbônico, por exemplo) utilizados em determinadas técnicas cirúrgicas. Em muitas instituições, essa sala não existe, e os cilindros de gases ficam na sala de guarda de aparelhos e equipamentos.

Expurgo | Local onde são desprezados sangue e outras secreções e onde se lavam os frascos dos aspiradores e outros utensílios. Para tanto, a sala deve possuir um vaso sanitário e um tanque. Pode estar acoplada à sala de material de limpeza.

Sala de estar | Ambiente de descanso para as equipes cirúrgicas entre uma cirurgia e outra ou de espera até a liberação da sala para a cirurgia. Deve estar próxima aos vestiários e acoplada à copa, para que os profissionais possam fazer lanches rápidos. Deve possuir pia para a lavagem das mãos, sofás, mesas, cadeiras e acesso à internet.

Sala de espera para acompanhantes | Destinada aos familiares e acompanhantes que aguardam o término da cirurgia e a alta do paciente da sala de recuperação pós-anestésica. Deve ficar próximo à secretaria do CC, dispor de tomadas, televisão e de telefone que possibilite comunicação interna com o CC. Poltronas confortáveis e sanitários completam a sala. É nesse local que o cirurgião pode conversar com a família do paciente ao término da cirurgia.

Sala de recuperação pós-anestésica | Será apresentada no Capítulo 4 desta primeira parte do livro.

Sala de operação ou de cirurgia | Pela importância deste local, onde acontecem as intervenções cirúrgicas, apresentaremos, de forma detalhada, seus principais aspectos.

O tamanho da sala – com formato geralmente retangular – varia de acordo com a especialidade a que se destina e ao número de equipamentos específicos a serem utilizados por ocasião do procedimento cirúrgico.

As salas de operação (SO) que se destinam a transplante de órgãos precisam ser geminadas, com comunicação interna, para que o procedimento operatório e a assistência sejam facilitados tanto ao paciente doador quanto ao receptor.

O trânsito na SO deve ser restrito, e a limpeza, feita com o máximo rigor, pois precisa ser o local mais limpo da unidade.

Os itens de uma SO podem ser classificados em fixos e móveis. Os fixos fazem parte da estrutura física da sala, e os móveis são os que podem ser deslocados de uma sala para outra, conforme as necessidades de cada cirurgia.

Itens fixos da sala de operação:

- Sistema canalizado de ar comprimido, vácuo e gases (como oxigênio e óxido nitroso). O vácuo é utilizado para fazer a aspiração de secreções, e os gases, nas anestesias. Em alguns hospitais, os gases não saem da parede, mas, sim, de uma coluna suspensa no teto da sala, o que facilita a movimentação da equipe cirúrgica.
- Tomadas para 110 e 220 volts e específicas para os diversos equipamentos.
- Foco central.
- Ar-condicionado.
- **Negatoscópio***.

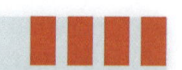

LEMBRE-SE:

O ar-condicionado, por si só, é um equipamento que merece manutenção cuidadosa, em virtude dos riscos relativos ao acúmulo de sujidade e ao desenvolvimento de micro-organismos em seu filtro ou em seus dutos. Na SO, essa manutenção deve ser extremamente rigorosa, considerando a fragilidade dos pacientes ali atendidos.

Itens móveis da sala de operação:

- Mesa cirúrgica provida de colchonete de espuma e respectivos acessórios: perneiras, suporte de ombros e arco para narcose (atualmente já pouco usado), para a formação da barraca do anestesiologista. Se a movimentação da mesa for manual, manivelas e pedais ajudarão a colocar o paciente na posição exigida pela cirurgia. Uma grande parte de hospitais, entretanto, conta com mesas cirúrgicas que, acionadas por controle remoto, realizam os mais diversos movimentos.
- Mesas auxiliares, como a de Mayo, que servem para a colocação de instrumental cirúrgico, roupas e materiais esterilizados.
- Suportes de braço para o paciente; de Hamper, para sustentar o saco de Hamper; e de soro, para a colocação dos frascos de soluções e para a formação da barraca do anestesiologista.
- Aparelho de anestesia, que pode permanecer na sala da anestesia, sendo levado para a SO somente no momento do preparo da

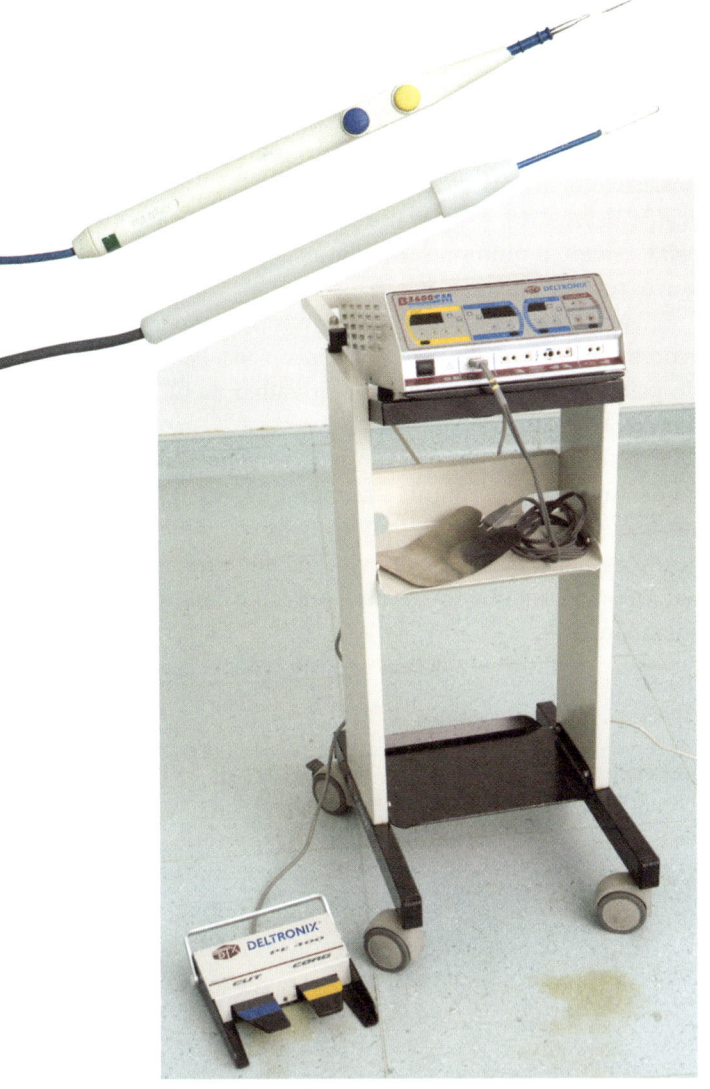

sala. Além dos materiais e medicamentos de uso específico do anestesiologista, o aparelho deve conter tensiômetro, estetoscópio e **oxímetro de pulso***.

- Monitor cardíaco.
- Carro para materiais de consumo e antissépticos. Esse carro substitui os antigos armários e prateleiras fixas.
- Baldes para lixo, de preferência com rodas.
- Foco auxiliar portátil movido a bateria para complementar o foco central ou substituí-lo, em caso de falta de luz.
- Aparelho de **eletrocautério***.
- Aspirador elétrico.
- Bancos giratórios (ao menos dois).
- Estrado.
- Coxins de areia ou espuma para ajudar a posicionar o paciente.
- Escada de dois degraus.

Em alguns hospitais, o computador também já faz parte dos itens móveis da SO, sendo utilizado para anotações em prontuário eletrônico, comunicação com serviços, como o laboratório e a anatomia patológica, ou ainda para controle de materiais utilizados no procedimento cirúrgico.

Equipamentos especiais, como **eletrocardiógrafo***, equipamentos de videocirurgia, microscópios e máquina de circulação extracorpórea,

Figura 2 | Bisturi elétrico.

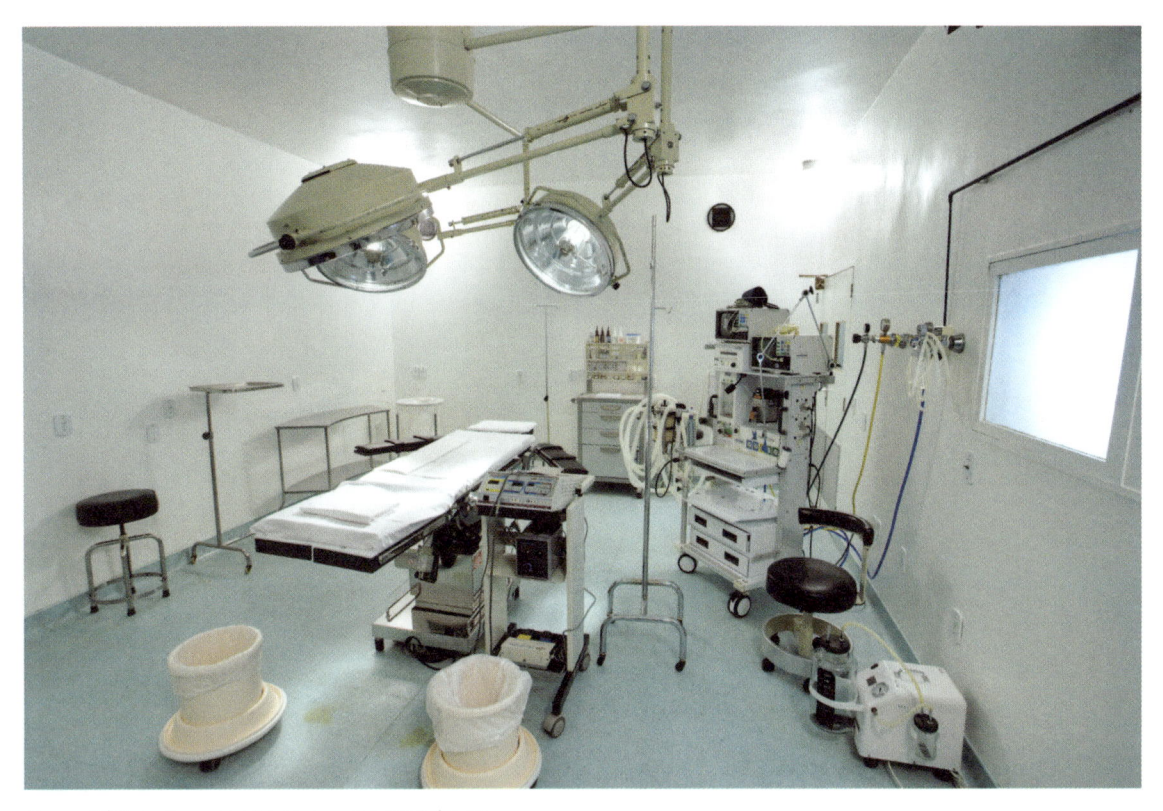

Figura 3 | Sala de operação com seus itens básicos.

devem permanecer na sala de guarda de aparelhos e equipamentos e serem levados para a SO somente se vierem a ser utilizados. É preciso ter sempre em mente que o acúmulo de equipamentos desnecessários dificulta a limpeza, favorecendo a contaminação da sala.

Áreas restrita, semirrestrita e não restrita |

No início deste capítulo, já explicamos que, por ser uma unidade onde o risco de infecção é grande, o CC deve situar-se em local livre do trânsito de pessoas e de materiais. Para diminuir ainda mais a movimentação de pessoal e material, divide-se o ambiente do CC em três áreas: restrita, semirrestrita e não restrita ou irrestrita.

A área restrita é composta pelas salas de operação e lavabos. Nesses locais, a circulação de pessoas e materiais deve se restringir ao estritamente necessário, e quem por aí transitar deverá estar usando o uniforme completo do CC, isto é, gorro, propés, máscara, jaleco e calça.

Áreas semirrestritas são, por exemplo, corredores, sala de guarda de materiais e recepção do paciente. O uso do uniforme privativo do CC é indispensável.

As áreas não restritas ou irrestritas são aquelas em que é permitida a circulação livre das pessoas sem o uso do uniforme privativo, como acontece nos vestiários, no corredor de entrada da unidade e na sala de espera para familiares e acompanhantes.

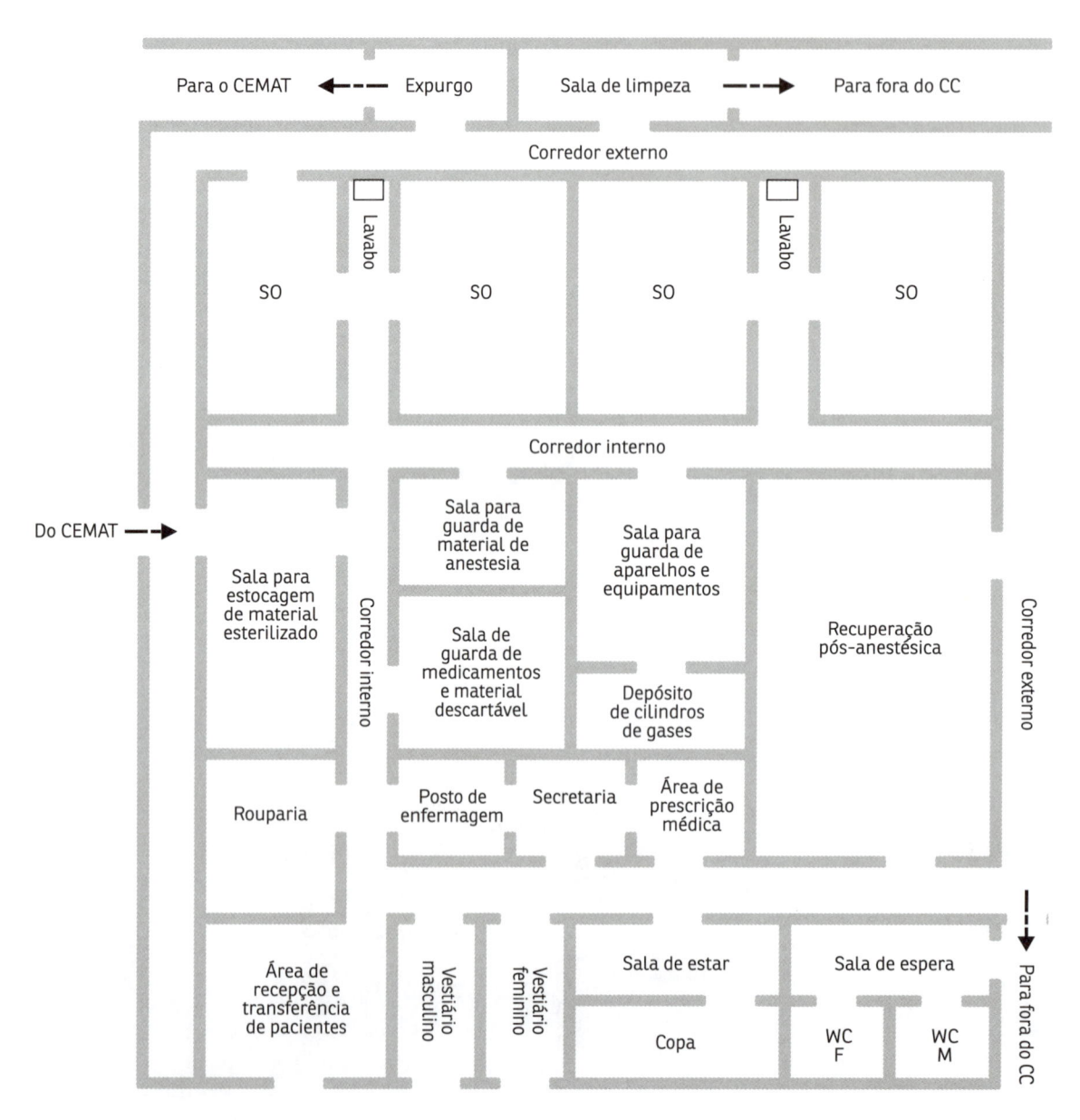

Figura 4 | Planta física de um CC.

RECURSOS HUMANOS

No CC, atuam profissionais com diferentes formações, desempenhando diversas funções, mas com um foco comum: o bom atendimento ao paciente. Assim, a equipe multiprofissional precisa manter uma relação interpessoal harmoniosa e profissional que prevaleça sobre as tensões inevitáveis nesse tipo de trabalho. Somente dessa forma poderá prestar a melhor assistência possível a todo e qualquer paciente que se submeta a um ato anestésico-cirúrgico.

A utilização de instrumentos administrativos, como o regulamento do hospital e o manual de normas e rotinas da unidade, ajuda no relacionamento das equipes, na medida em que deixa claro "quem faz o quê" e como os procedimentos devem ser realizados. Mas é óbvio que uma postura profissional adequada por parte de cada um dos componentes das equipes, aliada ao bom relacionamento humano, é o elemento mais importante.

Algumas equipes trabalham rotineiramente no Centro Cirúrgico. A seguir, apresentamos a composição e as principais atribuições de cada uma delas.

Equipe de anestesia | Composta por médicos anestesiologistas e, em algumas instituições, pelo auxiliar de anestesia.

Compete ao anestesiologista:

- Revisar, com antecedência, os equipamentos, gases e anestésicos disponibilizados pela instituição.
- Proceder ao ato anestésico somente se as condições mínimas para sua realização estiverem garantidas.
- Avaliar, por meio de entrevista e exame físico, as condições clínicas do paciente, cabendo-lhe decidir sobre a realização ou não do ato anestésico.
- Prescrever a medicação pré-anestésica.
- Planejar e executar a anestesia, mantendo vigilância permanente ao paciente anestesiado.
- Após a cirurgia, encaminhar os pacientes à recuperação pós-anestésica, assistindo-os durante sua permanência no local, responsabilizando-se pelos critérios de alta.

> Nos Estados Unidos, existe a figura do anestesista, profissional de saúde – muitas vezes enfermeiro – que atua junto ao médico anestesiologista, inclusive administrando anestésico.

Equipe cirúrgica | Constituída por cirurgião titular, cirurgião assistente e instrumentador cirúrgico.

O cirurgião titular é o responsável pelo planejamento, pelo comando e pela execução do ato operatório. Cabe também a ele, de acordo com a complexidade da cirurgia, a decisão de agregar mais de um cirurgião assistente.

O primeiro assistente é um profissional médico que tem como função auxiliar o cirurgião na realização do ato operatório, sendo capaz, inclusive, de substituí-lo em caso de necessidade.

As atribuições do instrumentador cirúrgico serão detalhadas quando tratarmos da equipe de enfermagem. Entretanto, o profissional médico pode exercer essa função.

> A instrumentação cirúrgica não é reconhecida no Brasil como profissão, embora alguns Conselhos Estaduais de Educação autorizem a realização de cursos de Técnico em Instrumentação Cirúrgica. O Conselho Nacional de Educação e também o Conselho Nacional de Saúde entendem que se trata de uma especialização de nível técnico para profissionais com formação na área de saúde, notadamente o técnico em enfermagem. O instrumentador cirúrgico pode ser contratado diretamente pelo cirurgião titular ou ser funcionário da instituição hospitalar. No segundo caso, estará subordinado ao enfermeiro responsável pelo Centro Cirúrgico.

Equipe de limpeza | É formada pelos auxiliares de limpeza, os quais também são chamados de serviçais de limpeza ou serventes. Esses profissionais são responsáveis pela limpeza de todos os componentes do CC, inclusive da SO. Geralmente, fazem parte do quadro de pessoal de firmas prestadoras de serviços de limpeza contratadas pelo hospital. Como essas firmas apresentam alta rotatividade de pessoal, os que estiverem no CC precisam receber rigorosa educação continuada e ser supervisionados pelo enfermeiro do CC, para que executem seu trabalho seguindo as normas estabelecidas pela Comissão de Controle de Infecção Hospitalar – a CCIH.

Equipe de enfermagem | A equipe é composta por enfermeiro, técnico em enfermagem e auxiliar de enfermagem.

Enfermeiro | O enfermeiro assume a função de enfermeiro assistencial e, como tal, é o responsável por todos os cuidados de enfermagem a serem dispensados aos pacientes submetidos a uma intervenção cirúrgica. Em algumas instituições, existe também a função do enfermeiro coordenador (ou chefe), que responde pela administração da unidade no que diz respeito à enfermagem. Em outras, o mesmo enfermeiro responde pelas duas funções.

Técnico em enfermagem e auxiliar de enfermagem | O técnico em enfermagem trabalha diretamente com o enfermeiro assistencial, ajudando-o na prevenção e no controle formal dos riscos físicos que possam ocorrer aos clientes no CC. Atua ainda na manutenção dos aparelhos e equipamentos, no controle do prazo de validade dos materiais submetidos à esterilização e na identificação e no encaminhamento das peças cirúrgicas aos laboratórios.

Tanto os técnicos quanto os auxiliares de enfermagem precisam participar dos programas de treinamento oferecidos pela instituição, e a equipe, na sua totalidade, deve cumprir as normas e rotinas institucionais. Mas, no CC, a função mais frequentemente desempenhada por técnicos e auxiliares de enfermagem é a de circulante de sala de operações.

Quando a função de instrumentador cirúrgico for desenvolvida por funcionário da instituição hospitalar, o ideal é que este seja um técnico em enfermagem com especialização em instrumentação cirúrgica.

As atribuições da equipe de enfermagem serão detalhadas na segunda parte do livro.

Auxiliar administrativo | Como já vimos na Unidade de Clínica Cirúrgica, a enfermagem pode contar com um auxiliar administrativo, também chamado de escriturário, responsável pelos procedimentos administrativos relativos ao CC, como digitar a programação cirúrgica diária, encaminhando-a para as unidades de internação, e fazer o levantamento estatístico das cirurgias realizadas e não realizadas.

UNIDADE DE CIRURGIA AMBULATORIAL

A Unidade de Cirurgia Ambulatorial, da mesma forma que o CC, deve localizar-se em área de pouca circulação de pessoal e possuir, inclusive, um local diferente para lavagem, acondicionamento e encaminhamento do material a ser esterilizado.

Os elementos necessários a uma Unidade de Cirurgia Ambulatorial são praticamente os mesmos de um CC tradicional. A maior diferença está no fato de que alguns ambientes destinam-se a vários objetivos. Assim, há apenas uma área para a recepção do paciente e a secretaria; a mesma sala concentra reserva de materiais, equipamentos e medicamentos; e a sala de indução anestésica substitui as salas de guarda de material anestésico e o depósito de cilindros de gases. Outras diferenças são: a existência de um vestiário e sanitário especificamente para os pacientes, já que eles vêm de suas residências diretamente para a unidade; uma sala de atendimento médico e outra de enfermagem.

O paciente ingressa nessa unidade pela área de recepção e secretaria, recebendo o primeiro atendimento na sala de enfermagem e, depois, na do médico. Após o atendimento, é encaminhado ao seu vestiário específico para trocar a roupa por uma camisola, por gorro e propés. Do vestiário, o paciente é levado para a sala de operação. Terminado o procedimento, ele é conduzido para a sala de recuperação pós-anestésica. Uma vez em condições, o paciente vai para a sala de atendimento da enfermagem e volta para a área de recepção e secretaria, a fim de ser liberado para sua residência.

CAPÍTULO 3

Centro de Material e Esterilização

A maior parte dos hospitais integra o Centro de Material e Esterilização (CME ou CEMAT) à área do Centro Cirúrgico. Entretanto, há uma tendência em desvinculá-lo do ambiente físico do CC, porque o CME é responsável por fornecer produtos para a saúde adequadamente processados não apenas para as cirurgias, mas também para as demais unidades da instituição.

ESTRUTURA FÍSICA

O CME é um conjunto de áreas destinadas a recepção, limpeza, secagem, preparo, desinfecção ou esterilização, guarda e distribuição do material para as unidades do estabelecimento de saúde. Ao oferecer para a saúde infraestrutura de produtos devidamente processados, a unidade contribui para o desempenho satisfatório da equipe de saúde e ajuda a diminuir a possibilidade de infecção, principalmente do sítio operatório. Diminuindo os riscos de infecção, o setor colabora para que a instituição de saúde ofereça uma assistência de qualidade.

A localização ideal do CME no hospital é aquela que o coloca próximo aos chamados centros "fornecedores" e "consumidores". Os centros fornecedores, nesse caso, são o almoxarifado e a lavanderia. O almoxarifado é chamado de centro fornecedor porque abastece o CME com materiais novos – como seringas, agulhas, gazes, algodão, luvas e outros, que serão utilizados na preparação de bandejas e pacotes a serem esterilizados. Já a lavanderia é um centro fornecedor, porque entrega a roupa pronta para ser preparada em pacotes e esterilizada. Os centros "consumidores" são representados pelas unidades que utilizam o material preparado no CME: o Centro Cirúrgico (o maior "cliente" do CME), o Centro Obstétrico, a Unidade de Terapia Intensiva (UTI), o Pronto-Socorro, entre outras.

Se não for possível contar com a localização ideal, torna-se necessário providenciar transporte e comunicação fácil dos centros fornecedores e consumidores com o CME. Por exemplo, caso o CC esteja localizado em andar superior ou inferior ao CME, pode-se lançar mão do **monta-cargas***, desde que respeitadas as normas do Ministério da Saúde a esse respeito.

Planta física | Independentemente do seu tamanho, o CME deve estar separado em duas partes: a "suja", representada pela área para recepção, separação e limpeza de artigos; e a "limpa", representada pelo restante das áreas.

Essa separação facilita o fluxo progressivo e contínuo do material em linha reta, unidirecional, desde a área de recepção até a distribuição, evitando o cruzamento do material sujo com o limpo e esterilizado.

A planta física adequada também ajuda a impedir que o trabalhador escalado para a área suja transite pelas áreas limpas e vice-versa.

A infraestrutura física desses ambientes, assim como os equipamentos e materiais que fazem parte deles, devem estar em acordo com os regulamentos técnicos dispostos pela Agência Nacional de Vigilância Sanitária (Anvisa).

Área para recepção, separação e limpeza de artigos | Como o nome sugere, é o local onde são recebidos e lavados os artigos provenientes das diversas unidades, especialmente do CC. É aí também que o material é separado, de acordo com a rotina estabelecida pelo setor.

Por ser considerada suja, essa área deve ser separada e isolada, principalmente da área de distribuição do material esterilizado. Por essa mesma razão, o funcionário que nela trabalhar deverá utilizar paramentação adequada, conforme será explicado mais adiante.

Áreas fundamentais | Compostas por vários ambientes, como você poderá ver a seguir.

Área para recepção de roupas limpas | Nesse local, são recebidas as roupas limpas provenientes da lavanderia, para posterior empacotamento e esterilização.

Área para preparo de artigos e roupas limpas | Nessa área, realizam-se o preparo e o acondicionamento do material a ser esterilizado. Dependendo da organização e do tamanho do hospital, a área de preparo pode ser formada por várias salas ou por várias bancadas. O importante é que haja um espaço especial para cada tipo de material. Assim, é possível encontrar uma sala para o preparo de roupas, de material de anestesia e de material variado, conforme pode ser visto na Figura 5.

Área para esterilização e desinfecção | Onde se realiza a esterilização ou desinfecção por meio dos diversos métodos, devendo conter as instalações e os equipamentos necessários para tal.

Sala de armazenagem e distribuição de artigos desinfectados ou esterilizados | É a partir dessa sala que os materiais desinfectados ou esterilizados, inclusive os descartáveis, são encaminhados às diversas unidades do hospital. Enquanto não são requeridos, os artigos ficam armazenados em prateleiras, preferencialmente fechadas.

Ambientes de apoio | Além das áreas fundamentais e já descritas, são necessários, ainda, outros ambientes chamados de apoio.

Sala administrativa | Local onde um enfermeiro realiza o controle administrativo do CME.

Almoxarifado ou sala de reserva | Onde se guarda o material de consumo: gaze em folha e em rolo, algodão, agulhas, fita adesiva, fita teste, etc. Ter um almoxarifado próprio do CME só se justifica se o almoxarifado do hospital estiver localizado muito distante da unidade.

Vestiários masculino e feminino | Devem ser dotados de sanitários e chuveiro para uso das equipes, além de armários para a guarda de uniformes, roupas e outros objetos de uso pessoal, pois quem trabalha no CME, a exemplo dos funcionários do CC, precisa utilizar o uniforme privativo do setor. Este é composto de calça comprida, jaleco, propés, gorro e, em algumas atividades, os equipamentos de proteção individual (EPIs) recomendados.

Sala de estar | Local onde os trabalhadores podem usufruir de alguns momentos de descanso durante o seu turno de trabalho. É interessante que esteja acoplada a uma pequena copa para lanches rápidos.

Depósito de material de limpeza | Pode ser comum às áreas "limpa" e "suja", se o acesso a ele for externo. Em todas as áreas do CME, devem estar disponíveis, além de pias para lavagem das mãos, dispensadores de solução alcoólica em gel a 70%.

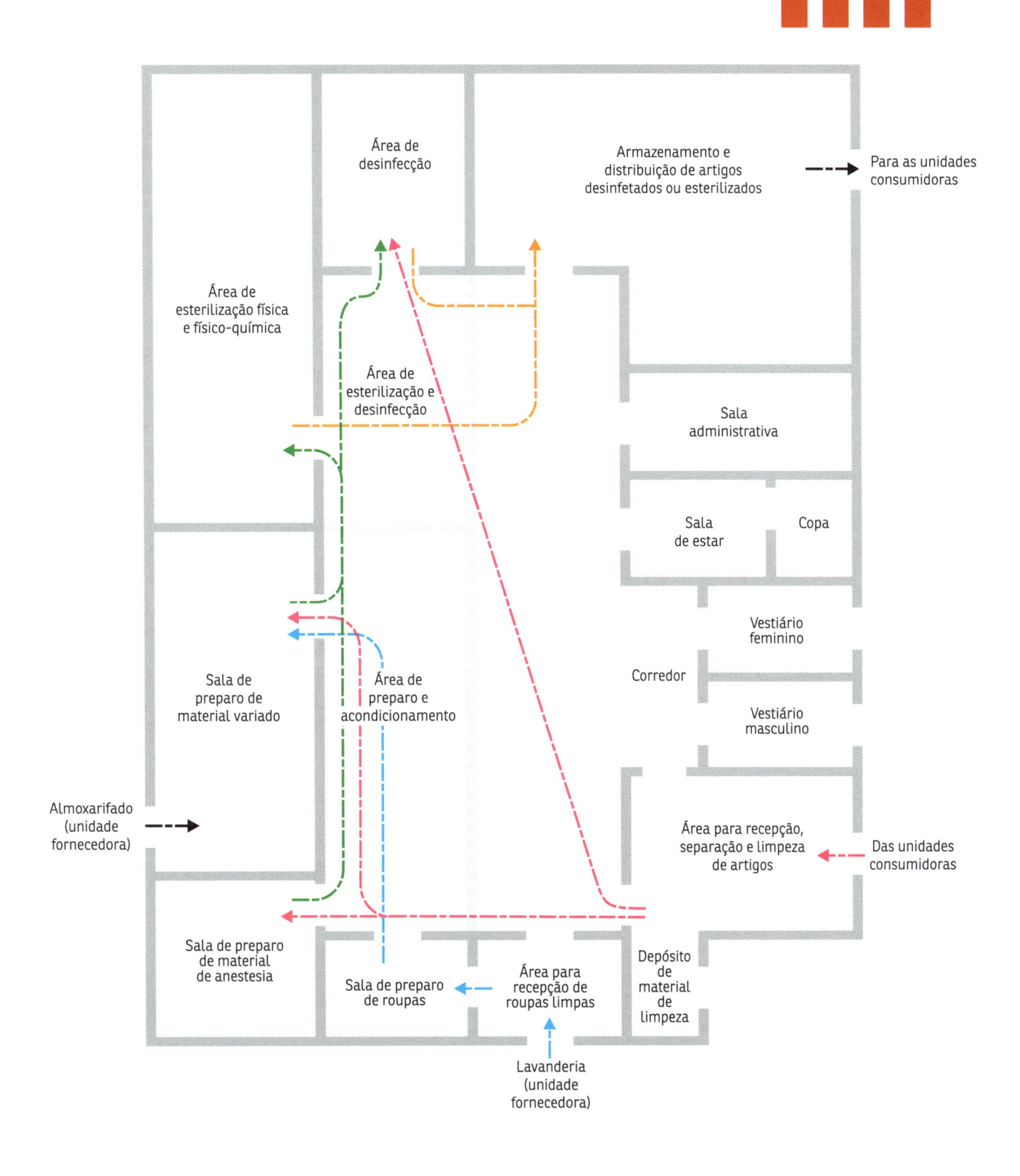

Figura 5 | Planta física de um CME com o fluxo a ser percorrido pelo material.

O CME é o único setor do hospital onde, rotineiramente, trabalham apenas os integrantes da equipe de enfermagem. Embora não faça parte dessa equipe, um profissional subordinado ao enfermeiro é o auxiliar administrativo, elemento indispensável na comunicação do CME com os demais setores da instituição, já que funciona como um elo entre os ambientes interno e externo do setor. Ele desempenha atividades que variam de acordo com cada serviço, mas, de modo geral, essas atividades compreendem a digitação de escalas de serviço e de férias, de listagem de caixas de instrumental cirúrgico, de rotinas e a solicitação de artigos de consumo.

Equipe de enfermagem | Fazem parte dessa equipe: enfermeiros, técnicos em enfermagem e auxiliares de enfermagem.

Enfermeiro | O enfermeiro é quem geralmente exerce a função de chefe do setor. Nessa condição, possui uma série de atribuições/responsabilidades, entre as quais destacamos:
- Descrever, por escrito, as atribuições e responsabilidades dos componentes da equipe.
- Planejar, coordenar e implementar rotinas para a realização dos processos de limpeza, preparo, esterilização, armazenagem e distribuição dos artigos.
- Prover o setor de recursos humanos e materiais (inclusive equipamentos), de modo a atender às necessidades das unidades consumidoras, preocupando-se não só com a quantidade dos artigos, mas, também, com a confiabilidade dos processos de esterilização desses artigos.
- Realizar os testes necessários e emitir parecer técnico para a compra de equipamentos e outros materiais necessários ao bom funcionamento do setor.
- Supervisionar e controlar as atividades realizadas em cada uma das áreas do setor, com o objetivo de conseguir bom funcionamento do CME e, consequentemente, maior segurança da assistência prestada ao paciente.
- Fazer parte da CCIH.
- Estabelecer uma rotina de manutenção preventiva dos equipamentos do setor.

- Efetuar todos os tipos de testes que comprovem a eficiência dos equipamentos de limpeza e de esterilização, avaliando e divulgando os resultados obtidos.
- Planejar e realizar programas de treinamento e educação continuada para sua equipe.
- Estabelecer um sistema de prevenção de riscos de trabalho.
- Prover meios para garantir a rastreabilidade em todas as etapas do processamento de produtos para a saúde.

Técnico em enfermagem | O técnico em enfermagem, como membro da equipe de enfermagem do CME, tem as seguintes atribuições:
- Realizar a limpeza, o preparo e a esterilização, o armazenamento e a distribuição dos artigos.
- Preparar as caixas de instrumental cirúrgico de acordo com a listagem.
- Receber, conferir e preparar artigos que tenham sido consignados.
- Fazer a leitura dos indicadores biológicos conforme a rotina da instituição.
- Monitorar a qualidade da esterilização de cada carga ou lote.
- Preparar os carros para as cirurgias.
- Limpar, desinfetar e/ou esterilizar artigos endoscópicos em geral.
- Listar e encaminhar artigos e instrumental cirúrgico para conserto.

Auxiliar de enfermagem | O auxiliar de enfermagem tem as seguintes atribuições no CME:
- Receber e limpar os artigos.
- Receber as roupas limpas e preparar os pacotes de roupa para a esterilização.
- Preparar e esterilizar os artigos e o instrumental preparados.
- Guardar e distribuir todos os artigos esterilizados.

Sala de recuperação pós-anestésica

A sala de recuperação pós-anestésica (SRPA) é o local devidamente projetado e equipado para receber o paciente que foi submetido a um procedimento anestésico-cirúrgico. Aí ele fica em observação até recuperar a consciência e ter os sinais vitais estabilizados.

Uma equipe de profissionais presta os cuidados que o estado do paciente exige, previne complicações e é capaz de realizar pronto atendimento, caso haja necessidade, uma vez que 1/3 das complicações relacionadas à anestesia desenvolve-se na SRPA, e os outros 2/3 começam na sala de operações e persistem na SRPA.

A criação das SRPA contribuiu muito para reduzir a morbidade e a mortalidade dos pacientes submetidos aos procedimentos anestésico-cirúrgicos, diminuindo também o período de hospitalização.

ESTRUTURA FÍSICA

A SRPA é um componente da unidade de Centro Cirúrgico e, portanto, faz parte da sua planta física, como se pode observar na Figura 6.

O ideal é que fique próxima das salas de operação e tenha um leito para cada uma, além de um leito extra. A proximidade da sala de recuperação pós-anestésica com as salas de operação favorece o transporte do paciente anestesiado para a SRPA e facilita seu retorno para a SO, na ocorrência de alguma complicação pós-operatória.

É interessante que as unidades de apoio, como os serviços de raios X, banco de sangue, laboratório e farmácia, também fiquem localizadas nas imediações da SRPA. Além disso, é necessário que tenha planta física, materiais e equipamentos adequados ao tipo de atendimento a ser prestado.

A planta física da SRPA pode ter formatos variados, mas geralmente é retangular, por ser o que melhor acomoda os leitos. O espaço entre os leitos deve ser tal que permita à equipe atender o paciente de maneira confortável.

As paredes devem ser pintadas com tinta lavável, de cores suaves e agradáveis. Assim como as paredes, o piso precisa ser revestido de material lavável, e o ideal é que o teto seja à prova de som.

As portas, por sua vez, devem ser largas para permitir facilmente a passagem de camas, macas e equipamentos.

A iluminação recomendada é a de luz fria (lâmpadas fluorescentes), porque permite avaliar melhor a coloração da pele do paciente. Também é a mais econômica, o que representa um detalhe importante a ser considerado, uma vez que as lâmpadas ficam acesas praticamente o tempo inteiro. É necessário contar com iluminação de emergência para eventuais falhas no sistema elétrico.

A temperatura ambiente e a ventilação quase sempre são controladas artificialmente na SRPA, a qual precisa ser dotada, ainda, de oxigênio, ar comprimido e vácuo canalizados.

A SRPA conta com um posto de enfermagem, que deve ficar sobre um tablado no centro, em frente aos leitos, para permitir que a equipe de enfermagem visualize todos os pacientes, sem exceção.

Os outros ambientes da SRPA são: sala de guarda de materiais e equipamentos; local para guarda de roupas e expurgo.

Para ter condições de suprir as necessidades e demandas de cada paciente, qualquer que seja a situação, a SRPA precisa estar equipada com materiais e equipamentos adequados, em perfeitas condições de uso. Eles ajudam a monitorar os pacientes submetidos ao processo anestésico-cirúrgico e facilitam o atendimento rotineiro ou emergencial.

As camas devem ser do tipo cama maca: largas, com rodas, grades laterais de seguran-ça, providas de manivelas manuais ou sistema elétrico que permitam colocar os pacientes nas mais diversas posições (Fowler e Trendelemburg, por exemplo). Devem também ter encaixes, para adaptar suportes de soro e outras infusões, e cabeceira removível, para facilitar o atendimento nas situações de emergência.

Equipamentos básicos | São aqueles de uso individual, que ficam fixados na parede acima da cabeceira de cada leito.

- Duas saídas de oxigênio com fluxômetro.
- Uma saída de ar comprimido.
- Uma fonte de aspiração a vácuo.
- Um foco de luz.
- Tomadas elétricas com voltagens de 110 e 220 volts.
- Monitor cardíaco.
- Oxímetro de pulso.
- Estetoscópio.
- **Esfigmomanômetro.***

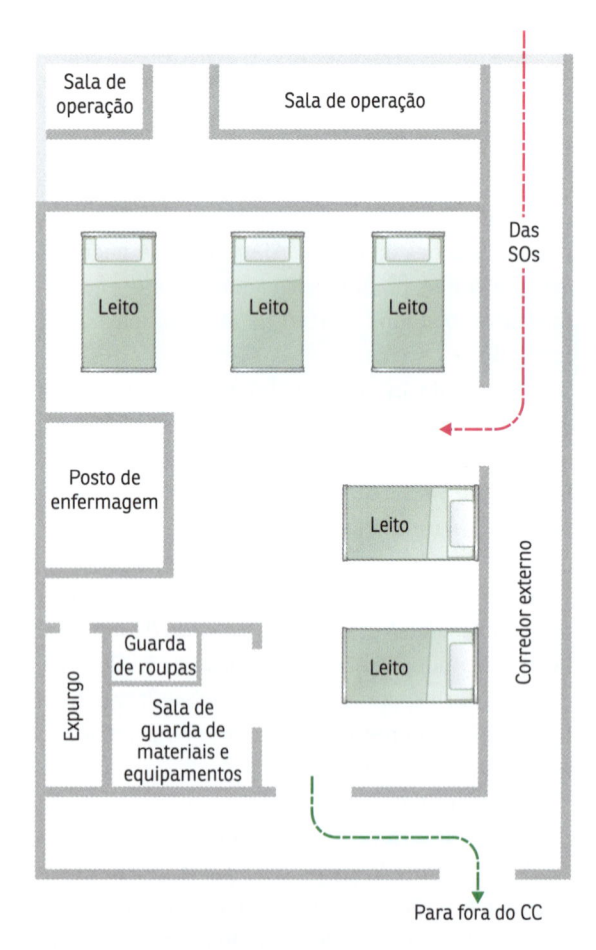

Figura 6 | Layout de uma sala de recuperação pós--anestésica com o fluxo dos pacientes.

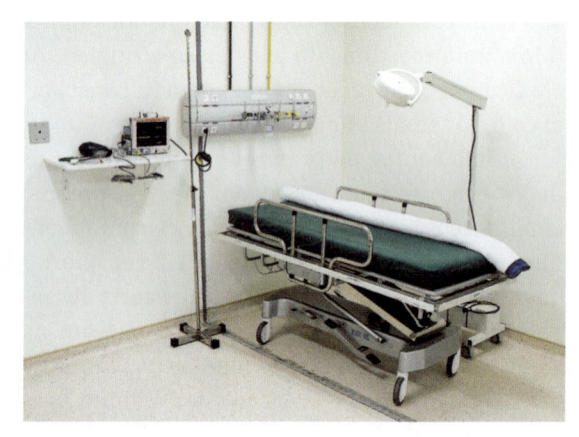

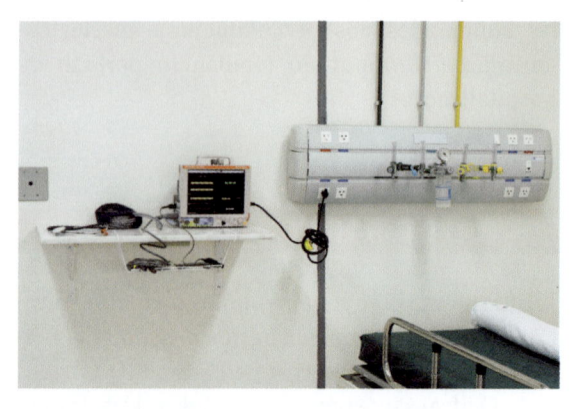

Figura 7 | Cama maca da recuperação pós-anestésica e os equipamentos básicos.

Equipamentos de suporte respiratório e suporte cardiovascular | Destinam-se ao atendimento de qualquer um dos pacientes e são deslocados em caso de necessidade.

Suporte respiratório
- Ventiladores mecânicos.
- **Capnógrafo.***
- Máscara e cateteres para oxigênio (O_2).
- Sondas para aspiração de secreções.
- Cilindros de O_2, ar comprimido.
- Aspirador elétrico (para suprir eventuais panes no sistema canalizado).
- Carrinho de emergência, com material completo para entubação oro e nasotraqueal (cabo de laringoscópio com lâminas de diversos tamanhos, cânulas de entubação também de diversos tamanhos, sondas de aspiração, circuito tubular e intermediário, fio guia) e ventilação manual (**ambu*** e máscara facial de ventilação não invasiva).

Suporte cardiovascular
- Eletrocardiógrafo.
- Desfibrilador cardíaco.
- Bomba de infusão.
- Equipos de soro, de transfusão de sangue e para medida de pressão venosa central (PVC).
- Aparelho para medida de PVC.
- Cateteres, seringas e agulhas de diversos tamanhos e tipos.
- Grande variedade de soluções venosas.
- Medicamentos rotineiros e de reanimação cardiovascular.

Outros materiais | A SRPA conta ainda com equipamentos e materiais que não recebem denominação específica e são chamados genericamente de "outros materiais".
- Bandejas de cateterismo vesical.
- Sondas vesicais de demora e respectivos sistemas de drenagem vesical.
- Caixa de pequena cirurgia.
- Pacotes de curativos.
- Bolsas coletoras para drenos e **ostomias***.
- Gazes esterilizadas e não esterilizadas.
- Algodão em bola.
- Adesivos de todos os tipos.
- Termômetros.
- Talas para imobilização de membros.

- Medicamentos.
- Cobertores.
- Manta térmica.
- Travesseiros e almofadas de diversos tamanhos.

RECURSOS HUMANOS

Se os equipamentos e materiais são importantes para garantir a recuperação do paciente, mais importante ainda é contar com profissionais que saibam utilizá-los e sejam capazes de prestar os cuidados específicos de pós-operatório, identificando e controlando os fatores de risco aos quais os pacientes são submetidos. É fundamental, portanto, que os recursos humanos sejam treinados e especializados em SRPA.

A assistência ao paciente na SRPA está sob a responsabilidade da equipe médica, especialmente de anestesiologistas, e da equipe de enfermagem. Considerando que os pacientes que aí se encontram requerem cuidados de alta complexidade, o ideal seria que a equipe de enfermagem fosse formada apenas por enfermeiros e técnicos em enfermagem. Entretanto, ainda encontramos muitos auxiliares de enfermagem atuando nas SRPA do país.

Anestesiologista | É o profissional responsável por todas as orientações médicas na SRPA. Cabe a ele, entre muitas outras atribuições, prescrever os medicamentos, implementar os procedimentos de emergência que se fizerem necessários e, finalmente, assinar a alta do paciente da SRPA para a UCC.

Equipe de enfermagem | A equipe recomendada para o setor é composta por um enfermeiro coordenador, enfermeiros assistenciais e técnicos em enfermagem.

Existe ainda um auxiliar administrativo, subordinado ao enfermeiro, que tem uma série de atribuições burocráticas, como controlar o estoque do almoxarifado, cuidar da organização do prontuário do paciente, principalmente no que diz respeito aos exames, solicitar consertos e reparos nos equipamentos e elaborar a estatística do movimento do setor.

Enfermeiro coordenador | A maior parte das atividades administrativas é desempenhada pelo enfermeiro coordenador, que, na maioria das vezes, é o mesmo do Centro Cirúrgico.

Enfermeiro assistencial | Esse profissional deve possuir especialização nas áreas de CC e SRPA, e prática no atendimento de situações de emergência, mas isso ainda não é suficiente para proporcionar uma assistência de enfermagem ideal ao paciente. Para tanto, seria necessário garantir a proporção de um enfermeiro assistencial para cada três ou quatro pacientes e um técnico em enfermagem para cada três pacientes.

O enfermeiro da SRPA possui muitas atribuições técnicas, várias administrativas e algumas educativas e de pesquisa.

São atribuições técnicas:

- Orientar a equipe durante o preparo da unidade para recebimento do paciente pós-operado.
- Elaborar o plano de cuidados, que tem como pré-requisito uma boa avaliação do paciente, com base nas anotações e informações relativas aos períodos pré e transoperatório.
- Implementar a execução do plano, juntamente com sua equipe, realizando cuidados de enfermagem nos pacientes submetidos aos diferentes tipos de cirurgia, dependentes ou não de respiradores.
- Supervisionar os cuidados de enfermagem prestados por sua equipe, avaliando se estão de acordo com o plano elaborado, atuando com presteza e segurança nas situações emergenciais.

O trabalho administrativo inclui planejamento, organização, coordenação e avaliação de todas as atividades de enfermagem realizadas no setor, como:

- Dimensionar o número de componentes necessários ao seu grupo de trabalho, de acordo com as necessidades e o grau de dependência dos pacientes a serem atendidos (crianças, idosos e outros).
- Confeccionar escalas de trabalho diárias, semanais e mensais, colaborando com o enfermeiro coordenador na elaboração de escalas de folgas e férias.

- Identificar a necessidade de materiais e equipamentos para o setor, levando em consideração a sua quantidade e, também, a qualidade.
- Informar os familiares sobre a evolução do paciente na SRPA, esclarecendo suas dúvidas, apoiando-os e orientando-os em todos os assuntos relacionados à saúde do paciente.

Entre as atribuições educativas do enfermeiro assistencial, a mais importante é realizar a educação continuada e a capacitação do seu pessoal.

É importante também que ele colabore com a realização de estágio para alunos dos cursos de técnico em enfermagem e de outros cursos da área de saúde. As pesquisas realizadas na SRPA geralmente procuram resolver problemas ligados à prática no setor.

Infelizmente, na realidade brasileira, a proporção ideal entre enfermeiro assistencial e quantitativo de pacientes não é encontrada usualmente, o que dificulta a realização de muitas das atribuições citadas, além de comprometer a qualidade de atendimento prestado.

Quando há apenas um enfermeiro responsável pela SRPA, este precisa dividir o seu tempo entre as atribuições assistenciais, administrativas e educativas. Assim, ele treina e supervisiona a assistência prestada pelos técnicos, cuja proporção é conseguida mais facilmente, atuando em conjunto com a equipe apenas nas situações mais complexas e de emergência.

Técnico em enfermagem | Esse profissional, que idealmente deve ter especialização em recuperação pós-anestésica, tem muitas atribuições. Entre elas citamos:

- Preparar, sob a orientação do enfermeiro, a cama ou a unidade do paciente de acordo com a cirurgia, a anestesia e o estado do paciente.
- Admitir o paciente em recuperação pós-anestésica em conjunto com o enfermeiro.
- Prestar cuidados de enfermagem ao paciente que foi designado pelo enfermeiro, cumprindo a prescrição médica e de enfermagem.
- Avaliar o estado do paciente, utilizando para isso o índice de Aldrete e Kroulik

(que será explicado no Capítulo 6 da Parte 2 deste livro).

- Comunicar ao enfermeiro as condições do paciente e, em especial, as eventuais intercorrências.
- Realizar a alta e a transferência do paciente para sua unidade de origem, zelando por sua segurança, principalmente durante as mobilizações.
- Manusear os equipamentos corretamente, tendo o cuidado de limpá-los após o uso.
- Manter a ordem e a limpeza no setor, zelando pela segurança do ambiente, do paciente e da equipe multiprofissional.
- Opinar a respeito dos processos de trabalho realizados no setor, sugerindo melhorias contínuas.
- Participar ativamente de reuniões e treinamentos realizados pelo enfermeiro, sugerindo assuntos a serem abordados.

PARTE 2

Nesta parte, vamos abordar os cuidados de enfermagem prestados nos períodos pré, trans e pós-operatório, com o objetivo de proporcionar mais conforto e segurança ao paciente durante o processo cirúrgico. Esses cuidados contribuem para minimizar riscos e facilitam a recuperação e a rápida reintegração do paciente na vida familiar e social. Outro tema importante é o Centro de Material e Esterilização (CME), grande aliado dos profissionais de saúde na prevenção das infecções e importante fator de segurança para o paciente.

Antes de detalhar todo esse trabalho da chamada enfermagem perioperatória, porém, o leitor será apresentado à terminologia utilizada pelos profissionais de saúde para classificar as cirurgias. Conhecer os fundamentos da terminologia técnica é importante não só para compreender o sentido dos termos como para utilizá-los de modo correto no exercício da profissão.

O TRABALHO DA ENFERMAGEM NO CME

TRANSOPERATÓRIO

PRÉ-OPERATÓRIO

TERMINOLOGIA MÉDICO-CIRÚRGICA

CLASSIFICAÇÃO DAS CIRURGIAS

PÓS-OPERATÓRIO

O processo cirúrgico

CAPÍTULO 1

Classificação das cirurgias

As cirurgias podem ser classificadas de acordo com o momento em que serão realizadas, conforme sua finalidade e, também, de acordo com o potencial de contaminação.

MOMENTO DE REALIZAÇÃO

A classificação que leva em consideração o tempo possível para aguardar, desde a indicação da cirurgia pelo médico até sua efetiva execução, é também chamada de momento operatório, porque é determinado o momento mais propício para a realização da cirurgia.

Assim, diz-se que uma cirurgia é eletiva quando pode ser programada para uma data que convenha tanto ao paciente quanto ao médico. Já a cirurgia de urgência precisa ser realizada tão rapidamente quanto possível, embora se possa preparar o paciente adequadamente. Finalmente, cirurgia de emergência é aquela que precisa ser realizada imediatamente, mesmo sem preparo algum, porque o paciente está correndo risco de morte.

É interessante salientar que a mesma cirurgia pode ser eletiva, de urgência ou de emergência. Uma colecistectomia (a retirada da vesícula biliar), por exemplo, pode ser uma cirurgia eletiva se um paciente fizer uma radiografia de coluna e descobrir que sua vesícula está cheia de cálculos, embora ele se encontre absolutamente assintomático, isto é, sem dor alguma. Nesse caso, a cirurgia poderá ser programada para uma data futura. Entretanto, se um dos cálculos se deslocar e obstruir o colédoco, impedindo a passagem da bile para o intestino, o paciente passará a ter muitas dores, e a colecistectomia terá de ser realizada o mais rapidamente possível – cirurgia de urgência. Se a vesícula for perfurada num acidente, a colecistectomia será de emergência, devendo ser feita imediatamente, pois, nessa situação, o paciente corre risco de morte.

FINALIDADE

De acordo com a finalidade, as cirurgias podem ser classificadas como: diagnósticas, curativas, paliativas e plásticas.

A cirurgia tem finalidade diagnóstica quando, por exemplo, o cirurgião retira fragmentos de tecido para serem examinados ao microscópio, como acontece nas biópsias. A cirurgia é curativa quando devolve a saúde ao paciente, mesmo que para isso seja necessário retirar parte de um órgão ou todo ele, como acontece na própria colecistectomia. A cirurgia paliativa não cura a doença, apenas alivia o mal que ela causou. Um exemplo desse tipo de cirurgia é a **gastrostomia***. Existe ainda a cirurgia plástica, a qual tem como um dos seus objetivos melhorar a estética do paciente, como é o caso da rinoplastia (plástica do nariz). Outro objetivo da cirurgia plástica é reparar, restaurar partes do corpo, como acontece na reconstrução de mama em paciente submetida à mastectomia (retirada da mama em virtude de câncer).

As cirurgias podem ser classificadas, ainda, de acordo com o seu potencial de contaminação, que representa maior ou menor risco de infecção para o paciente. Segundo este critério, elas podem ser cirurgias limpas, potencialmente contaminadas, contaminadas e infectadas.

As cirurgias são chamadas de limpas quando realizadas em áreas do corpo em que não haja nenhum processo inflamatório ou infeccioso, como acontece nas cirurgias cardíacas, em que o risco de infecção é muito pequeno. Cirurgias potencialmente contaminadas são as realizadas em tecidos que, normalmente, já possuem alguns micro-organismos, como é o caso das histerectomias (retirada do útero) pelo abdome. As cirurgias realizadas em tecidos traumatizados recentemente ou que normalmente possuem uma grande quantidade de micro-organismos, como as cirurgias de intestino, são consideradas cirurgias contaminadas. Finalmente, são chamadas de cirurgias infectadas aquelas realizadas em tecidos que estão sofrendo processo infeccioso, com presença de pus no local, ou em tecidos já necrosados (mortos), ou ainda que possuam corpos estranhos. Pertencem a essa classificação os **debridamentos*** de **escaras***, as amputações de pés diabéticos e as cirurgias de reto e ânus com fezes ou pus.

CAPÍTULO 2

Terminologia médico-cirúrgica

Para que os profissionais de saúde possam se comunicar entre si de maneira mais fácil, foi criada uma terminologia específica. É a chamada terminologia médico-cirúrgica, cujo principal objetivo é padronizar a utilização de termos que sejam do conhecimento coletivo, de forma a possibilitar melhor entendimento entre as pessoas que os utilizam. Apresentaremos a seguir alguns critérios observados na formação dos termos mais comuns.

As palavras do vocabulário médico-cirúrgico, em geral, são formadas pela junção de dois ou mais termos, ganhando com isso um significado novo. Esses termos vêm do grego ou do latim e modificam o significado original da palavra à qual foram acrescentados. Conhecendo seu significado, podemos identificar, de modo mais imediato, a que se refere o novo termo. Exemplo:

> **Neuro – do grego *neûron* – significa nervo.** Assim, quando juntamos esse elemento à palavra cirurgia, temos a palavra neurocirurgia, que significa cirurgia ligada ao sistema nervoso. A palavra neuropatia – neuro (nervos) + patia (doença) – é usada quando queremos falar das doenças do sistema nervoso.

Mas existem ainda os segundos elementos de uma composição, que também precisam ser conhecidos. Exemplo:

> **Ite – do grego *ítis* – designa doença inflamatória do órgão ou tecido. Assim, quando esse elemento se junta ao termo brônquio, por exemplo, temos a palavra bronquite, que significa inflamação dos brônquios.**

Como você pode notar, o primeiro elemento que compõe a palavra se refere a um órgão, aparelho ou parte do corpo humano, enquanto o segundo se refere à técnica ou ao procedimento cirúrgico realizado, ou à patologia existente.

Conhecer e fixar alguns desses elementos formadores de palavras é importante para compreender a terminologia específica de sua profissão. Veja as tabelas a seguir.

Primeiro elemento da composição	Significado
Adeno-	Glândula
Angio-	Vaso
Arterio-	Artérias
Artro-	Articulação
Blefaro-	Pálpebra
Cardio-	Coração
Cefalo-	Cabeça
Cisto-	Bexiga
Colecisto-	Vesícula
Colo-	Cólon
Colpo-	Vagina
Entero-	Intestino
Espleno-	Baço
Flebo-	Veia
Gastro-	Estômago
Hepato-	Fígado
Histero-	Útero
Laparo-	Cavidade abdominal
Laringo-	Laringe
Masto-	Mamas
Meningo-	Meninges
Nefro-	Rim
Neuro-	Nervo
Oftalmo-	Olho
Ooforo-	Ovário
Orqui-	Testículo
Osteo-	Osso
Oto-	Ouvido
Procto-	Reto
Rino-	Nariz
Salpingo-	Trompa
Traqueo-	Traqueia

Segundo elemento da composição	Significado
-algia/algo	Dor
-cele	Tumor; hérnia
-centese	Punção; orifício
-ectomia	Remoção parcial ou total
-oma	Tumor
-pexia	Fixação de um órgão
-plastia	Reconstituição de uma parte do corpo
-rafia	Sutura
-scopia	Ato de ver, observar
-stomia	Comunicação entre dois órgãos ocos ou entre um órgão e a pele
-tomia	Corte

A partir dessas duas listas, você pode tentar identificar alguns termos técnicos e perceber como é simples compreendê-los quando se conhece o sentido dos elementos que os formam.

Pense na palavra blefaroplastia, por exemplo. Qual o seu significado? Procure identificar outros termos formados a partir da associação de alguns elementos da primeira tabela com outros da segunda.

A seguir, conheça os principais nomes de procedimentos cirúrgicos em que o segundo elemento da composição é ectomia (remoção).

Procedimentos	Para remoção de
Adenoamigdalectomia	Adenoides e das amígdalas
Apendicectomia	Apêndice
Cistectomia	Bexiga
Colecistectomia	Vesícula biliar
Colectomia	Cólon
Embolectomia	Êmbolo
Esofagectomia	Esôfago
Esplenectomia	Baço
Facectomia	Cristalino
Gastrectomia	Estômago
Hemorroidectomia	Hemorroidas
Hepatectomia	Parte do fígado
Histerectomia	Útero
Laminectomia	Lâmina vertebral
Lobectomia	Lobo de um órgão
Mastectomia	Mama
Miomectomia	Mioma
Nefrectomia	Rim
Ooforectomia	Ovário
Pancreatectomia	Pâncreas
Pneumectomia	Pulmão
Postectomia	Pele do prepúcio para exposição da glande
Prostatectomia	Próstata
Retossigmoidectomia	Reto e sigmoide
Safenectomia	Veia safena
Salpingectomia	Trompa
Simpatectomia	Segmentos selecionados do sistema nervoso simpático
Tireoidectomia	Tireoide

Outras cirurgias são nomeadas a partir da terminação pexia (fixação).

Procedimento	Para fixação de
Cistopexia	Bexiga
Histeropexia	Útero
Nefropexia	Rim
Retinopexia	Retina
Orquiopexia ou orquidopexia	Testículo

O termo plastia (reconstituição) é usado para designar diversos procedimentos cirúrgicos, como mostramos a seguir.

Procedimento	Para reconstituição de
Blefaroplastia	Pálpebra
Mamoplastia	Mama
Perineoplastia	Períneo
Piloroplastia	Piloro
Queiloplastia	Lábio
Rinoplastia	Nariz
Ritidoplastia	Face
Salpingoplastia	Trompa

Algumas denominações de procedimentos têm como segundo elemento o termo rafia (sutura). Mas atenção! Dependendo da situação, nem sempre esses procedimentos são cirúrgicos.

Procedimento	Para sutura de
Blefarorrafia	Pálpebra
Colporrafia	Vagina
Gastrorrafia	Estômago
Herniorrafia	Hérnia
Osteorrafia	Osso
Palatorrafia	Fenda palatina
Perineorrafia	Períneo
Tenorrafia	Tendão

Vamos analisar agora outros nomes de procedimentos, desta vez compostos com o elemento scopia (observação).

Procedimento	Para observação de
Artroscopia	Articulação
Broncoscopia	Brônquios
Cistoscopia	Bexiga
Colonoscopia	Cólon
Colposcopia	Vagina
Endoscopia	Órgãos internos
Esofagoscopia	Esôfago
Gastroscopia	Estômago
Laringoscopia	Laringe
Laparoscopia	Cavidade abdominal
Retossigmoidoscopia	Reto e sigmoide
Ureteroscopia	Ureter
Uretroscopia	Uretra

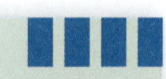

LEMBRE-SE:
Nos procedimentos relacionados à observação interna de órgão, utilizam-se vários aparelhos: o artroscópio, na artroscopia; o broncoscópio, na broncoscopia; o laparoscópio, na laparoscopia; e o retossigmoidoscópio, na retossigmoidoscopia, entre outros.

Vejamos a seguir os principais nomes de cirurgias cujo segundo elemento de formação é stomia (comunicação entre dois órgãos ocos ou entre um órgão e a pele).

Finalmente, as principais denominações de procedimentos cirúrgicos terminadas em tomia (corte).

Procedimento	Órgão em comunicação com a pele
Cistostomia	Bexiga
Colostomia	Cólon
Gastrostomia	Estômago
Jejunostomia	Jejuno
Traqueostomia	Traqueia

Procedimento	Corte da(o)
Episiotomia	Vulva
Laparotomia	Abdome
Toracotomia	Tórax
Traqueotomia	Traqueia
Ureterotomia	Ureter
Vasectomia	Canal deferente

Concluindo esse assunto, apresentamos alguns termos cirúrgicos que não seguem as normas descritas anteriormente, mas que merecem ser conhecidos e entendidos porque são de largo emprego.

Termo	Significado
Amputação	Remoção total ou parcial de uma parte do corpo
Anastomose	Conexão de dois órgãos tubulares, geralmente por sutura
Artrodese	Fixação cirúrgica de articulações
Biópsia	Remoção de um tecido vivo para exame
Cauterização	Destruição de tecido por meio de agente cáustico ou de calor, através do bisturi elétrico, por exemplo
Cesariana	Retirada do feto através de incisão na parede abdominal e no útero
Circuncisão	Ressecção da pele do prepúcio que cobre a glande
Cistocele	Hérnia da bexiga por defeito na musculatura do períneo
Curetagem uterina	Raspagem e remoção do conteúdo uterino
Deiscência	Separação de bordas previamente suturadas de uma ferida
Dissecção	Corte e separação de tecidos do corpo
Divertículo	Abertura no formato de bolsa em um órgão com a forma de saco ou de tubo
Enxerto	Inserção de material autógeno, homólogo, heterólogo ou sintético para correção de defeito em tecido ou órgão
Evisceração	Saída de víscera de sua cavidade
Exérese	Extirpação cirúrgica total ou parcial de um segmento corpóreo (tecido, órgão, tumor ou cisto)
Fístula	Passagem anormal que liga um órgão, uma cavidade ou um abscesso a uma superfície interna ou externa do corpo
Hérnia	Saída total ou parcial de um órgão do espaço que normalmente o contém
Incisão	Corte
Litíase	Cálculo
Paracentese	Denominação genérica de punção para esvaziamento de cavidade
Prolapso	Queda de órgão, especialmente quando este surge em um orifício natural
Ptose	Queda de um órgão
Ressecção	Remoção cirúrgica de parte de órgão
Retocele	Hérnia da parede do reto por defeito na musculatura do períneo
Toracocentese	Punção cirúrgica na cavidade torácica
Varicocele	Veias dilatadas no escroto

CAPÍTULO 3

Pré-operatório

O pré-operatório é o período que vai desde a indicação da cirurgia pelo médico-cirurgião até a entrada do paciente no Centro Cirúrgico (CC). O objetivo geral desse período é preparar física e psicologicamente o paciente para a cirurgia e cuidar dos aspectos psicológicos que envolvem a família. O sucesso do ato anestésico-cirúrgico depende desses fatores e da redução dos riscos evitáveis no procedimento a ser realizado.

A preparação é iniciada pelo médico clínico, que deve fazer uma avaliação geral do estado de saúde do paciente por meio de exame físico detalhado e da interpretação dos resultados dos exames de sangue (hemograma completo, coagulograma, glicemia), de urina, raios X de tórax e eletrocardiograma. Esses exames são comuns a praticamente todas as cirurgias. Além desses, o paciente deve ter feito aqueles que são específicos de cada caso, como ecocardiograma, ultrassonografia, tomografia, ressonância magnética e outros.

Outra providência a ser tomada nessa fase refere-se à provisão de sangue. Na maioria dos hospitais, públicos ou privados, os estoques reguladores de sangue dos hemocentros costumam ser baixos, tornando necessário, e muitas vezes obrigatório, que o paciente providencie determinado número de doadores de sangue, mesmo que não haja previsão de transfusão.

Em cirurgias eletivas de grande porte, quando se sabe de antemão que haverá necessidade de transfusão de sangue, o paciente pode fazer sua própria reserva por meio de doações regulares. Esse processo é chamado de autotransfusão.

PRÉ-REQUISITOS PARA A DOAÇÃO DE SANGUE:

- Ter idade mínima de 18 anos e máxima de 65 anos.
- Pesar no mínimo 50 kg.
- Ter pulso com frequência entre 60 e 100 bpm.
- Respeitar a frequência e os intervalos entre as doações: quatro vezes ao ano para o homem e três vezes ao ano para mulheres.
- Não estar em jejum por mais de 12 horas.
- Não ter diagnóstico de doenças crônicas e degenerativas.
- Não pode doar sangue a pessoa que for piloto de avião ou helicóptero, motorista de carretas ou ônibus, trabalhar em andaimes ou praticar paraquedismo ou mergulho e não puder interromper suas atividades por, pelo menos, 12 horas.
- Podem ser adotados outros critérios pela equipe médica, a quem cabe a autorização final, de acordo com a situação.

PRÉ-OPERATÓRIO MEDIATO E IMEDIATO

O pré-operatório pode ser longo nas cirurgias eletivas, curto nas cirurgias de urgência e praticamente nem existir nas de emergência. Esse período, variável em função da complexidade e da programação de uma cirurgia, divide-se em mediato e imediato.

O pré-operatório mediato começa no momento da indicação da cirurgia e termina 24 horas antes do seu início. Em geral, o paciente ainda não está internado e, portanto, essa etapa pode acontecer em vários locais: no domicílio do paciente, no ambulatório do hospital, no posto de saúde, etc.

Algumas vezes, quando o paciente é de risco – como um diabético descompensado, por exemplo –, o pré-operatório mediato é realizado com o paciente já hospitalizado, para que seja possível estabilizar seu estado antes da cirurgia.

O pré-operatório imediato corresponde às 24 horas que antecedem a cirurgia. Nessa fase, o paciente é admitido no hospital ou na clínica onde vai ser operado para os preparativos finais que antecedem o ato operatório. Ao chegar ao hospital ou à clínica, o paciente é encaminhado à Unidade de Clínica Cirúrgica (UCC), onde ficará alojado antes e depois da cirurgia.

CUIDADOS DE ENFERMAGEM NO PRÉ-OPERATÓRIO

A equipe de enfermagem é responsável pelas ações de cuidar: um cuidar comprometido com a promoção, a proteção, a recuperação e a reabilitação da saúde de indivíduos.

As atribuições dessa equipe são muito variadas e permanentes; afinal, ela é responsável pelo atendimento direto aos pacientes nas 24 horas do dia e pela preservação da comunicação com os demais profissionais de saúde e setores das unidades assistenciais envolvidos no processo cirúrgico.

A seguir, serão apresentadas as principais atribuições da equipe de enfermagem no período pré-operatório.

Acolhimento e humanização do paciente

| Todas as pessoas que serão submetidas a um procedimento anestésico-cirúrgico apresentam algum tipo de reação emocional, consequência natural de diversos tipos de temores: do desconhecido, da anestesia, da dor, de perder o emprego, de complicações, de ficar com alguma incapacidade permanente, da morte. Outras vezes, o temor do paciente está relacionado a experiências cirúrgicas negativas anteriores pelas quais tenha passado.

As reações podem ser manifestadas claramente ou ocultadas pelo paciente. Podem ainda ser normais ou anormais. A maneira de as pessoas expressarem seus medos pode variar muito. Algumas falam muito, pedindo informações repetidas vezes; outras ficam caladas; e há quem descarregue a tensão emocional criada pela perspectiva da cirurgia adotando um comportamento irritadiço e agressivo.

Ciente de que o sofrimento psicológico influencia diretamente no funcionamento corporal, o profissional de enfermagem que receber o paciente na unidade deve fazer o possível para minimizar os medos dele. Recepcioná-lo de modo cordial, chamando-o pelo nome, conduzi-lo ao leito e indicar onde guardar seus pertences são atenções que farão com que o paciente se sinta mais à vontade. É importante também esclarecer as dúvidas que estiverem ao seu alcance, encaminhando as demais ao enfermeiro de turno.

As crenças espirituais e religiosas representam um importante apoio paralelo para a maioria das pessoas, principalmente quando estão inseguras ou com medo. Podem, inclusive, ter um efeito terapêutico tão importante quanto os medicamentos. Por essa razão, a enfermagem deve auxiliar o paciente a obter ajuda espiritual, se solicitada, independentemente de qual seja o credo. Algumas vezes a religião pode, inclusive, interferir no tratamento do paciente, como é o caso das testemunhas de Jeová, que não aceitam a transfusão de sangue. De acordo com o Código de Ética da Enfermagem, no Capítulo IV Dos Deveres, art. 24, caberá à enfermagem "respeitar e reconhecer o direito de o cliente decidir sobre sua pessoa, seu tratamento e seu bem-estar", comunicando a posição do paciente a quem de direito.

Durante a conversa inicial e informal, é interessante também tentar perceber os valores culturais do paciente. Em algumas culturas, as pessoas não podem demonstrar dor; em outras, a dor e a vergonha são claramente expressadas. Perceber e respeitar os valores culturais aproximará a enfermagem do paciente.

Orientações no pré-operatório | Essa atribuição consiste em descrever os procedimentos de preparação para a cirurgia que serão realizados no paciente antes, durante e depois da cirurgia.

Antes de iniciar as orientações, é necessário que o profissional de enfermagem conheça os níveis de escolaridade e de compreensão do paciente, com a finalidade de adequar a linguagem ou utilizar uma simbologia que facilite o entendimento a respeito das sensações que ele poderá experimentar durante todo esse processo. Esse diálogo de orientação serve para minimizar os temores do paciente e obter sua colaboração durante esse período.

Para a maioria dos pacientes, saber o que espera por eles ajudará a antecipar suas reações e a relaxar, mas sua ansiedade e a da família devem ser observadas caso a caso durante o pré-operatório. Alguns pacientes preferem não ter informações a respeito da cirurgia, pois isso aumentaria seus temores. Mesmo assim, o direito à informação deve ser preservado pela equipe, a fim de evitar constrangimentos e possíveis ações judiciais.

É preciso, no entanto, escolher bem as estratégias a serem utilizadas. O detalhamento exagerado de informações, assim como explicações dadas de uma forma incompreensível para o paciente, em vez de ajudar, podem levá-lo, inclusive, a desistir da cirurgia.

As orientações para o pré-operatório têm início quando o paciente está realizando seus exames pré-operatórios, independentemente do local onde ele esteja. Em último caso, deve ser iniciado na véspera da cirurgia e continuar até que ele entre na sala de operação.

Alguns hospitais têm um serviço de orientação pré-operatória constituído por um grupo multiprofissional do qual fazem parte, além do enfermeiro, o cirurgião, o anestesiologista, o psicólogo e o assistente social. Outros não têm uma equipe tão completa de profissionais, mas isso não é o mais importante: o que interessa é que os profissionais envolvidos sejam capazes de informar ao paciente, de preferência individualmente, o "porquê" da cirurgia, o que vai ocorrer durante o procedimento (se o paciente mostrar interesse nisso) e como será o pós-operatório imediato (posição em que precisará permanecer, drenos, etc.), esclarecendo todas as dúvidas que surgirem.

O grupo de orientadores esclarece ainda o que o paciente deve trazer para o hospital (cartão do seguro-saúde ou do SUS, lista de medicamentos e alergias, material de higiene, chinelos,

Na carta dos Direitos dos Usuários da Saúde, o direito à informação está contido no segundo princípio, que "assegura ao cidadão o tratamento adequado e efetivo para seu problema, visando à melhoria da qualidade dos serviços prestados". Afirma no item II que os cidadãos têm direito a:

Informações sobre o seu estado de saúde, extensivas aos seus familiares e/ou acompanhantes, de maneira clara, objetiva, respeitosa, compreensível e adaptada à condição cultural, respeitados os limites por parte da equipe de saúde sobre, entre outras: a) hipóteses diagnósticas; b) diagnósticos confirmados; c) exames solicitados; d) objetivos dos procedimentos diagnósticos, cirúrgicos, preventivos ou terapêuticos; e) riscos, benefícios e inconvenientes das medidas diagnósticas e terapêuticas propostas; f) duração prevista do tratamento proposto; g) no caso de procedimentos diagnósticos e terapêuticos invasivos ou cirúrgicos, a necessidade ou não de anestesia e seu tipo e duração, partes do corpo afetadas pelos procedimentos, instrumental a ser utilizado, efeitos colaterais, riscos ou consequências indesejáveis, duração prevista dos procedimentos e tempo de recuperação; h) finalidade dos materiais coletados para exames; i) evolução provável do problema de saúde; j) informações sobre o custo das intervenções das quais se beneficiou o usuário.

roupa íntima, camisolas ou pijamas, roupas largas e confortáveis, sapatos baixos) e o que deixar em casa (joias, relógio, medicamentos, lentes de contato). Essas informações são fornecidas, muitas vezes, por escrito. Embora as orientações no pré-operatório sejam atribuição dos enfermeiros, toda a equipe de enfermagem deve colaborar, reforçando-as.

Durante o período pré-operatório, deve-se incentivar a prática de exercícios de condicionamento, pois trazem grandes benefícios no pós-operatório. Quando o hospital dispuser de uma equipe de fisioterapeutas, essa parte é conduzida por esses profissionais. Na ausência dos fisioterapeutas, a enfermagem orienta os exercícios respiratórios, de tosse e a mobilização ativa.

A realização de exercícios respiratórios pelo paciente no pós-operatório, por exemplo, promove a expansão pulmonar e a melhor oxigenação sanguínea, as quais estão diminuídas em virtude da anestesia, prevenindo, dessa forma, complicações pulmonares como a pneumonia. Já a mobilização ativa no leito pelo paciente pós-operado tem como meta melhorar a circulação, principalmente nos membros inferiores, evitando a estase venosa. A enfermagem deve discutir com o paciente a posição em que ele deverá permanecer após a cirurgia, explicando as alternativas de mobilidade para cada caso, apesar das restrições.

De início, o paciente é orientado a realizar os exercícios. Depois, ele deve ser incentivado a realizá-los de forma independente.

Exercícios respiratórios | Os exercícios respiratórios devem ser realizados na posição sentada. Primeiramente, é preciso que o profissional da enfermagem explique o que deverá ser feito, demonstrando os passos do procedimento:

- O paciente deve inspirar o ar profunda e lentamente e, depois, expirar também lentamente, durante várias vezes.
- Para realizar a respiração diafragmática, o paciente deve ficar em posição de semi-Fowler, com as costas e os ombros bem apoiados em travesseiros, e colocar as mãos suavemente na parte inferior das costelas, de modo a sentir o movimento respiratório com a ponta dos dedos.

- Ele deve então expirar completamente, inspirar profundamente pelo nariz e pela boca, deixando que o abdome se eleve à medida que os pulmões se encham de ar, prender a respiração contando até 5 e expirar expulsando todo o ar pelo nariz e pela boca.
- O exercício deve ser repetido 15 vezes, com um pequeno descanso a cada cinco movimentos, e feito duas vezes ao dia.
- Também pode ser usado o espirômetro de incentivo, um aparelho que ajuda a realizar o exercício respiratório, mostrando a eficácia da respiração.

Exercícios de tosse | Os exercícios de tosse objetivam retirar secreções da traqueia e dos brônquios e são especialmente importantes após anestesias gerais e para pacientes idosos:

- Sentado no leito e apoiado por travesseiros, o paciente deve inclinar-se um pouco para frente, entrelaçar os dedos colocando as mãos sobre o local da futura incisão (em casos de cirurgias torácicas e abdominais), pressionando o local.
- As mãos nessa posição funcionarão como uma tala, diminuindo a dor enquanto o paciente realiza o exercício de tosse, que consiste em encher bem os pulmões de ar e tossir fortemente por várias vezes.
- Depois, ele deve fazer uma inspiração profunda com a boca aberta e repetir o exercício uma ou duas vezes, tentando expelir possíveis secreções.

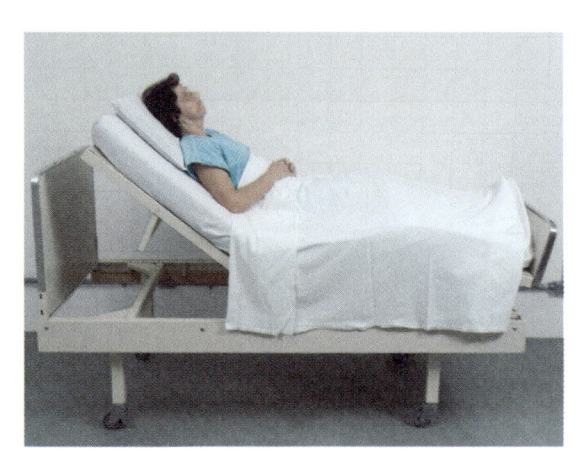

Figura 8 | Paciente em posição de semi-Fowler.

N.E. Para melhor visualização das posições, as grades, acessório de segurança obrigatório em camas hospitalares, foram retiradas no momento das fotos.

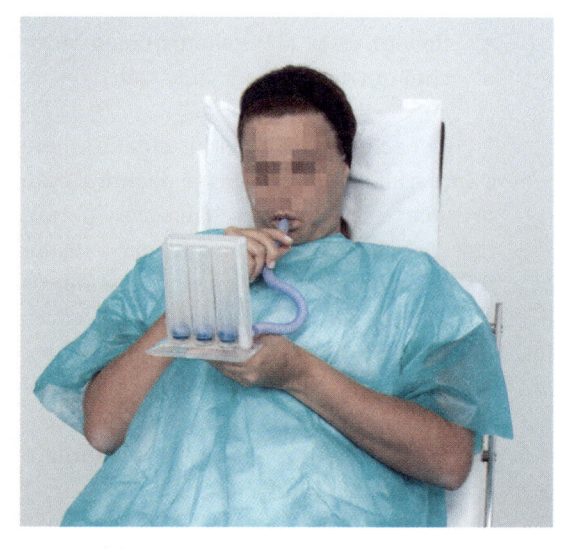

Figura 9 | Paciente utilizando espirômetro de incentivo.

Exercícios de mobilização ativa | Se a cirurgia do paciente permitir, deve-se explicar como se virar no leito, de um lado para o outro:

- O paciente deve segurar-se na grade do leito e deitar-se em decúbito lateral, com a perna superior apoiada em um travesseiro.
- Aproveitar a mudança de posição para realizar a respiração diafragmática.
- Cuidar para não interromper linhas de soro, de drenagem ou de outro equipamento.

Veja agora como realizar o exercício com as pernas:

- Deitado na posição de semi-Fowler, o paciente deve flexionar o joelho e elevar o pé, mantendo essa posição por alguns segundos.
- Depois, estender a perna, abaixando-a até o leito.
- Fazer o exercício cinco vezes, repetindo toda a série com a outra perna.
- Os pés são mobilizados, curvando-os para baixo e, depois, rodando-os de forma a traçar o maior círculo possível para um lado e para o outro.
- Repetir esses movimentos cinco vezes com um dos pés e, depois, com o outro.

O paciente deve ser orientado sobre a importância de realizar a **deambulação precoce*** tão logo suas condições permitam. A enfermagem deve adequar a deambulação ao estilo de vida do paciente: os que já realizam atividades físicas e caminhadas podem caminhar mais no pós-operatório. A deambulação precoce, além de favorecer a expansão pulmonar e a circulação dos membros inferiores, estimula o funcionamento intestinal.

Figura 10 (A a H) | Etapas do exercício de mobilização ativa com as pernas.

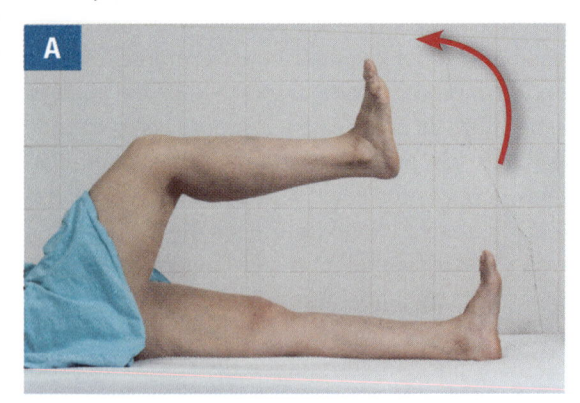

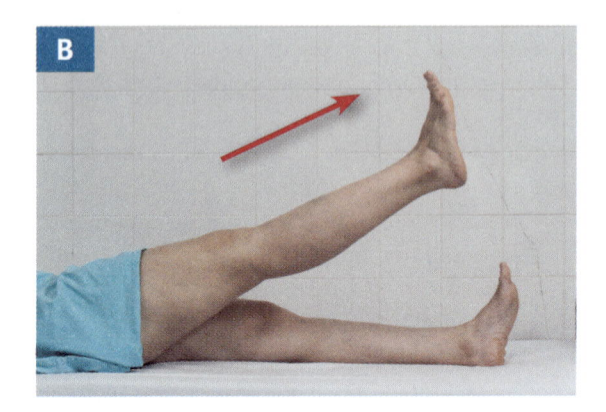

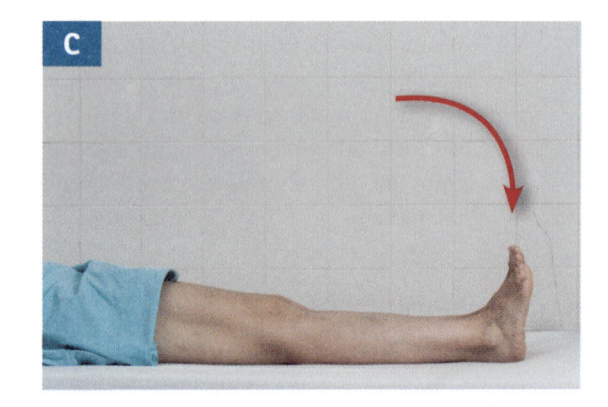

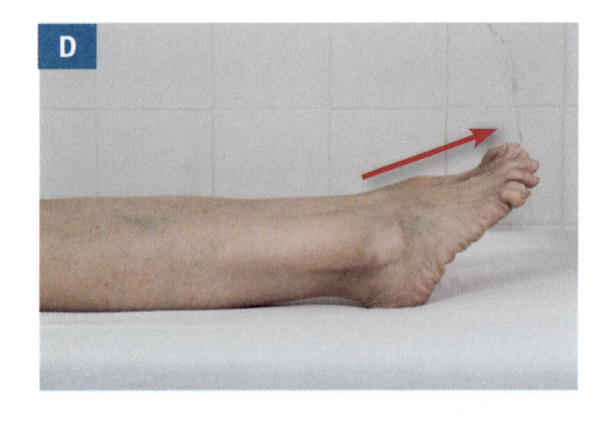

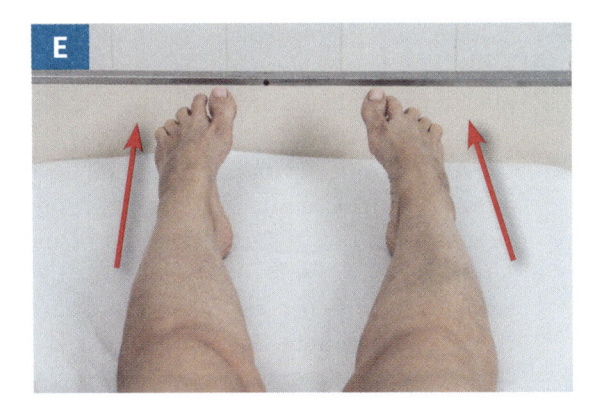

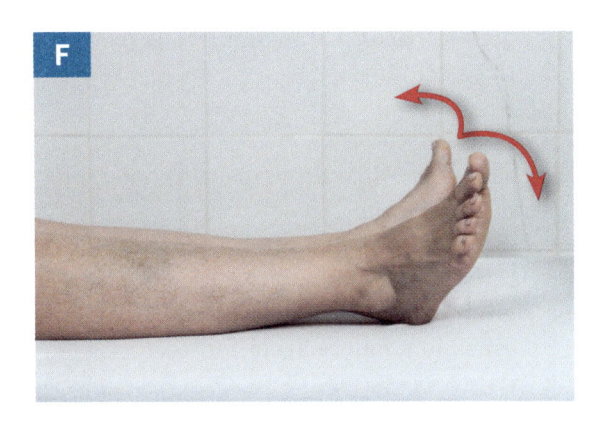

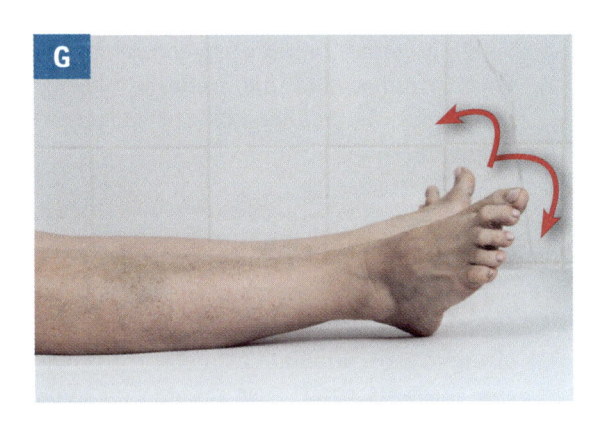

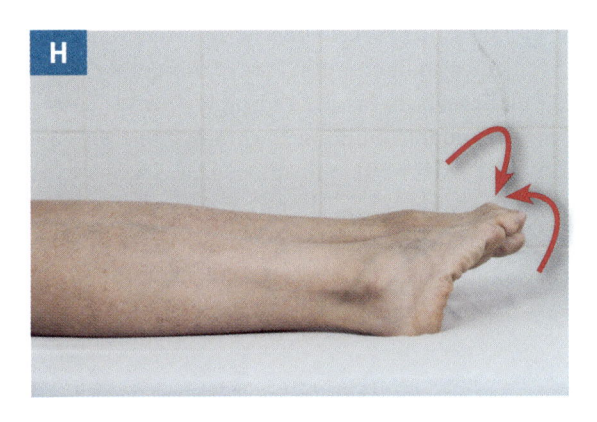

Avaliação pré-operatória

Avaliação pré-operatória | A avaliação pré-operatória constitui mais uma das atribuições do enfermeiro de turno, embora, em alguns hospitais, seja realizada pelo enfermeiro do Centro Cirúrgico como uma forma de entrosamento entre as duas unidades. Em ambos os casos, o paciente deve receber uma visita pré-operatória desse profissional, ocasião em que será informado sobre a anestesia e a cirurgia, elucidando-se todas as dúvidas ainda existentes.

O principal objetivo da avaliação pré-operatória é saber se o paciente está em condições de ser submetido ao procedimento cirúrgico proposto. É importante salientar que a avaliação pré-operatória médica, geralmente realizada pelo anestesiologista, não exclui a necessidade da avaliação pelo enfermeiro de turno, com o objetivo de levantar dados. Uma vez registrados no prontuário, em impresso próprio, esses dados contribuirão para a assistência de enfermagem não só no período intraoperatório, como também no pós-operatório.

Aspectos da avaliação pré-operatória

- Questões relacionadas a alergias.
- Relato de reações relacionadas a eventuais anestesias anteriores, como vômito, agitação ou outra alteração importante.
- Hábitos que possam ter influência no procedimento anestésico, como tabagismo, alcoolismo, uso de entorpecentes, uso crônico de analgésicos.
- Manifestações ou relatos de tosse seca, fadiga, arritmias, hipertensão arterial, dor torácica ou infarto recente, indicativos de problemas cardiovasculares.
- A avaliação cardiovascular serve também para balizar a tolerância do paciente aos exercícios.
- Presença de tosse, secreção, dispneia e asma brônquica, estado gripal, assim como o relato de síndrome de apneia do sono, principalmente em pacientes obesos.
- Existência de diabetes mellitus, especialmente quando controlada com o uso de insulina, porque, nessa situação, terão que ser tomados cuidados especiais quanto ao momento de interromper a insulina subcutânea.
- Existência de hiper e hipotireoidismo.
- Avaliação dos exames de sangue para saber, principalmente, se o paciente está anêmico ou se tem algum problema de coagulação.

Para completar a avaliação pré-operatória:

- Verificar se a autorização para a operação, que será abordada ainda neste capítulo, está devidamente assinada pelo paciente ou por seu responsável legal, quando se tratar de criança ou pessoa incapacitada.
- Anotar os nomes dos medicamentos que o paciente usa continuamente.
- Realizar o exame físico.
- Verificar os sinais vitais.
- Pesar e medir o paciente.
- Observar se ele usa algum tipo de prótese, se há sondas, drenos, infusões venosas e perceber se tem algum comprometimento de audição, visão ou linguagem.

Preparo do paciente | Além dos cuidados específicos de cada cirurgia, tratados na terceira parte deste livro, o pré-operatório imediato exige alguns cuidados gerais, que você conhecerá agora.

Jejum | A principal finalidade do jejum é evitar a aspiração de alimentos e/ou líquidos para os pulmões, o que causa sérias complicações, como asfixia e pneumonia.

O tempo de jejum varia de acordo com a idade do paciente, o tipo de alimento ingerido, o tipo de cirurgia e a anestesia a ser utilizada pelo anestesiologista. Como regra geral, os adultos são aconselhados a não ingerir alimentos sólidos ou líquidos por um período de 8 horas, sendo que a última refeição deve ser leve (caldo ou sopa). Aqueles que irão se submeter a uma cirurgia de estômago e de intestino geralmente seguem uma dieta de fácil digestão durante vários dias antes da cirurgia.

É importante salientar que pacientes que utilizam continuamente determinados medicamentos, como anti-hipertensivos, por exemplo, devem tomar seu medicamento com um volume mínimo de líquido – no máximo 20 mL.

Preparação da pele | O objetivo é diminuir o número de bactérias que a pele normalmente contém no local onde vai ser realizada a incisão cirúrgica. É fundamental não lesionar a pele nesse processo.

Em cirurgias eletivas, o paciente pode ser orientado a utilizar um detergente germicida para limpar a área cutânea, durante vários dias, em sua própria casa.

Atualmente, de modo geral, somente é feita a **tricotomia*** no local da futura incisão, ou ao redor dela, se os pelos forem nela interferir, embora alguns cirurgiões solicitem a realização de tricotomias mais amplas. Em qualquer das hipóteses, a tricotomia deve ser executada o mais próximo possível da cirurgia (às vezes, até no próprio Centro Cirúrgico), utilizando-se para isso cortadores de cabelo elétricos, o que diminui os riscos de lesões cutâneas.

Higiene geral | Além do preparo da pele, o banho completo, na véspera e no próprio dia da cirurgia, ajuda a evitar infecções. Os pacientes que puderem deverão ser orientados a realizar a higiene sozinhos, cabendo à enfermagem fornecer os materiais necessários.

A enfermagem deverá realizar a higiene dos pacientes acamados, incluindo lavagem dos cabelos, higiene oral e limpeza das unhas das mãos e dos pés. Se as unhas estiverem pintadas, retirar o esmalte, ao menos de uma unha, para que o anestesiologista possa controlar melhor a oxigenação do paciente durante a cirurgia.

Preparação do intestino | Tem como objetivo deixar o reto vazio, sem fezes. Dessa maneira, evita-se que o paciente evacue durante a cirurgia, especialmente naquelas realizadas sob anestesia geral. Esse preparo depende do tipo de cirurgia e pode variar desde o uso de um laxante até a aplicação de um enema.

Rotineiramente, o preparo intestinal só tem sido prescrito em cirurgias abdominais (intestinais) ou pélvicas, para melhor visualização do local da cirurgia. Nesses casos, um enema de limpeza geralmente é prescrito para a noite que antecede a cirurgia e, às vezes, mais um, no próprio dia da cirurgia. Nas cirurgias intestinais, além do enema, podem ser prescritos também antibióticos para reduzir a flora intestinal.

O dia da operação | Depois do banho, deve-se fornecer ao paciente uma camisola hospitalar limpa, que ficará desamarrada e aberta nas costas. O profissional de enfermagem deve oferecer-se para pentear os cabelos do paciente. É preciso remover eventuais grampos e cobrir-lhe a cabeça com um gorro descartável, principalmente se os cabelos forem longos.

Outras providências:

- Retirar lentes de contato.
- Retirar próteses dentárias móveis, pois elas podem cair para a parte posterior da faringe durante a indução da anestesia e ocasionar obstrução respiratória.
- Retirar piercings e joias. Às vezes é permitido que o paciente permaneça com sua aliança, desde que firmemente fixada ao dedo com esparadrapo.

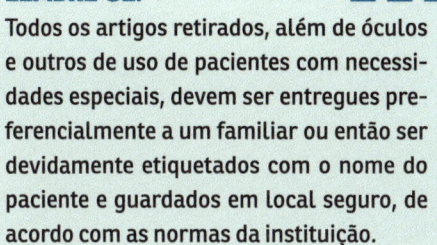

LEMBRE-SE:
Todos os artigos retirados, além de óculos e outros de uso de pacientes com necessidades especiais, devem ser entregues preferencialmente a um familiar ou então ser devidamente etiquetados com o nome do paciente e guardados em local seguro, de acordo com as normas da instituição.

- Orientar o paciente para urinar imediatamente antes de ir para o Centro Cirúrgico, a fim de esvaziar a bexiga, evitando fazê-lo durante a cirurgia.
- Se o tipo de cirurgia exigir cateterismo vesical, o procedimento deve ser realizado preferencialmente quando o paciente já estiver na sala de operação.
- Verificar os sinais vitais (pulso, respiração, temperatura e pressão arterial), informando ao enfermeiro qualquer alteração, como hipertermia, hipertensão e outras.
- Verificar se todos os exames pré-operatórios estão junto ao prontuário: exames laboratoriais, raios X, ultrassonografias, ressonâncias magnéticas, fotografias (nas cirurgias plásticas), etc., dependendo do tipo de cirurgia, e, também, a autorização para o procedimento.
- Administrar a medicação pré-anestésica de 30 a 60 minutos antes de encaminhar o paciente ao Centro Cirúrgico. Para evitar a diminuição do efeito do medicamento em

caso de atraso no início da cirurgia, a medicação pré-anestésica pode ser administrada apenas quando o paciente for chamado para o Centro Cirúrgico.

- Uma vez aplicado o pré-anestésico, o paciente deve ser mantido no leito com grades, sob observação, jamais sendo deixado sozinho, para que se possa perceber imediatamente qualquer reação indesejada produzida pelo medicamento, como agitação ou depressão respiratória.
- O ambiente em volta do paciente deve ser mantido tranquilo, evitando-se um número exagerado de pessoas conversando no quarto, para que o medicamento promova o relaxamento desejado.

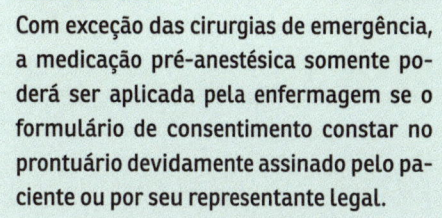

LEMBRE-SE:
Com exceção das cirurgias de emergência, a medicação pré-anestésica somente poderá ser aplicada pela enfermagem se o formulário de consentimento constar no prontuário devidamente assinado pelo paciente ou por seu representante legal.

- Verificar novamente os sinais vitais, anotando-os no prontuário e comunicando ao enfermeiro responsável qualquer anormalidade observada.
- Colocar o paciente na maca munida de grades, para protegê-lo. Cobri-lo com colcha e cobertor para evitar que sinta frio no Centro Cirúrgico, onde a temperatura geralmente é baixa. Identificá-lo com uma pulseira que contenha o nome, o número do leito e a cirurgia proposta.
- Encaminhar o paciente ao Centro Cirúrgico com prontuário, exames e autorização para a cirurgia.

Pacientes que exigem cuidados especiais | Os cuidados de enfermagem pré-operatórios descritos até aqui são os que se destinam aos pacientes de modo geral. Existe, entretanto, um grupo diferenciado de pacientes, constituído por aqueles que irão se submeter a cirurgias ambulatoriais e/ou de emergência, idosos, obesos, crianças e pessoas com deficiência física ou mental, que exige cuidados especiais.

Cirurgias ambulatoriais e/ou de emergência | O curto espaço de tempo em que o paciente de cirurgia ambulatorial e sua família permanecem junto à equipe de enfermagem representa um desafio, pois, mesmo havendo pouco tempo, é preciso estar atento a uma série de aspectos.

Ao receber o paciente na sala da enfermagem, o enfermeiro precisa avaliar os cuidados pré-operatórios realizados no domicílio do paciente e levantar suas necessidades. É preciso ainda encaminhá-lo para seu vestiário específico e saber se ficou claro para todos que, do vestiário, o paciente irá para a sala de operação e, depois, para a sala de recuperação pós-anestésica, de onde receberá alta assim que suas condições permitirem.

Ao mesmo tempo em que realiza as atividades relativas ao recebimento do paciente, o enfermeiro, junto com sua equipe, começa a planejar a alta e o acompanhamento domiciliar, se for necessário.

A situação com os pacientes de cirurgia de emergência ainda é mais complexa. Além de esta não ter sido planejada e de não haver tempo para a preparação, o paciente corre risco de morte.

Numa rápida inspeção visual do paciente, é preciso identificar todos os locais de lesão consequentes, por exemplo, acidentes de trânsito, tão comuns em nosso país, ou violência por arma de fogo ou arma branca (faca).

Também é preciso ter bem claro que só devem ser realizados os procedimentos realmente essenciais para a manutenção da vida do paciente. Muitas vezes, a avaliação pré-operatória coincide com as manobras de ressuscitação, ainda na Unidade de Emergência.

Pacientes idosos | Os idosos são pacientes que correm grande risco durante o período perioperatório. Por isso requerem exame e tratamento de enfermagem meticulosos no pré e no pós-operatório.

Um dos maiores problemas do tratamento cirúrgico para o idoso está no fato de que, diferentemente do que acontece com os pacientes jovens, seus órgãos têm maior dificuldade de retornar ao equilíbrio normal após o trauma cirúrgico.

Como têm o tecido subcutâneo diminuído, os idosos sentem mais as modificações de temperatura. Por essa razão, é importante cobri-los com um cobertor leve quando encaminhados ao Centro Cirúrgico, onde normalmente as temperaturas são baixas. Há que se levar em consideração também a diminuição da visão, audição e sensibilidade tátil, causas de quedas e queimaduras.

Pela idade mais avançada, eles já vivenciaram doenças de familiares, parentes e amigos, o que pode ser causa de maior temor em relação à cirurgia. A enfermagem deve permitir que expressem esses temores como uma forma de aliviar as tensões.

Além disso, os idosos podem apresentar outros problemas de saúde além daquele que motivou a cirurgia, sendo que alguns desses problemas adicionais podem ser crônicos. O pior é que muitos não relatam os sintomas. Por isso, a enfermagem deve saber identificar os problemas adicionais ao tratamento cirúrgico, por exemplo, se o paciente está desidratado e/ou desnutrido ou se sofre de osteoartrite, problema bastante comum entre os idosos e que pode dificultar a mudança de posição ou a deambulação. O nível de atividade que realiza no pré-operatório servirá como parâmetro para a movimentação no pós-operatório: idosos ativos no pré-operatório podem caminhar mais no pós. Por outro lado, aqueles com dificuldade de locomoção devem ser ajudados a movimentar-se e ter suas proeminências ósseas protegidas e massageadas para evitar a formação de escaras.

Finalmente, é importante salientar que o profissional de enfermagem deve orientar os pacientes idosos em relação aos cuidados que ajudam a aliviar a dor no pós-operatório.

Pacientes obesos | A obesidade é outro fator de risco nos tratamentos cirúrgicos. Como o tecido adiposo é muito suscetível a infecções, são bastante comuns nos pacientes obesos as infecções da ferida operatória com posterior **deiscência de sutura***. Outros problemas frequentes são as doenças cardiovasculares, endócrinas, hepáticas, biliares, assim como a flebite e a distensão abdominal.

Esses pacientes também respiram mal quando em decúbito dorsal, o que aumenta a possibilidade de hipoventilação e complicações pulmonares no pós-operatório.

Crianças | Pacientes infantis exigem que o ambiente hospitalar seja o mais descontraído possível. É importante que haja um familiar (a mãe, de preferência) bem controlado e que a criança possa brincar com brinquedos laváveis. As orientações serão dadas ao acompanhante e também à criança, de uma forma positiva e adequada à sua compreensão. Se o familiar demonstrar equilíbrio emocional, deve acompanhá-la até o Centro Cirúrgico e permanecer com ela até a indução anestésica.

De acordo com o Estatuto da Criança e do Adolescente, Lei nº 8.069, de 13 de julho de 1990, no Cap. I, art. 12º, "os estabelecimentos de atendimento à saúde devem proporcionar condições para a permanência em tempo integral de um dos pais ou responsáveis, nos casos de internação de criança ou adolescente".

Pessoas com deficiência física ou mental | Os pacientes cirúrgicos com alguma deficiência física ou mental têm necessidades especiais, que, uma vez identificadas, deverão ser comunicadas claramente aos profissionais do pré e do pós-operatório, que precisam criar estratégias para lidar adequadamente com a situação.

Se o paciente possuir comprometimento auditivo e utilizar a língua brasileira de sinais e da leitura labial, será necessária a presença de uma pessoa que domine essa língua na equipe perioperatória para se comunicar com ele. É preciso lembrar também que o uso de máscaras no Centro Cirúrgico dificulta a comunicação, sendo necessário procurar uma alternativa antes da sedação.

Já os pacientes com problemas neuromusculares, como paralisia cerebral, podem ter dificuldade de passar da maca para a mesa de cirurgia e dela para a maca. Podem exigir, também, posicionamentos especiais durante a cirurgia.

O anestesiologista precisará ajustar a anestesia para pacientes com problemas respiratórios, como os portadores de esclerose múltipla.

A enfermagem deve zelar para que, durante o período perioperatório, não se percam os aparelhos auditivos, óculos, suportes, próteses e outros dispositivos utilizados pelos portadores de necessidades especiais. Também deve manter ao lado desse paciente uma pessoa do seu convívio, para que ele desfrute da sensação de proteção e acolhimento ao recuperar a consciência.

EXIGÊNCIAS LEGAIS PARA O PROFISSIONAL DE SAÚDE E DE ENFERMAGEM

Para que determinados tratamentos possam ser realizados pela equipe de saúde, é necessário que o paciente dê o seu consentimento por escrito. Esse documento legal protege tanto os profissionais quanto o próprio paciente.

Entre os procedimentos que necessitam de autorização estão os invasivos, como uma incisão cirúrgica e uma biópsia; os que exigem sedação e/ou anestesia, como todas as cirurgias; procedimentos que, mesmo não sendo cirúrgicos, representem risco para o paciente, como um cateterismo cardíaco; e ainda aqueles que envolvem radiação, como a radioterapia em pacientes com câncer.

É fundamental que o paciente tenha autonomia/liberdade para decidir se aceita a realização de um tratamento que pode afetar positiva ou negativamente sua integridade física, sua saúde e sua vida. A isso chamamos de consentimento livre e esclarecido: quando o paciente pode decidir sobre sua saúde, livre de qualquer coerção.

O respeito à autonomia do paciente tem sido um desafio para os profissionais de saúde formados de acordo com as normas criadas por Hipócrates, o "pai da medicina". Estas preconizam que a "razão" e o "saber" é que orientam a conduta a ser tomada nos tratamentos em detrimento da liberdade da pessoa assistida. Essa visão privilegiou também a ação beneficente por parte dos profissionais: "fazer o bem" e "cuidar", ainda que realizando tratamentos contrários à vontade dos pacientes.

A atual compreensão do caráter integral do ser humano – biopsicossocial – e do binômio saúde/doença contribuiu para que o princípio da autonomia do paciente conquistasse a adesão de parte dos profissionais de saúde. Mesmo assim, a mudança de mentalidade tem se realizado de forma lenta.

A adoção do princípio da autonomia como prática na área de saúde se deve a movimentos em defesa da cidadania e, especificamente, do direito à saúde e à humanização dos serviços de saúde, iniciados a partir dos anos 1960. Em 1973, a Associação Americana de Hospitais publicou a primeira Carta dos Direitos do Paciente, consagrando a informação e o consentimento como um dos direitos. O reflexo legal desses movimentos no Brasil acontece desde a década de 1980, por intermédio dos Códigos de Ética das várias profissões da área de saúde, os quais tendem a ampliar o princípio de autonomia na relação entre os profissionais e seus pacientes. Foi o Ministério da Saúde, porém, que ampliou a discussão sobre direitos de cidadania por meio da Portaria nº 675/GM, de 30 de março de 2006, instituindo o respeito ao princípio da autonomia do paciente no setor de saúde em todo o país.

Como se pode perceber, a pessoa autônoma tem o direito de consentir ou recusar qualquer ação de assistência que lhe seja proposta pela equipe de saúde, desde as que envolvam nascimento ou morte, passando pelas de caráter preventivo e curativo, até as relativas à pesquisa com seres humanos. O poder de decisão da pessoa só pode ser desrespeitado quando causar danos ao coletivo; é o caso de doenças que exijam tratamento imediato para que sua disseminação não acabe com populações inteiras.

No setor de saúde, o princípio da autonomia está presente no ato em que o paciente assina o termo de consentimento livre e esclarecido para se submeter a um tratamento, seja ele clínico ou cirúrgico.

Paulo Antonio de Carvalho Fortes, presidente da Sociedade Brasileira de Bioética pelo período 2009-2011, afirma que o consentimento dado pelo paciente deve ser livre, esclarecido, renovável e revogável. Livre e consciente – uma manifestação da vontade pessoal – sem a pressão de familiares, amigos e, principalmente, dos profissionais de saúde. Esclarecido – as informações prestadas pelos profissionais de saúde precisam ser compreendidas pelo paciente, independentemente do seu nível social e cultural, o que é bastante diferente do consentimento informado, ainda muito usado nos serviços de saúde, já que o fato de a pessoa ser informada não significa que ela tenha entendido o sentido das informações.

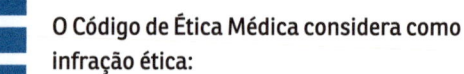

O Código de Ética Médica considera como infração ética:

Art. 46 - Efetuar qualquer procedimento médico sem o esclarecimento e consentimento prévios do paciente ou do seu representante legal, salvo em iminente perigo de vida.

Art. 48 - Exercer sua autoridade de maneira a limitar o direito do paciente de decidir livremente sobre a sua pessoa ou seu bem-estar.

Art. 56 - Desrespeitar o direito do paciente de decidir livremente sobre a execução de práticas diagnósticas ou terapêuticas, salvo em caso de iminente perigo de vida.

O Código de Ética da Enfermagem trata do assunto em vários artigos:
Capítulo IV – Dos deveres

Art. 27 - Respeitar e reconhecer o direito do cliente de decidir sobre sua pessoa, seu tratamento e seu bem-estar.

Art. 35 - Solicitar consentimento do cliente ou do seu representante legal, de preferência por escrito, para realizar ou participar de pesquisa ou atividade de ensino em enfermagem, mediante apresentação da informação completa dos objetivos, riscos e benefícios, da garantia do anonimato e sigilo, do respeito à privacidade e intimidade e a sua liberdade de participar ou declinar de sua participação no momento que desejar.

Capítulo V – Das proibições

Art. 44 - Participar de tratamento sem consentimento do cliente ou representante legal, exceto em iminente risco de vida.

Art. 49 - Executar a assistência de enfermagem sem o consentimento do cliente ou seu representante legal, exceto em iminente risco de vida.

O consentimento deve ser renovado sempre que houver necessidade de se realizarem mudanças significativas no tratamento e em relação ao que foi consentido. O consentimento deve ainda ser revogável, ou seja, invalidado a qualquer instante por decisão do paciente, sem que ele sofra qualquer tipo de sanção.

Consentimento e o ato cirúrgico | O consentimento livre esclarecido, por escrito, é necessário para a realização de toda e qualquer cirurgia, exceto a de emergência, pois nesta o paciente corre risco de morte, e a cirurgia poderá ser realizada como uma medida salvadora, mesmo sem o consentimento, conforme orientam os Códigos de Ética Profissional.

Nas demais situações, o cirurgião deve explicar de maneira clara e simples como realizará a cirurgia, quais os benefícios a serem obtidos com ela, as alternativas possíveis, os riscos, as complicações e consequências e o que deve acontecer no pós-operatório imediato e tardio. Somente após o paciente entender todas essas explicações, assinará o formulário de consentimento. Quando o paciente for criança, ou estiver inconsciente, ou não for capaz de assinar, o formulário deverá ser assinado por seu familiar ou responsável legal.

Em caso de dúvidas por parte do paciente, o profissional de enfermagem deve chamar, se necessário, outro profissional mais adequado para dirimi-las.

Pode acontecer de o paciente se recusar a se submeter a um procedimento cirúrgico, apesar das explicações recebidas. Ele possui legalmente esse direito. Caberá à enfermagem documentar e transmitir a decisão ao cirurgião, e ambos deverão respeitá-la, pois certamente foi baseada em crenças, aspirações e valores diferentes dos adotados pelos profissionais de saúde.

BIOSSEGURANÇA – TRABALHADORES E PACIENTES

Sem dúvida, o paciente é uma das principais fontes de micro-organismos nos serviços de saúde, especialmente no ambiente hospitalar. Entretanto, compete a quem trata ou cuida, como é o caso da enfermagem, evitar a **infecção cruzada***. É importante também que os profissionais de saúde aprendam como proteger sua própria saúde, visando à biossegurança.

Com esses objetivos, a Associação Brasileira de Normas Técnicas (ABNT) e o Ministério da Saúde criaram um conjunto de medidas que devem ser aplicadas no atendimento a todos os pacientes, independentemente do diagnóstico, sempre que houver risco de contato do profissional com sangue, secreções (exceto o suor) e excreções (urina, fezes), pele não íntegra e mucosas dos pacientes. São as chamadas "precauções-padrão", que devem ser respeitadas não somente no trato do paciente, mas também na manipulação dos equipamentos e artigos sabidamente contaminados e naqueles sob suspeita de contaminação.

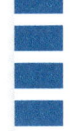 Segundo o Ministério da Saúde, biossegurança "é a condição de segurança alcançada por um conjunto de ações destinadas a prevenir, controlar, reduzir ou eliminar riscos inerentes às atividades que possam comprometer a saúde humana, animal e vegetal e o ambiente".

Trataremos, a seguir, de uma série de medidas de segurança que integram as precauções-padrão.

Precauções-padrão

1 | Lavagem das mãos com sabão líquido comum, rotineiramente, com o antisséptico definido pela CCIH em situações especiais:

    a. após contato com sangue ou qualquer outro fluido corpóreo;

    b. após a retirada das luvas;

    c. entre o atendimento de um paciente e de outro;

    d. entre dois procedimentos diferentes no mesmo paciente, sempre que houver possibilidade de se levar micro-organismos de uma região anatômica para outra, como aspirar secreções da orofaringe e depois aplicar uma injeção intravenosa.

2 | Uso de luvas não estéreis (luvas de procedimento):

    a. quando existir possibilidade de contato com sangue, fluidos corpóreos, secreções, excreções, mucosas, pele não íntegra e quaisquer outros itens contaminados;

    b. trocar as luvas entre duas tarefas e entre procedimentos em um mesmo paciente;

    c. retirar as luvas depois de atender um paciente, evitando tocar em itens não contaminados quando ainda estiver com as mãos enluvadas.

É importante salientar que o uso de luvas não substitui a lavagem das mãos, sendo obrigatório lavar as mãos antes e depois de retirar as luvas.

3 | Uso de máscaras e protetor de olhos: devem ser usados para proteger olhos, nariz e boca dos profissionais quando da realização de procedimentos que representem risco de contaminação. Observar o tipo de máscara mais adequado conforme o risco de contaminação.

4 | Uso de avental:

    a. usar avental de mangas compridas, limpo, não estéril, sempre que houver a possibilidade de se contaminar com sangue e demais líquidos corporais;

    b. retirar o avental assim que possível, lavando as mãos em seguida.

5 | Artigos utilizados nos cuidados aos pacientes: apesar da grande utilização de artigos descartáveis nos procedimentos realizados, existem outros, não descartáveis, que são usados em vários pacientes. Todos esses precisarão ser limpos e, muitas vezes, também desinfetados e/ou esterilizados antes de serem reutilizados. Artigos que entram em contato com a pele íntegra do paciente, como os termômetros e os estetoscópios, necessitam apenas de limpeza com água e detergente, o que pode ser realizado na própria unidade de internação. Entretanto, o processamento de artigos que precisem de limpeza seguida de desinfecção ou esterilização deve ser realizado no Centro de Material e Esterilização.

6 | Controle ambiental: deve haver uma rotina adequada para a limpeza e desinfecção de camas, mesa de cabeceira do paciente, mesa de alimentação e escadinha de dois degraus (limpeza de unidade).

7 | Roupas e resíduos: os profissionais de saúde precisam embalar e transportar as roupas sujas de sangue, secreções e excreções de maneira tal que suas roupas pessoais, pele e mucosas não sejam contaminadas. Caso contrário, poderão transferir os micro-organismos para outros pacientes e ambientes nos quais eles transitarem. O mesmo cuidado deve ser dispensado aos resíduos.

8 | Saúde ocupacional: os profissionais de enfermagem, especialmente, precisam se prevenir em relação aos acidentes com os artigos perfurocortantes, mantendo suas vacinas contra tétano, difteria e hepatite B sempre em dia. Também não podem recapar, dobrar e nem retirar as agulhas usadas das seringas descartáveis. Esses artigos devem ser descartados pelo próprio profissional em caixas apropriadas, conforme estabelece a NR 32 – Norma Regulamentadora relativa à Segurança e Saúde no Trabalho em Estabelecimentos de Assistência à Saúde, em vários artigos.

A NR 32 também esclarece que, no caso de acidente com material perfurocortante contaminado, o profissional acidentado deve receber tratamento médico de emergência adequado à situação: diagnóstico precoce e tratamento de eventual doença consequente ao acidente.

Os profissionais devem usar, ainda, dispositivos bucais e outros dispositivos de ventilação sempre que houver necessidade de realizar ressuscitação cardiorrespiratória.

Após o término do seu turno de trabalho, os profissionais de saúde devem retirar suas roupas e os equipamentos de proteção individual (EPIs) – uniformes, aventais, máscaras, luvas, etc. – que possam estar contaminados por micro-organismos e colocá-los em áreas destinadas a esse fim.

Como explicitado no início deste item, as precauções-padrão devem ser utilizadas no atendimento de todos os pacientes, independentemente do diagnóstico que recebam, sempre que os profissionais de saúde correrem o risco de entrar em contato com pele não íntegra, sangue, mucosas, secreções (exceto o suor) e excreções dos pacientes. Da mesma forma, as precauções-padrão precisam ser utilizadas sempre que os profissionais de saúde tiverem que manipular equipamentos e artigos contaminados ou sob suspeita de contaminação. Entretanto, sempre que forem cuidar de pacientes com suspeita de infecção ou infecção confirmada por determinados micro-organismos, além das precauções-padrão, deverão utilizar as precauções baseadas no mecanismo de transmissão dessas doenças:

- Se a doença for transmitida por contato direto com o paciente (mãos e pele) e/ou por contato indireto (contato com superfícies ambientais ou itens de uso do paciente), as precauções a serem adotadas devem ser as de contato.
- Se a doença for transmitida por gotículas durante a tosse ou o espirro, por exemplo, as precauções serão relativas a essas gotículas.
- Finalmente, se a doença for transmitida por micro-organismos presentes em partículas muito pequenas (aerossóis), que permanecem suspensas no ar e podem contaminar a longa distância, obviamente as precauções serão relativas a esses aerossóis.

Os profissionais de enfermagem precisam conhecer as formas de transmissão das doenças para poderem entender e respeitar as medidas de precaução específicas preconizadas pela CCIH.

CAPÍTULO 4

Transoperatório

O transoperatório se inicia quando o paciente é recebido no Centro Cirúrgico (CC) e vai até o momento em que ele é encaminhado à sala de recuperação pós-anestésica (SRPA). Considera-se como intraoperatório o período em que o paciente, já na sala de operação (SO), é submetido à cirurgia.

Neste capítulo, trataremos do trabalho realizado pela equipe de enfermagem no CC, detalhando as atribuições e responsabilidades do circulante de sala de operações e do instrumentador cirúrgico, funções desempenhadas prioritariamente por auxiliares e técnicos em enfermagem.

Nos tópicos finais do capítulo, abordaremos assuntos relacionados ao procedimento cirúrgico propriamente dito, às questões do atendimento humanizado e da biossegurança.

EQUIPE DE ENFERMAGEM

A equipe de enfermagem é formada pelo enfermeiro coordenador, o enfermeiro assistencial, o circulante de sala de operações e o instrumentador cirúrgico. A seguir, iremos conhecer as atribuições e responsabilidades dos integrantes da equipe.

Enfermeiro coordenador | Gerencia a unidade de CC no que se refere à enfermagem. Dessa maneira, precisa planejar, organizar, comandar e controlar todo o trabalho a ser realizado. Isso inclui, por exemplo, a previsão e provisão de materiais, equipamentos e recursos humanos que possibilitem a realização segura do ato anestésico-cirúrgico.

Enfermeiro assistencial | Esse profissional tem uma série de atribuições. Sua atuação começa com a visita pré-operatória, quando o paciente ainda se encontra na unidade de internação. Se isso não for possível, deve recepcioná-lo na sua chegada ao CC. É interessante que, ao receber o paciente, retire momentaneamente a máscara e se apresente de uma maneira cordial, enquanto aproveita para observar se ele está devidamente identificado.

Em seguida, o enfermeiro assistencial toma conhecimento das anotações constantes no prontuário, principalmente as relativas aos sinais vitais, à medicação pré-anestésica, às condições físicas e emocionais e aos eventuais problemas alérgicos que o paciente possua ou tenha apresentado no pré-operatório. Nesse momento, é preciso verificar:

- O preparo da região operatória.
- A colocação correta da roupa.
- A retirada de joias, próteses e do esmalte de pelo menos uma das unhas, para que o anestesiologista possa controlar eventual cianose.
- O preenchimento de impressos próprios do CC (entre eles, o consentimento esclarecido).
- Se o prontuário traz anexados os exames pré-operatórios, tanto os laboratoriais de rotina quanto os específicos para a cirurgia prevista: radiografias, tomografias ou fotografias em cirurgias plásticas.

O enfermeiro assistencial tem ainda várias outras atribuições e responsabilidades, entre as quais destacamos:

- Transmitir segurança e propiciar bem-estar ao paciente.
- Levar o paciente até a SO.
- Providenciar os materiais necessários às cirurgias programadas, com a devida antecedência.
- Garantir o funcionamento seguro dos equipamentos e a disponibilidade de equipamentos e materiais adicionais.
- Tomar as providências necessárias para que a limpeza, a temperatura, a umidade e a iluminação da SO sejam adequadas à realização do procedimento anestésico-cirúrgico.
- Elaborar as escalas de atividades do pessoal auxiliar e técnico de forma racional.
- Comandar o trabalho realizado pelo pessoal de enfermagem, respeitando os princípios do relacionamento humano.
- Supervisionar a assistência de enfermagem prestada ao paciente em todo o período transoperatório, executando-a sempre que necessário.
- Solicitar a presença dos profissionais que se fizerem necessários durante a cirurgia, tais como radiologista, laboratorista e outros.
- Auxiliar na transferência do paciente para a recuperação pós-anestésica ou para outra unidade, atentando para o posicionamento adequado de drenos, sondas e infusões.
- Verificar se a peça anatômica retirada no procedimento cirúrgico foi devidamente encaminhada para o serviço de patologia pelo circulante de sala.
- Orientar a desmontagem e a limpeza da SO após a cirurgia, encaminhando os diversos materiais para seus devidos lugares, observando sempre os fatores de risco relativos à contaminação.

Circulante de sala de operação | Além da preparação da SO e dos cuidados com o próprio paciente, o circulante de sala interage com o anestesiologista, o instrumentador e os demais membros da equipe cirúrgica. Para o planejamento de seu trabalho e o bom desempenho de suas atribuições, o circulante deve inteirar-se das cirurgias previstas para a sala em que irá atuar, dos respectivos horários e se foi solicitado algum material ou equipamento especial. Suas atribuições são desenvolvidas em três momentos distintos: antes, durante e após a realização da cirurgia.

Acima de tudo, porém, é preciso ressaltar a importância do trabalho do circulante com o paciente. O ideal é que ele seja recebido no CC pelo enfermeiro, mas, caso isso não possa ocorrer, essa atribuição será do circulante, que o levará para a SO.

LEMBRE-SE:
Caso seja detectada alguma anormalidade, é preciso comunicá-la imediatamente ao enfermeiro para que sejam tomadas as medidas necessárias.

Enquanto o paciente estiver na área de recepção e transferência, é preciso tomar cuidado para que ele não escute conversas paralelas, as quais, muitas vezes, aumentam o medo e a insegurança, sentimentos frequentemente vivenciados naquele ambiente desconhecido.

Uma vez na SO, o circulante deve procurar igualar a altura da mesa cirúrgica à da maca e auxiliar o paciente a passar para a mesa cirúrgica, posicionando-o adequadamente e cuidando sempre de evitar a exposição de seu corpo. É preciso também estar atento à permeabilidade de cateteres e sondas. Na ausência do enfermeiro assistencial, e caso seja solicitado, deve ainda realizar procedimentos técnicos, como sondagem vesical.

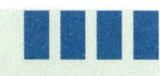

LEMBRE-SE:
Enquanto o paciente não estiver anestesiado, demonstre solidariedade e calor humano. Jamais o deixe sozinho. Procure atender às suas necessidades, cobrindo-o, se estiver com frio, e ajudando-o a urinar, se não estiver sondado.

Mesmo antes de começar a cirurgia, são desenvolvidas diversas atividades na SO, nas quais o circulante tem participação ativa: preparação da sala, dos materiais e equipamentos, auxílio ao instrumentador, ao anestesiologista e à equipe cirúrgica.

Montagem da sala de operações | Nessa etapa, cabe ao circulante tomar as seguintes providências:

- Avaliar a limpeza das paredes e do piso, assim como do lavabo que será utilizado pela equipe cirúrgica; se necessário, pedir para refazer.
- Arrumar a SO com todos os equipamentos necessários à cirurgia.
- Verificar o bom funcionamento do sistema de gases, da iluminação e dos equipamentos a serem utilizados, visando à segurança ambiental tanto para o paciente quanto para a equipe multiprofissional.

Se estiver prevista a utilização do bisturi elétrico, atentar para os seguintes aspectos:

- Verificar a integridade e o bom contato da tomada elétrica, do fio, de conexões e pedal, não esquecendo de conferir o bom funcionamento dos alarmes do aparelho; todas as conexões devem estar intactas e limpas.
- O fio da placa neutra deve ser longo e flexível para que não fique tensionado quando a placa estiver colocada no paciente; placas metálicas defeituosas não devem ser usadas.
- A caneta deve ter sido esterilizada pelo método recomendado pelo fabricante do equipamento. Geralmente, o método usado é a esterilização pelo óxido de etileno.
- Realizar a desinfecção do mobiliário da SO, de acordo com as orientações da CCIH, não esquecendo de incluir a maca.
- Regular a temperatura da sala, levando em consideração as necessidades do paciente.
- Verificar se os materiais de consumo (medicações, antissépticos e impressos) estão completos; caso contrário, completá-los.

- Se não houver uma pessoa prevista para realizar essa função, desinfetar e equipar o carro de anestesia, colocando-o na cabeceira da mesa de cirurgia.
- Verificar se o lavabo dispõe de escovas e de antisséptico; em seguida, lavar as mãos, de preferência, em outra pia.
- Buscar os pacotes com os materiais esterilizados (campos, aventais e instrumental cirúrgicos) na sala para estocagem de material esterilizado e, na SO, colocá-los em cima das mesas auxiliares.
- Abrir os pacotes esterilizados, segundo a técnica demonstrada na figura a seguir.

Figura 11 (A a E) | Técnica de abertura de material esterilizado.

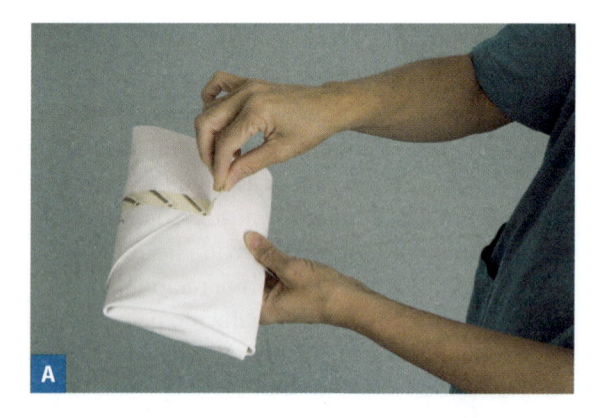

Segurar o pacote esterilizado, afastado do corpo, com uma das mãos e, com a outra, soltar o adesivo que prende a ponta do envoltório.

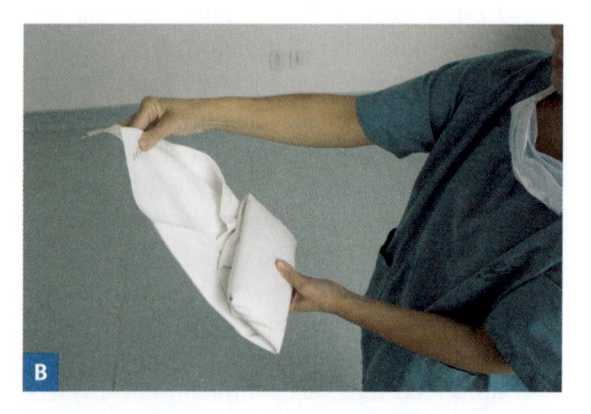

Levantar essa ponta, direcionando-a para o lado oposto do corpo, evitando tocar na parte interna.

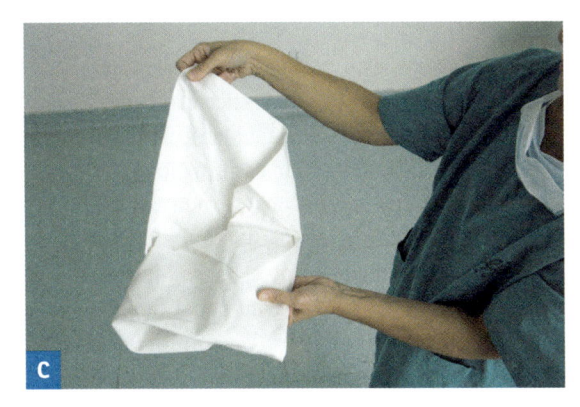

Abrir as duas pontas laterais do envoltório.

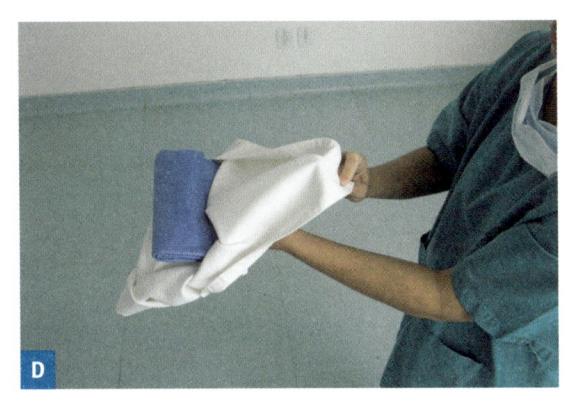

Segurando o pacote com uma das mãos, prender as três pontas do envoltório com a outra mão, tomando cuidado para não contaminar a parte interna do pacote.

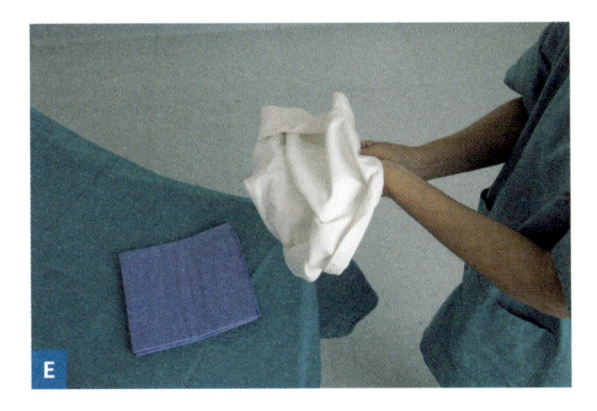

Depositar o conteúdo do pacote sobre a mesa do material cirúrgico, a qual já deverá estar coberta por um campo estéril. Os pacotes grandes devem ser abertos em cima de uma mesa.

Auxílio ao instrumentador | O instrumentador começa seu trabalho bem antes da cirurgia e precisa do apoio do circulante. Este deve:

- Auxiliar o instrumentador a vestir o avental e as luvas estéreis.

- Participar da montagem das mesas auxiliares, fornecendo ao instrumentador todo o instrumental e os materiais esterilizados necessários.

Na realização desse trabalho, é importante observar os seguintes princípios de assepsia:

- Lavar as mãos antes de realizar as técnicas.
- Manter certa distância da mesa do instrumentador ao oferecer o material.
- Passar pela mesa do instrumentador sempre com a parte da frente do corpo.
- Não falar na direção do material esterilizado.
- Não tocar na parte interna das tampas das caixas que forem abertas.
- Se for preciso retirar instrumentos de dentro de caixas e bandejas, usar uma pinça auxiliar esterilizada.
- Utilizar as técnicas assépticas específicas para o fornecimento de material descartável esterilizado, pomadas, frasco-ampola e ampola, soluções antissépticas, etc.

Figura 12 | Técnica para fornecimento de material esterilizado descartável.

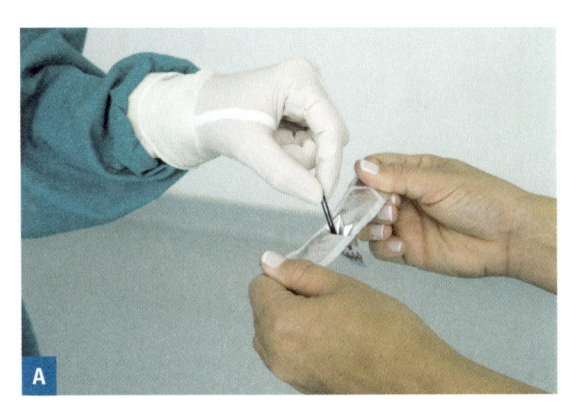

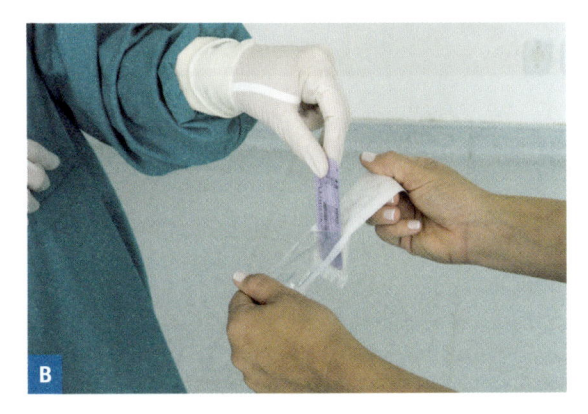

Auxílio ao anestesiologista | Sob a orientação do anestesiologista, o circulante deve posicionar o paciente de acordo com a anestesia que este irá receber. A posição mais frequentemente usada na indução anestésica é a de decúbito dorsal (Figura 15). Ela é usada:

- Na anestesia geral, quando o paciente recebe o anestésico por inalação, por via intravenosa, ou por inalação e via intravenosa, concomitantemente.
- Nas anestesias regionais (bloqueio de nervos periféricos), em que a injeção é feita nos nervos ou ao redor deles, anestesiando a região que inervam.
- Nas anestesias locais, em que o anestésico é injetado diretamente no tecido onde será feita a incisão.

O paciente precisa ser orientado e, ao mesmo tempo, apoiado psicologicamente, pois só assim terá condições de colaborar.

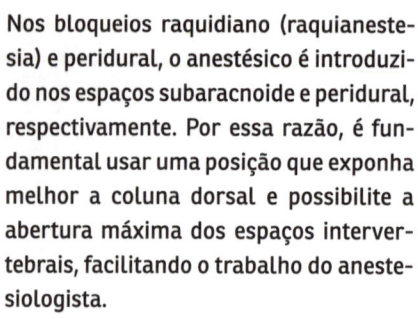

Nos bloqueios raquidiano (raquianestesia) e peridural, o anestésico é introduzido nos espaços subaracnoide e peridural, respectivamente. Por essa razão, é fundamental usar uma posição que exponha melhor a coluna dorsal e possibilite a abertura máxima dos espaços intervertebrais, facilitando o trabalho do anestesiologista.

O local onde o anestésico é aplicado e as posições a serem adotadas pelo paciente durante o procedimento podem ser vistos nas Figuras 13 e 14.

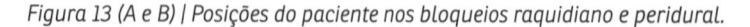

Figura 13 (A e B) | Posições do paciente nos bloqueios raquidiano e peridural.

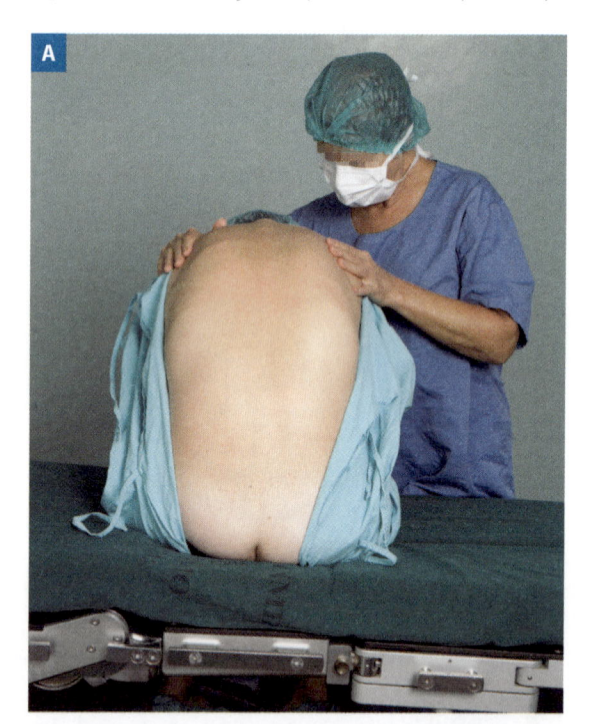

O paciente é colocado na posição sentada na mesa cirúrgica com os membros inferiores apoiados na escadinha de dois degraus. O corpo deve ficar bem inclinado para frente, os membros superiores, abaixados, e o queixo, próximo ao tórax. O circulante ajuda o paciente a manter a posição segurando-o pelos ombros, de forma a evitar qualquer movimentação no momento da punção.

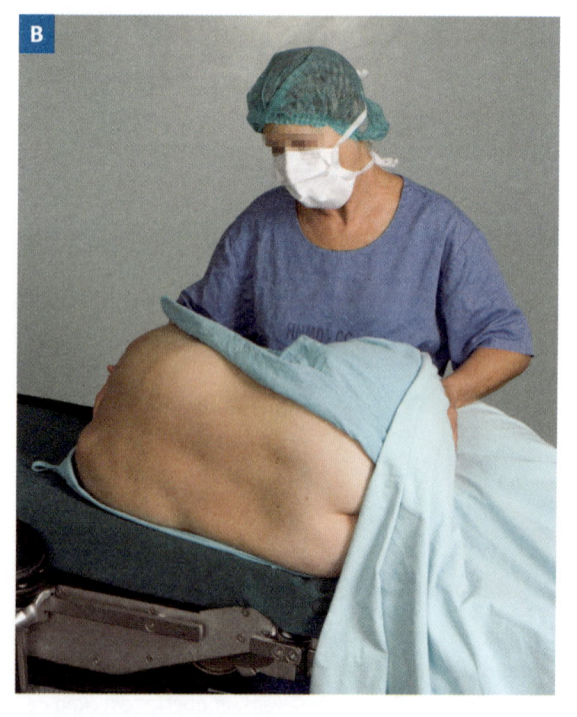

O paciente deve ser colocado na mesa cirúrgica em decúbito lateral direito ou esquerdo, em posição fetal, ou seja, membros inferiores flexionados sob as coxas e estas contra o abdome. Os membros superiores são cruzados na frente, à altura da cintura, e o queixo se aproxima do tórax. Para ajudá-lo a manter essa posição, o circulante coloca uma das mãos no pescoço e a outra na dobra dos joelhos, forçando a coluna do paciente no sentido de formar um arco. Esta posição B é mais confortável para o paciente e, por isso, mais usada.

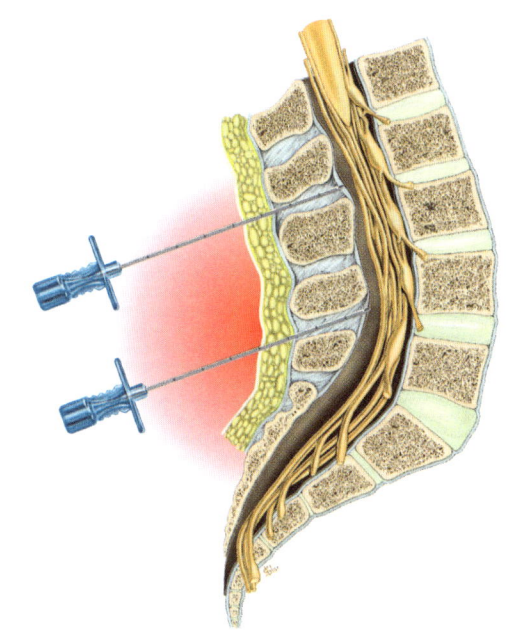

Figura 14 | Locais de injeção para os bloqueios raquidiano e peridural.

Durante a indução anestésica, compete ao circulante:

- Apoiar o braço do paciente no suporte acolchoado, quando houver utilização de soro, tendo o cuidado de manter um ângulo inferior a 90º com o corpo, para prevenir desconfortos no pós-operatório.
- Fornecer ao anestesiologista os materiais e medicamentos de que ele necessitar.
- Ajudar na utilização de todos os recursos tecnológicos capazes de monitorar os sinais vitais do paciente, desde o aparelho de pressão manual e o oxímetro de pulso até os modernos monitores, que permitem a visualização do traçado eletrocardiográfico, da frequência cardíaca e da temperatura corporal durante toda a cirurgia. A tarefa do circulante será prender os aparelhos no paciente, ligando-os, quando solicitado.
- Ajudar o anestesiologista a observar alterações que o paciente possa apresentar no decorrer da anestesia, como mudança na coloração da pele e da mucosa (cianose ou palidez) e sudorese, por exemplo, prevenindo assim complicações.
- Controlar o gotejamento de soro e demais infusões venosas.

Auxílio à equipe cirúrgica | Ainda antes de começar a cirurgia, sob a orientação do cirurgião ou do seu auxiliar, o circulante ajuda a colocar o paciente na posição exigida pela cirurgia à qual ele vai se submeter. A maior parte das posições é extremamente desconfortável, começando pela pouca largura da mesa cirúrgica e pelo tempo em que a posição precisa ser sustentada. Por isso, é importante levar em consideração aspectos como idade, altura e peso e adaptar a posição necessária às reais condições do paciente.

Principais cuidados:
- Impedir a hiperextensão das terminações nervosas, prevenindo a ocorrência de paralisias e **parestesias***, principalmente dos membros inferiores e superiores, pois elas podem até ser irreversíveis.
- Proteger bem as proeminências ósseas, principalmente em pacientes idosos, obesos e subnutridos, para evitar a formação de úlcera de pressão – as escaras.
- Evitar a compressão de vasos e os consequentes problemas circulatórios, assim como a compressão de órgãos como os pulmões, para facilitar a dinâmica respiratória.
- Impedir o contato direto do paciente com a superfície metálica da mesa de operação, pois isso pode ocasionar queimaduras, se for usado o bisturi elétrico durante o procedimento.
- Cuidar para que os membros inferiores e superiores não fiquem pendentes.

LEMBRE-SE:
Não é competência do circulante substituir o anestesiologista na administração de anestésicos e/ou medicamentos.

LEMBRE-SE:
Para proteger o paciente dos problemas decorrentes de um mau posicionamento cirúrgico, é preciso lançar mão de toda sorte de recursos: perneiras, braçadeiras, ombreiras, suporte para a cabeça, talas, colchonete adequado para a mesa cirúrgica, colchão casca de ovo, coxins de tamanhos e formatos variados, sacos de areia pequenos, travesseiros, espumas protetoras, almofadas e, ainda, protetores e dispositivos feitos de gel.

Posições cirúrgicas | Por todas as razões já descritas, é muito importante que o circulante conheça as principais posições cirúrgicas. Existem três posições básicas: decúbito dorsal ou posição supina, decúbito ventral ou posição prona e o decúbito lateral. As demais são variações dessas três posições.

Decúbito dorsal | O decúbito dorsal é a posição que menos complicações traz para o paciente, sendo utilizada especialmente em cirurgias abdominais, algumas torácicas e vasculares. Na maioria das vezes, o paciente é anestesiado nessa posição, e, quando a posição exigida pela cirurgia for outra, a modificação é feita após a anestesia.

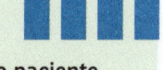

LEMBRE-SE:
Após o procedimento cirúrgico, o paciente deve ser colocado em decúbito dorsal lentamente, para prevenir hipotensão arterial e sobrecarga cardiovascular.

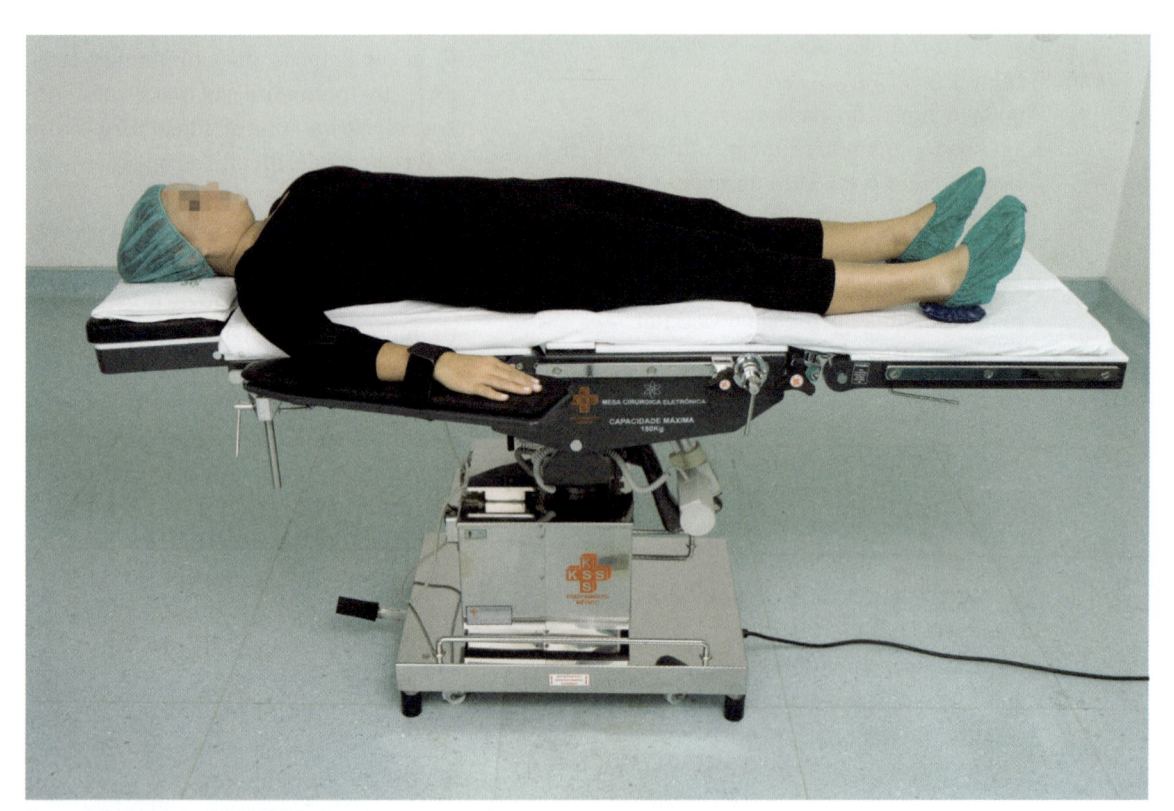

Figura 15 | Posição de decúbito dorsal.

- *O paciente é colocado deitado de costas, com as pernas esticadas e levemente afastadas uma da outra.*

- *Os braços podem ficar estendidos ao longo do corpo, com a palma da mão virada para baixo, ou apoiados em braçadeiras com angulação inferior a 90° e a palma da mão virada para cima.*

- *Deve-se ter o cuidado de alinhar a cabeça com a coluna vertebral, apoiando a região cervical com um travesseiro não muito alto.*

- *As mãos devem ser fixadas sem apertar demais.*

- *Prevenir as lesões por pressão de pele, especialmente na região sacra e no calcâneo, colocando dispositivos feitos com gel, espuma ou ar.*

Trendelemburg | É uma variante da posição de decúbito dorsal. A única diferença é que, com o auxílio da mesa cirúrgica, o paciente fica com a cabeça e o tronco em nível mais baixo que os membros inferiores. Por manter as alças intestinais na parte superior da cavidade abdominal, essa é a posição indicada para as cirurgias no abdome inferior e na pelve. Quando a inclinação da mesa for maior que 5°, devem ser usados suportes para os ombros, devidamente acolchoados.

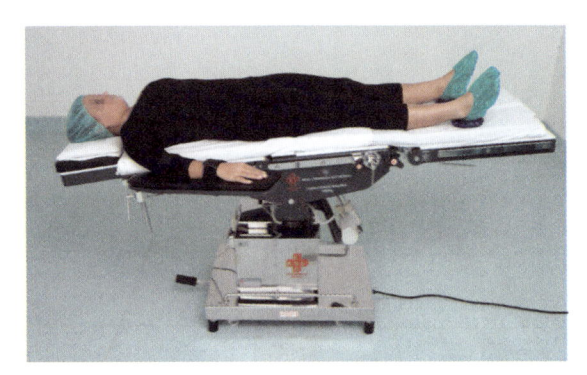

Figura 16 | Posição de Trendelemburg.

Trendelemburg reversa | Essa é mais uma variante do decúbito dorsal e, como o próprio nome sugere, é o contrário da posição de Trendelemburg. Isso significa que agora a cabeça é que fica mais elevada alguns graus, enquanto os pés são abaixados. Se a inclinação for grande, deve-se usar suporte para os pés. É a posição preferida nas cirurgias de cabeça e pescoço e em algumas realizadas na cavidade abdominal superior. Se for necessário hiperestender o pescoço, deve-se elevar o dorso da mesa e colocar um coxim roliço sob os ombros do paciente. Da mesma forma que na posição de Trendelemburg, o retorno ao decúbito dorsal deve ser lento e delicado para evitar sobrecarga cardiovascular.

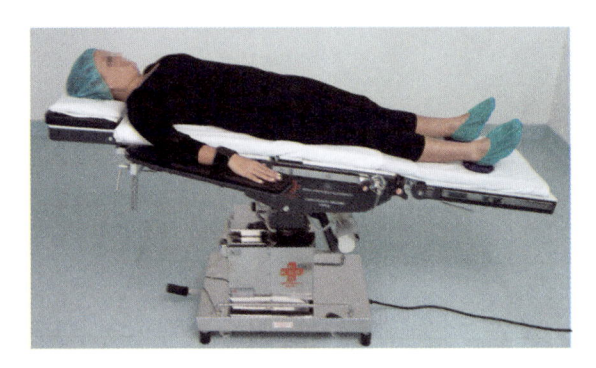

Figura 17 | Posição de Trendelemburg reversa.

Litotomia ou ginecológica | É a maior variação da posição dorsal. Na posição ginecológica, as pernas do paciente são elevadas e dobradas em ângulo reto, ficando apoiadas nas perneiras, devidamente acolchoadas, pelos tornozelos ou pelos pés. A mesa é dobrada na sua parte inferior, e as nádegas do paciente, posicionadas ligeiramente para fora da borda da mesa.

Para se colocar o paciente em posição ginecológica são necessárias duas pessoas, de modo que as pernas sejam levantadas simultaneamente. É preciso levar em consideração o peso, a idade, o sexo e a flexibilidade do paciente, especialmente os portadores de prótese de quadril, artrite e contraturas, pois só assim será possível evitar lesão neuromuscular. Os braços devem ser colocados de forma que não impeçam os movimentos respiratórios. A posição de litotomia ou ginecológica é usada na maioria das cirurgias perineais.

Ao término da cirurgia, as pernas devem ser abaixadas alternadamente, dando-se apoio às articulações envolvidas, para evitar a ocorrência de hipotensão súbita e outros problemas circulatórios.

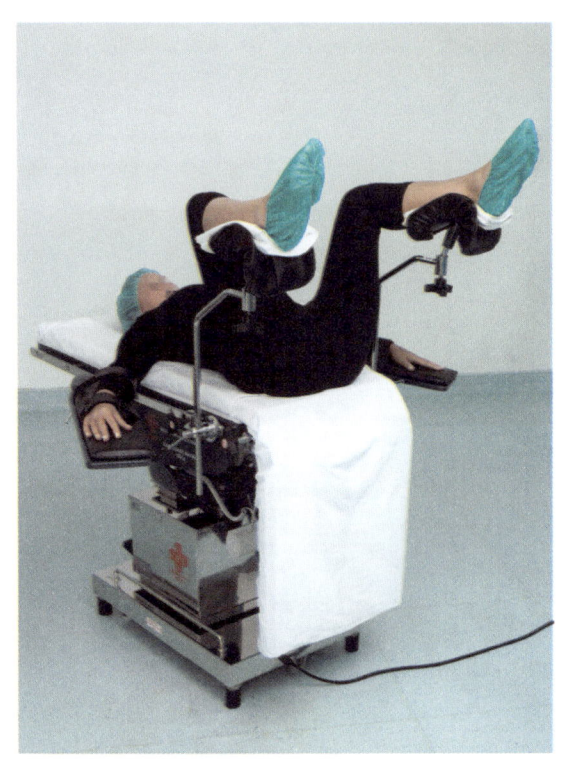

Figura 18 | Posição de litotomia ou ginecológica.

Decúbito lateral | Após ser anestesiado, o paciente que estava em decúbito dorsal é colocado sobre o lado não afetado. Dessa forma, o cirurgião pode acessar tanto a parte superior do tórax quanto a região dos rins.

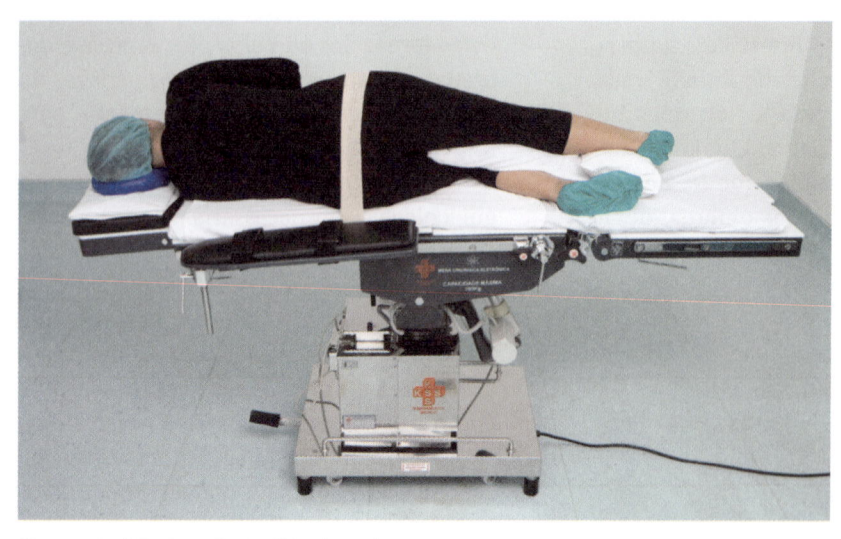

Figura 19.1 | Posição de decúbito lateral.

• *Para estabilizar o dorso, as pernas podem ser posicionadas de duas maneiras: ambas flexionadas ou a perna inferior flexionada e a superior estendida.*

• *Colocar um coxim ou travesseiro separando as pernas, para dar maior conforto ao paciente.*

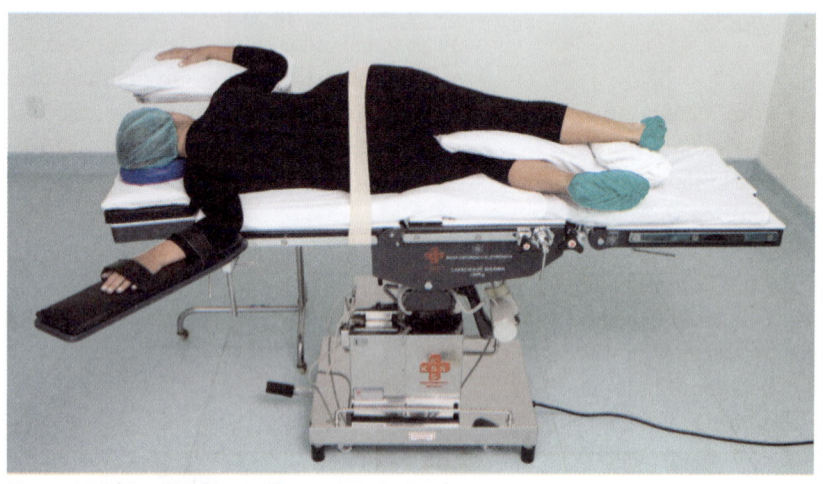

Figura 19.2 | Decúbito lateral para cirurgia do tórax.

Nas cirurgias torácicas, o braço do lado que vai ser operado é flexionado levemente e preso ao arco de narcose ou a outro recurso; o outro braço fica sobre a braçadeira. O quadril é fixado à mesa por uma cinta ou faixa.

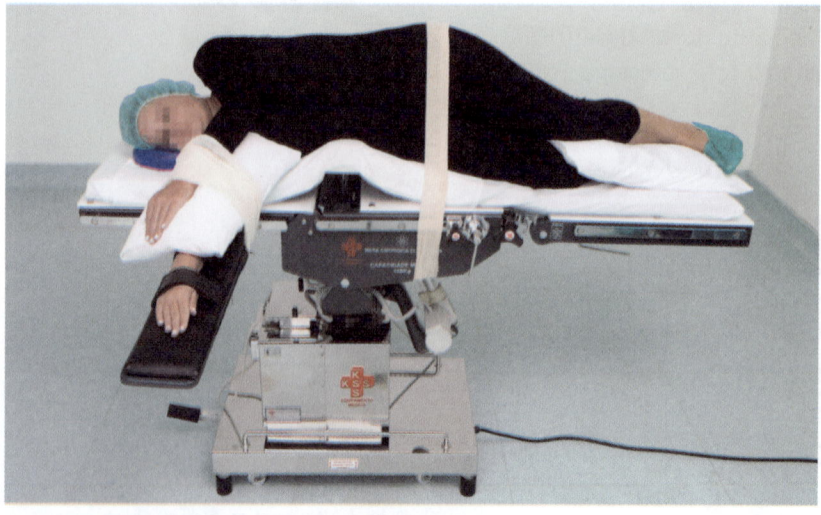

Figura 19.3 | Decúbito lateral para cirurgia renal.

Nas cirurgias renais, a posição é praticamente a mesma. Uma das diferenças é a utilização de um recurso da mesa cirúrgica chamado "elevador dos rins", que, devidamente acolchoado, permite apresentar melhor a região a ser operada. A outra diferença é a colocação e apoio dos dois braços lateralmente.

Decúbito ventral | A posição de decúbito ventral é indicada para cirurgias de coluna vertebral e membros inferiores.

O paciente é colocado nessa posição somente depois de devidamente anestesiado.

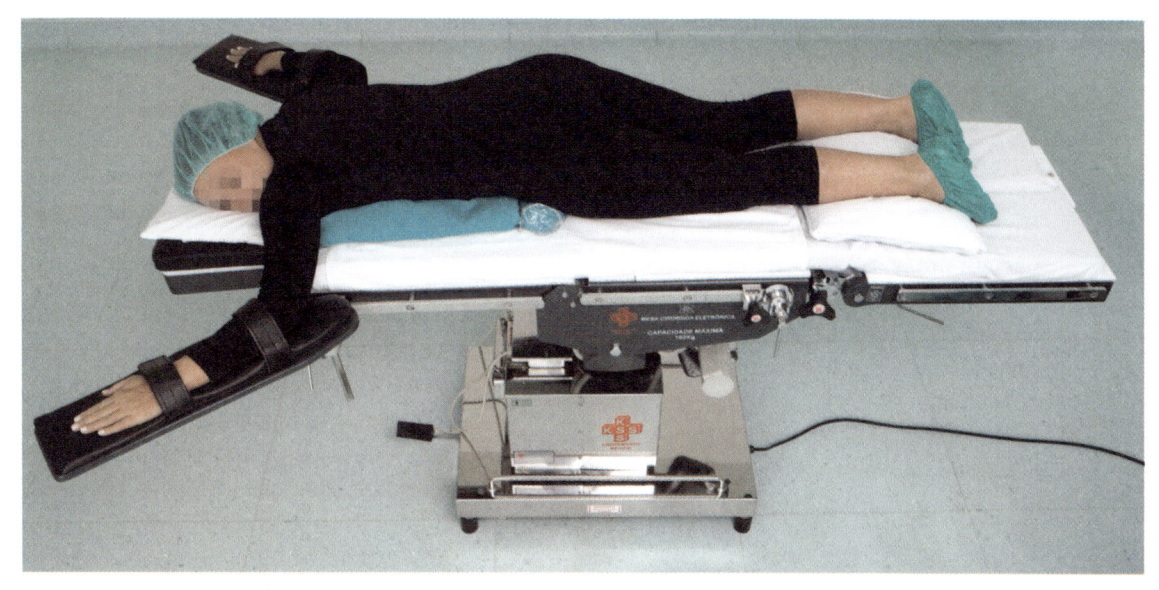

Figura 20 | Posição de decúbito ventral.

- *Trazer o paciente, ainda em decúbito dorsal, para a borda da mesa cirúrgica e só então virá-lo, de modo que fique com o ventre apoiado nela. Como já está anestesiado, esse movimento precisa ser feito com cuidado para não ocasionar alterações de pressão arterial.*

- *A cabeça deve ficar lateralizada e apoiada em um travesseiro ou outro recurso que lhe dê conforto. Deve-se prestar atenção para não dobrar a orelha e para manter as pálpebras do paciente fechadas.*

- *Os braços devem inicialmente ficar ao longo do corpo, sendo colocados, em seguida, sobre braçadeiras com os cotovelos flexionados e as mãos viradas para baixo. Esses cuidados têm o objetivo de evitar danos aos nervos e aos músculos do ombro e mesmo sua luxação.*

- *É preciso também colocar coxins desde o ombro até a crista ilíaca, a fim de facilitar a expansão torácica e, consequentemente, a respiração. Outro coxim transversal é colocado na crista ilíaca para evitar a pressão dos órgãos dessa região. Finalmente, utilizando novo coxim, proteger os tornozelos e os pés, que precisam ficar em uma angulação de 45º.*

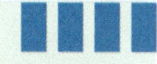

LEMBRE-SE:

Outros procedimentos, como a neurocirurgia e as cirurgias proctológicas, podem exigir posições próprias e a utilização de aparelhos suplementares aos descritos.

Além de ajudar a posicionar o paciente para a cirurgia, o circulante de sala possui outras atribuições relativas à equipe cirúrgica. Após a entrada dessa equipe na SO, compete ao circulante ajudá-la a vestir o avental cirúrgico, amarrando as tiras do decote e do cinto e, em seguida, oferecendo as luvas esterilizadas.

Em relação ao paciente, é preciso que este esteja firmemente preso à mesa cirúrgica, tendo atenção para não comprimir vasos e nervos.

Se o cirurgião for utilizar o bisturi elétrico, adotar todos os cuidados relativos à utilização desse equipamento, conforme relacionado a seguir:

- Verificar se o paciente não está em contato direto com a parte metálica da mesa cirúrgica.
- Identificar a área do corpo mais apropriada para a colocação da placa neutra no paciente: deve ser um local que pos-

sua grande massa muscular e que esteja o mais próximo possível do local da operação, porém afastado de eletrodos como os utilizados na monitoração cardíaca; a pele deve estar íntegra, limpa, seca e sem pelos; proeminências ósseas devem ser evitadas.

- As placas metálicas exigem a utilização de gel condutor, que tem o objetivo de tornar a pele umedecida, envolver mechas de cabelo e preencher áreas irregulares, pois o contato com a pele do paciente precisa ser perfeito. As placas neutras descartáveis já vêm com gel condutor e têm tamanhos diferentes para o uso em adultos e crianças.
- A potência do corte ou da coagulação deve ser a mais baixa possível, de acordo com o tipo de procedimento a ser realizado e a orientação do cirurgião.

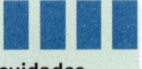

LEMBRE-SE:

A utilização do laser exige alguns cuidados especiais, quais sejam: proteção ocular dos operadores e do paciente, evitando a aspiração da fumaça; e proteção dos tecidos próximos ao local da aplicação com solução salina ou compressas úmidas. As portas da sala devem permanecer fechadas, com alerta de equipamento laser em uso.

Quando o cirurgião estiver preparado para dar início à cirurgia, cabe ao circulante:

- Identificar o local onde vai ser feita a incisão e oferecer antisséptico à equipe cirúrgica.
- Receber do cirurgião ou do seu assistente as extremidades dos campos esterilizados que vão cobrindo o paciente e, utilizando o arco de narcose ou suportes de soro, formar a barraca do anestesiologista, que serve para separar o campo de ação deste do campo operatório.
- Ligar o foco cirúrgico e iluminar o campo operatório.
- Aproximar o bisturi elétrico da mesa cirúrgica e ligá-lo.
- Receber do auxiliar do cirurgião ou do instrumentador a extremidade da

borracha do aspirador, conectá-la ao aspirador de secreções elétrico ou a vácuo e ligá-lo.

- Colocar baldes para lixo próximo ao cirurgião, ao assistente e ao instrumentador.

Atribuições do circulante durante o ato cirúrgico |

Depois de termos tratado do apoio direto do circulante ao instrumentador, ao anestesiologista e à equipe cirúrgica, apresentamos as atribuições mais gerais do circulante durante a cirurgia. São elas:

- Permanecer na sala de modo a atender com presteza todas as solicitações de materiais feitas pela equipe cirúrgica.
- Observar o gotejamento das infusões e os líquidos aspirados, comunicando as anormalidades detectadas a quem de direito.
- Ficar atento ao funcionamento e aos sinais de alarme dos equipamentos, em especial do bisturi elétrico.
- Solicitar a presença do enfermeiro assistencial, caso ocorram situações imprevistas ou emergenciais.
- Controlar a quantidade de pacotes de gaze e compressas utilizadas no decorrer da cirurgia e, se necessário, pesá-las para que a equipe cirúrgica possa avaliar a perda sanguínea.
- Fazer as anotações de enfermagem pertinentes: horário de início e término da cirurgia, medicamentos e infusões utilizados e eventuais ocorrências com o paciente no decorrer do procedimento cirúrgico.
- Preencher a folha com os gastos de materiais, medicamentos, etc., seguindo as normas administrativas da instituição.
- Acondicionar a peça anatômica retirada no procedimento cirúrgico, identificá-la e providenciar seu encaminhamento para o serviço de patologia; proceder da mesma forma com os materiais destinados a exames laboratoriais.
- Manter a ordem no ambiente de trabalho e realizar imediatamente a limpeza de locais contaminados por sangue, pus ou outros fluidos corpóreos, conforme orientação da Comissão de Controle da Infecção Hospitalar (CCIH), durante todo o procedimento cirúrgico.

Atribuições do circulante no final da cirurgia | Terminado o procedimento cirúrgico, compete ao circulante:

- Desligar o foco e os aparelhos elétricos e, em seguida, afastá-los da mesa cirúrgica.
- Auxiliar o cirurgião assistente a realizar o curativo da incisão cirúrgica, oferecendo as soluções antissépticas indicadas pela CCIH (alguns serviços não utilizam antisséptico) e fixando o adesivo ao final do curativo.
- Retirar o paciente da posição cirúrgica com o auxílio do cirurgião assistente e, se possível, colocá-lo em decúbito dorsal; ao retirar o paciente da posição ginecológica, descer alternadamente as pernas do apoio para evitar queda de pressão arterial.
- Auxiliar o anestesiologista na reversão do procedimento anestésico.
- Ajudar a equipe cirúrgica a retirar os aventais.
- Retirar os campos e as pinças que estiverem sobre o paciente e, em seguida, vestir-lhe a camisola e agasalhá-lo, de acordo com as condições do ambiente.
- Transferir o paciente da mesa cirúrgica para a cama maca, após liberação do anestesiologista, e verificar a permeabilidade de drenos, sondas e cateteres; é importante movimentar o paciente anestesiado com firmeza e devagar, pois a mudança repentina de posição pode ocasionar queda de pressão.
- Manter a cabeça do paciente voltada para o lado, quando ele permanecer em decúbito dorsal.
- Permanecer junto ao paciente, que nunca deve ficar sozinho até seu transporte para a RPA.
- Transportar o paciente para a RPA, juntamente com seu prontuário completo e sob a supervisão do anestesiologista, mantendo as grades da cama-maca elevadas.
- Encaminhar os impressos e os frascos de medicamentos controlados para os devidos setores.
- Proceder à desmontagem da sala, dando o tratamento preconizado pela CCIH da instituição às roupas (principalmente as que estiverem sujas de sangue), ao instrumental, inclusive os perfurocortantes descartáveis e não descartáveis (agulhas e lâminas de bisturi, por exemplo), e ao material de vidro e borracha.
- Lacrar os sacos de lixo e solicitar a realização da limpeza concorrente da sala, que é o tipo de limpeza realizado entre as cirurgias.

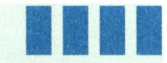

LEMBRE-SE:
É fundamental realizar a desinfecção da maca e da mesa operatória entre uma cirurgia e outra, porque são as únicas superfícies que entram em contato direto com o paciente.

No final das cirurgias do dia, é necessário realizar a limpeza terminal não só da SO, como dos lavabos. Essa limpeza final é mais abrangente e inclui itens como os focos cirúrgicos e seus trilhos e suportes, e as grades do sistema de ventilação. Caso haja necessidade de manutenção de equipamentos ou de reparos na parte física da SO, o circulante deve comunicar o fato ao enfermeiro.

Instrumentador cirúrgico | O técnico em enfermagem pode desempenhar a função de instrumentador e, nessa condição, fazer parte da equipe cirúrgica. Quando for escalado para essa função, sua primeira providência é saber em que SO irá trabalhar e quais as operações previstas para sua sala. Caso não conheça a rotina dos cirurgiões, ele precisa se informar a respeito dos fios cirúrgicos, agulhas, materiais e equipamentos especiais requeridos pelas cirurgias previstas.

As principais atribuições do instrumentador cirúrgico são:

- Solicitar os fios de sutura ao circulante e preparar os instrumentos específicos para a cirurgia em que irá atuar.
- Realizar a degermação de mãos e antebraços, vestir o avental esterilizado e calçar as luvas cirúrgicas utilizando a técnica asséptica, como descrito adiante.
- Colocar tanto o instrumental cirúrgico quanto as gazes e os fios de sutura na sua mesa e na do assistente, de acordo com a técnica padronizada.

- Administrar seu trabalho de tal forma que esteja tudo preparado antes do início da cirurgia, a fim de evitar atraso.
- Evitar a eventual contaminação das luvas, mantendo as mãos acima da linha da cintura e, quando não ocupadas, protegidas com uma compressa ou campo esterilizado.
- Oferecer ao cirurgião ou ao seu assistente o material necessário para a antissepsia da região operatória. Uma vez concluída a antissepsia, auxiliar na colocação dos campos.
- Zelar pela assepsia durante todo o procedimento, desprezando, por exemplo, o bisturi que tenha entrado em contato com a parte interna do intestino, ou outro instrumento que tenha sido contaminado de qualquer outra forma.
- Antecipar-se aos pedidos do cirurgião. Isso só se consegue conhecendo bem o instrumental, os tempos cirúrgicos e prestando bastante atenção ao desenrolar da cirurgia.
- Passar cada um dos instrumentos com firmeza, colocando o cabo na mão do cirurgião para evitar que caia ou que seja necessário virá-lo antes do uso.
- Manter atenção e demonstrar iniciativa durante todo o procedimento, solicitando ao circulante, por exemplo, com a devida antecedência, a reposição de gazes, fios e outros materiais.
- Manter o instrumental no lugar convencionado e sua mesa limpa e organizada.
- Zelar pela peça anatômica retirada do paciente, entregando-a ao circulante, que irá encaminhá-la para exame.
- Juntamente com o circulante, antes de a incisão ser fechada, contar todos os instrumentos, agulhas, gazes e compressas utilizados durante a cirurgia para ter certeza de que todos foram retirados da cavidade.
- Desmontar sua mesa, ao término da cirurgia, separando o instrumental limpo do contaminado.

Para realizar bem sua função, o instrumentador precisa dominar várias técnicas e, na maioria das vezes, contar com a ajuda do circulante de sala de operações. É sobre essas técnicas que iremos falar agora.

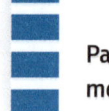

Para que o instrumentador colabore de modo mais eficiente no sucesso da cirurgia, é necessário que seus direitos sejam respeitados pela equipe cirúrgica.

O instrumentador precisa ser o senhor absoluto da mesa do instrumental, ou seja, o cirurgião ou seus assistentes não devem retirar os instrumentos diretamente da mesa, mas recebê-los do instrumentador a pedido. Para o bom andamento da cirurgia e do trabalho da equipe, os instrumentos têm de ser solicitados com precisão e clareza, pois a tranquilidade do instrumentador não pode ser perturbada com gritos ou expressões ásperas e chocantes. É importante lembrar ainda que o instrumentador deve receber, do responsável pela sala, o instrumental de trabalho em perfeito estado.

Técnica para degermação das mãos e antebraços |

Considerando que normalmente nossa pele é habitada por bactérias, é preciso que o instrumentador, assim como os demais integrantes da equipe cirúrgica, antes de vestir o avental esterilizado e calçar as luvas, realize a degermação das mãos e dos antebraços.

Essa degermação tem a função de eliminar a flora bacteriana transitória, que é mais fácil de ser removida, bem como reduzir e impedir temporariamente a multiplicação das bactérias da flora residente, de difícil remoção. Tal procedimento visa evitar a infecção da ferida operatória, no caso de as luvas cirúrgicas sofrerem microperfurações durante a cirurgia. A degermação é conseguida pela ação química dos degermantes antissépticos aliada à ação mecânica da escovação.

Para executar a técnica, o instrumentador deverá estar sem joias nas mãos e nos antebraços, ter as unhas bem aparadas, portar gorro e máscara e utilizar as soluções degermantes indicadas pela CCIH.

A escovação das mãos pode ser monitorada pelo tempo em minutos ou pela contagem do número de movimentos. Utilizando a solução degermante antisséptica adequada, o tempo preconizado é de 3-4 minutos ou 5-15 fricções por segmento das mãos e dos antebraços. As etapas da técnica são as seguintes:

- Lavar as mãos, os antebraços e cotovelos com água corrente e antisséptico com detergente.
- Enxaguar as mãos e elevá-las para que o antisséptico escorra na direção dos cotovelos, ou seja, da parte mais limpa para a menos limpa.
- Retirar a escova esterilizada do suporte ou do invólucro, se ela for descartável, segurando-a por uma das extremidades.

- Molhar as cerdas e colocar o degermante antisséptico, se a escova não o contiver.
- Unir a ponta dos dedos de uma das mãos e escovar as unhas, utilizando movimentos de vaivém.
- Escovar a palma da mão, começando pela face lateral do dedo mínimo e, depois, pelos demais dedos e espaços interdigitais, desde as pontas dos dedos até a região do punho.
- Virar a palma da mão para baixo, abrir os dedos e realizar a escovação da região dorsal, começando pela face lateral externa do polegar.
- Escovar, em continuação, as faces anterior e posterior do antebraço, com amplos movimentos que se estendam do punho ao cotovelo.
- Passar para o cotovelo e escová-lo com movimentos circulares.
- Lavar a escova, mantendo-a na posição vertical; a seguir, passá-la para a outra mão, segurando-a pela extremidade oposta a que estava segurando anteriormente.

- Embeber as cerdas da escova com a solução degermante e iniciar a escovação da outra mão, seguindo os mesmos passos.
- Desprezar a escova no lavabo ao término da escovação e enxaguar as mãos, unindo as pontas dos dedos e colocando os antebraços na vertical para que a água escorra em direção aos cotovelos.

Finalizado o processo, o instrumentador deve dirigir-se à SO com as mãos e os antebraços na posição vertical e tendo o cuidado de não tocar em nenhum objeto, para não comprometer a degermação realizada.

Uma vez na sala, o instrumentador realiza a secagem das mãos e de parte dos antebraços com uma compressa esterilizada. O movimento tem início nas mãos e continua em direção aos cotovelos. Os movimentos devem ser compressivos e não de esfregação, sempre evitando que a compressa atinja regiões não escovadas. Ao final da secagem, a compressa é jogada no saco de Hamper.

Figura 21 (A a C) | Secagem das mãos e antebraços.

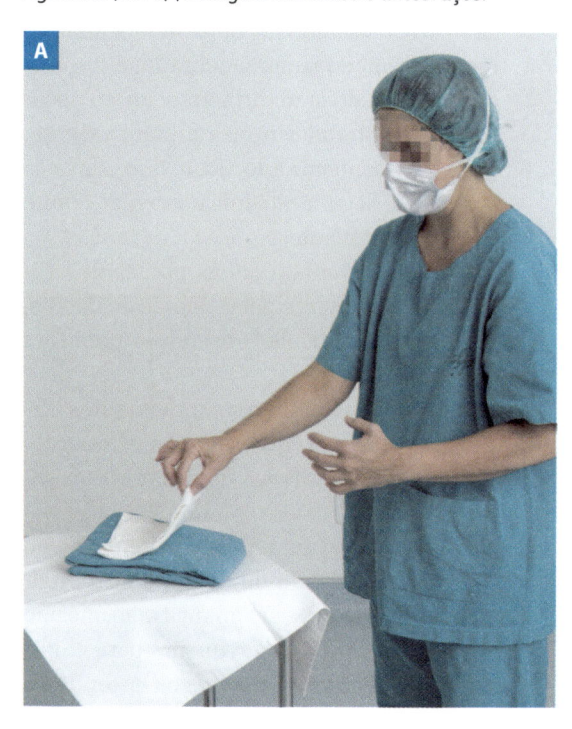

A | O instrumentador retira a compressa esterilizada que se encontra em um pacote aberto.

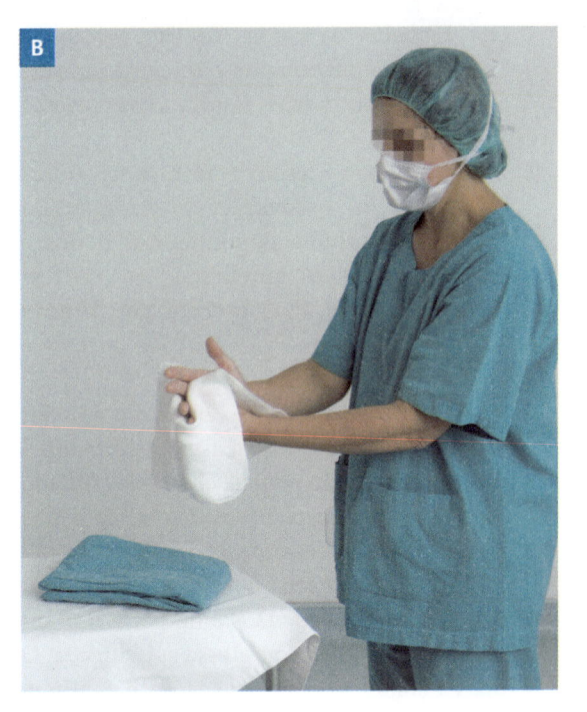
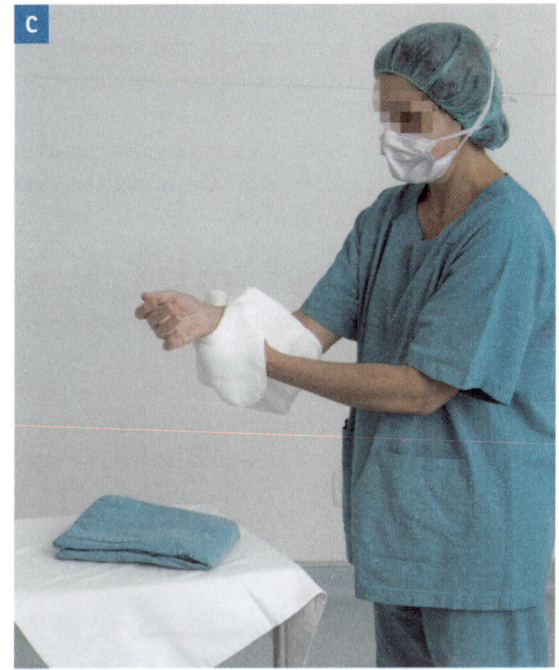

B e C | O instrumentador realiza a secagem, mantendo a compressa afastada do seu corpo, evitando contaminar as mãos na área próxima ao cotovelo.

Técnica para vestir o avental esterilizado | Com as mãos já secas, o instrumentador vestirá o avental esterilizado. A maneira de pegá-lo depende do modo como ele é dobrado, o que varia bastante. Contudo, independentemente do modo como é dobrado, é imprescindível observar o princípio de só tocar sua parte interna e nunca a parte externa, para não contaminá-lo. Para isso, deve-se observar a seguinte técnica e contar com a ajuda do circulante:

- Pegar o avental com as pontas dos dedos, geralmente pelas dobras do decote, e depois elevá-lo, trazendo-o para fora da mesa.
- Abrir o avental com movimentos firmes, evitando que sua face externa toque em superfícies não estéreis ou em pessoas.
- Segurar o avental pela parte interna do ombro, afastado do corpo, e introduzir os dois braços nas mangas, ao mesmo tempo, com um movimento para cima.
- Conservar os dois braços estendidos para cima e dar as costas para o circulante.

- Posicionado atrás do instrumentador, o circulante puxa o avental pela costura axilar interna para colocar as mangas na posição correta. Em seguida, o circulante amarra as tiras da gola e, finalmente, as da cintura. Para facilitar o trabalho, o instrumentador se movimenta para afastar as tiras da cintura.

LEMBRE-SE:

O contato do circulante com o avental esterilizado do instrumentador deve limitar-se à face interna e às tiras da gola e da cintura. Nas operações de grande porte, em que a assepsia precisa ser ainda mais rigorosa, utiliza-se um modelo que é amarrado na frente pela própria equipe cirúrgica, já que a parte posterior do avental comum é considerada contaminada, porque o circulante fecha as fitas com as mãos nuas.

Figura 22 (A a D) | Técnica para vestir o avental esterilizado.

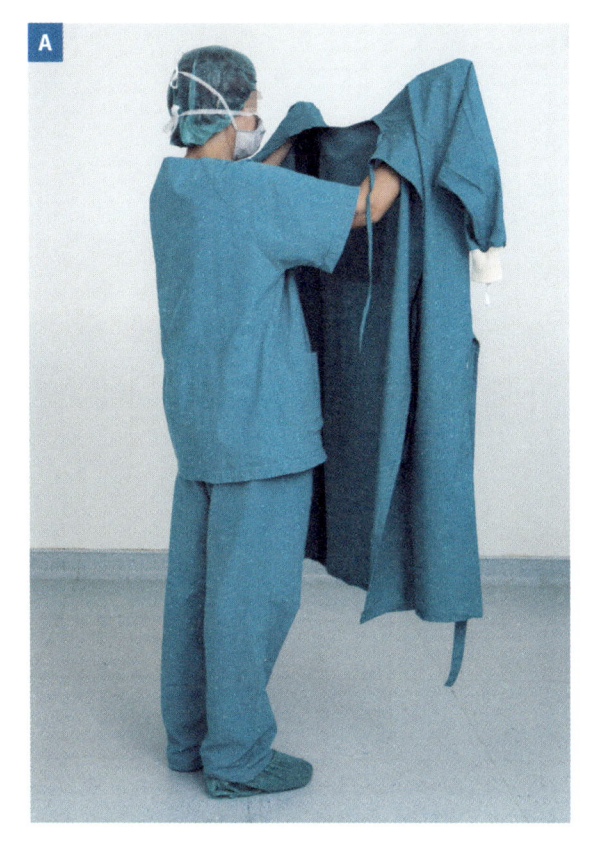

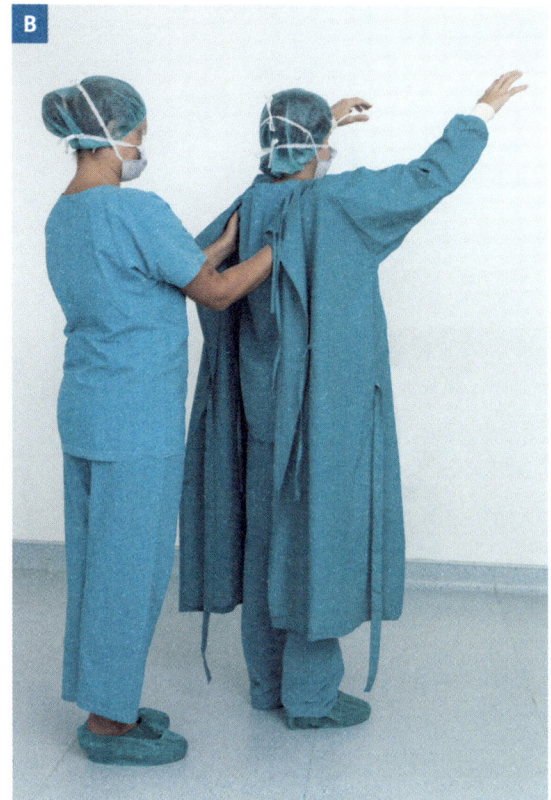

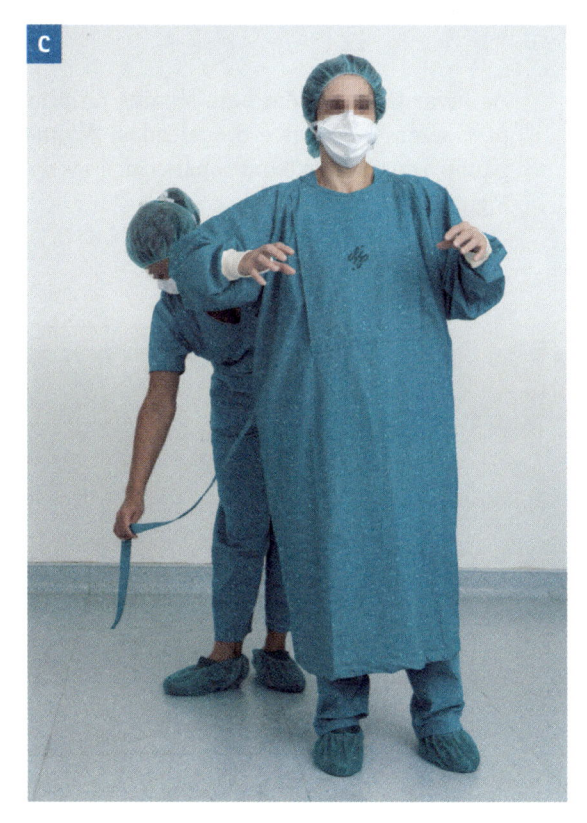

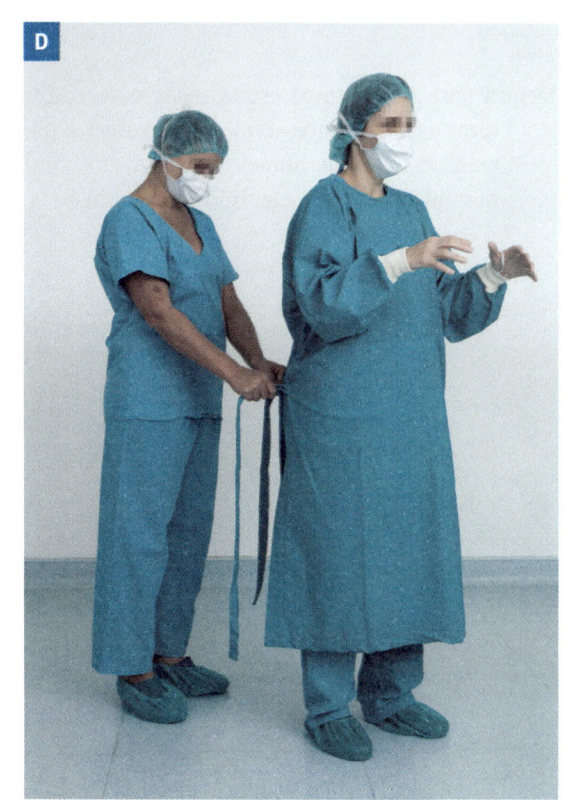

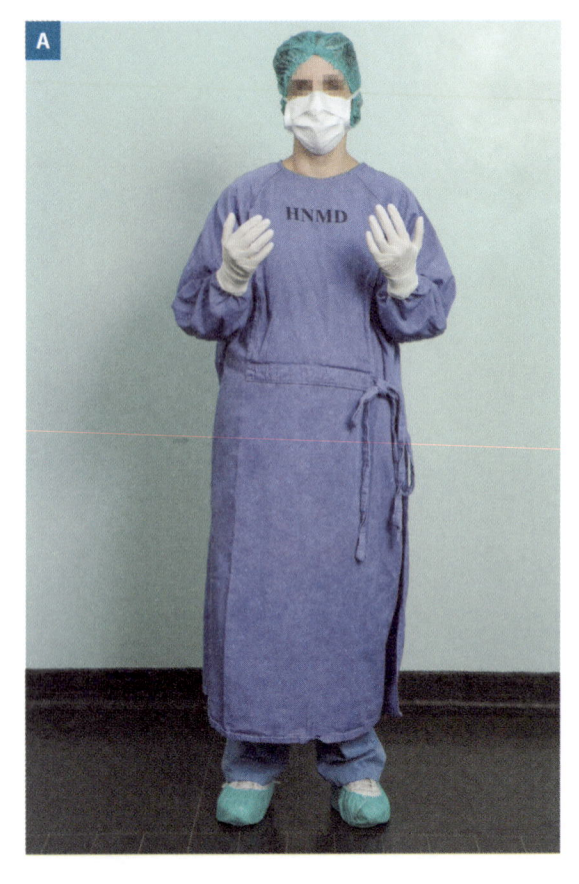 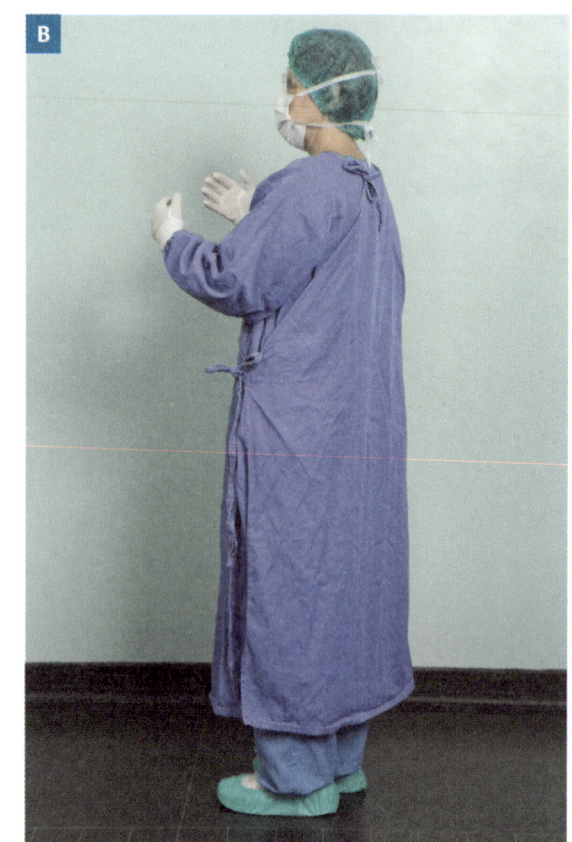

Figura 23 (A e B) | Avental opa visto de frente e de costas.

Técnica para calçar luvas esterilizadas e descalçar luvas usadas | Cabe ao circulante abrir o pacote de luvas no tamanho correto do componente da equipe cirúrgica que irá usá-las.

As luvas também têm uma técnica própria para serem calçadas e descalçadas. Acompanhe os passos da técnica para calçá-las na Figura 24.

Figura 24 (A a H) | Técnica para calçar luvas esterilizadas.

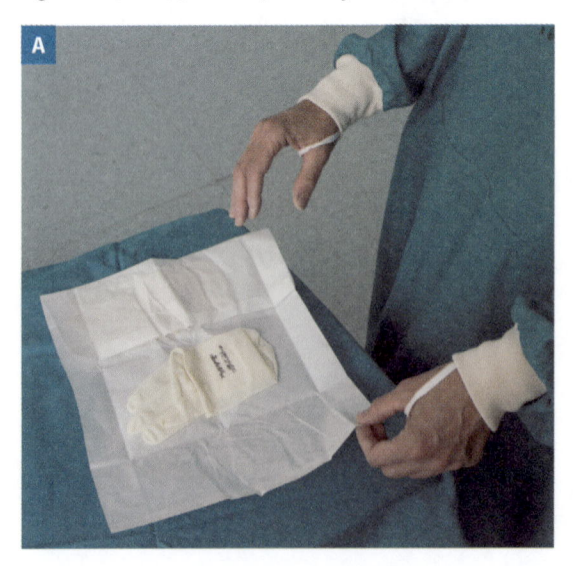 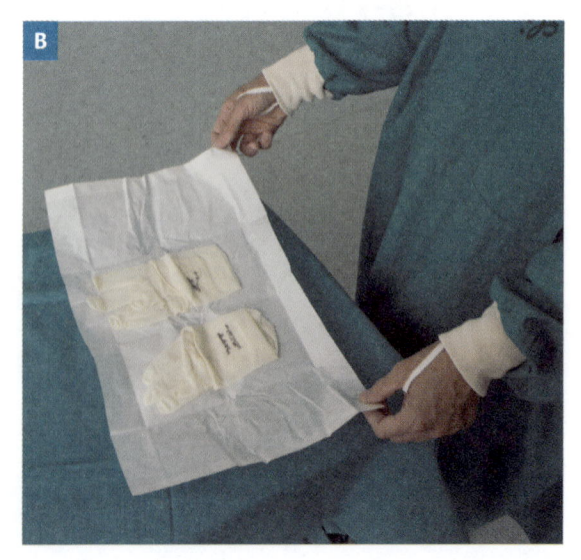

A e B | Abrir o invólucro de papel que protege as luvas e expô-las de modo que os punhos fiquem voltados para si; afastar a aba interna do invólucro, tendo o cuidado de não tocar as luvas.

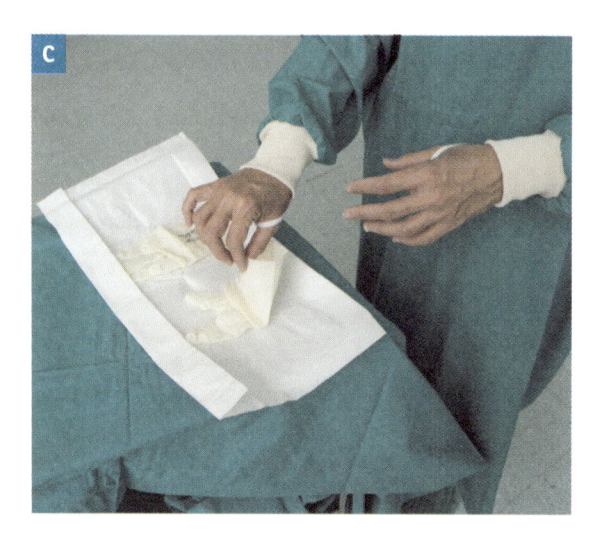

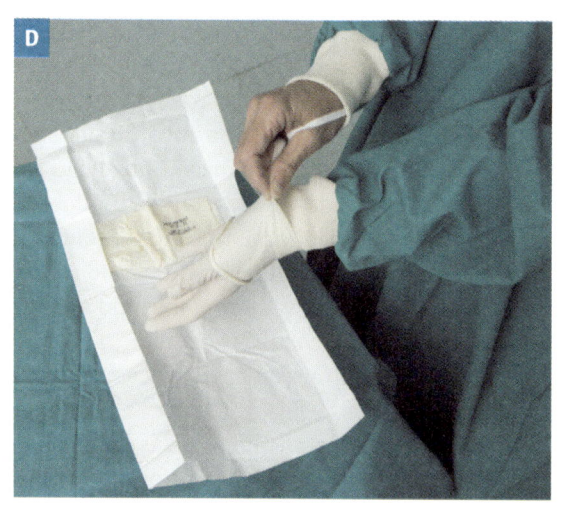

B | Retirar a luva esquerda do invólucro, utilizando a mão direita, se a pessoa for destra, e segurá-la pela dobra do punho. As demais iniciam pelo lado contrário.

C | Calçar a luva esquerda com o auxílio da mão direita, mantendo a dobra do punho e tendo o cuidado de tocar apenas o lado interno dela.

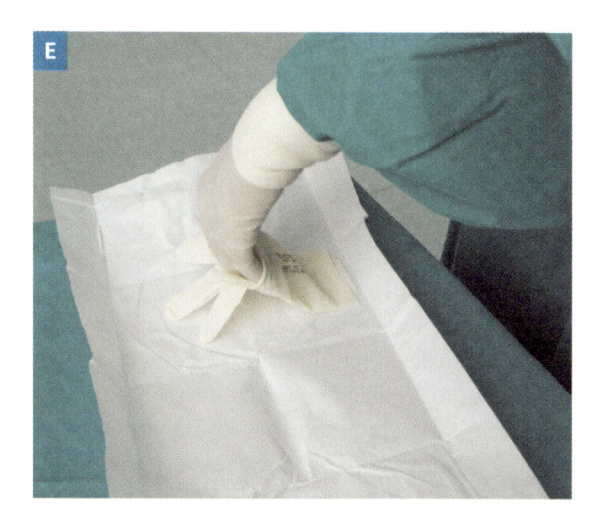

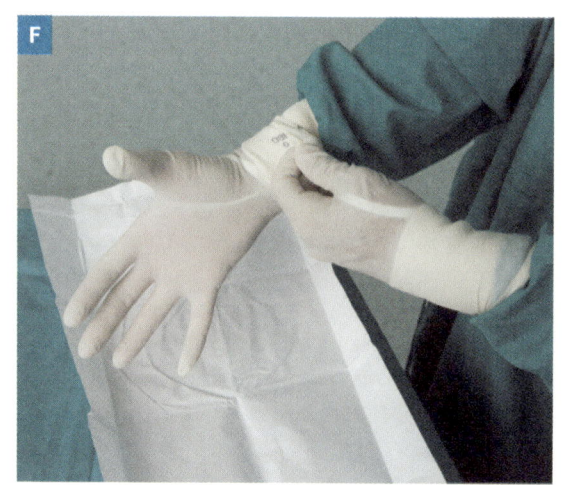

E e F | Introduzir os quatro dedos da mão esquerda já enluvada sob a dobra da luva direita e calçá-la, desfazendo a dobra e puxando até cobrir o punho da manga do avental.

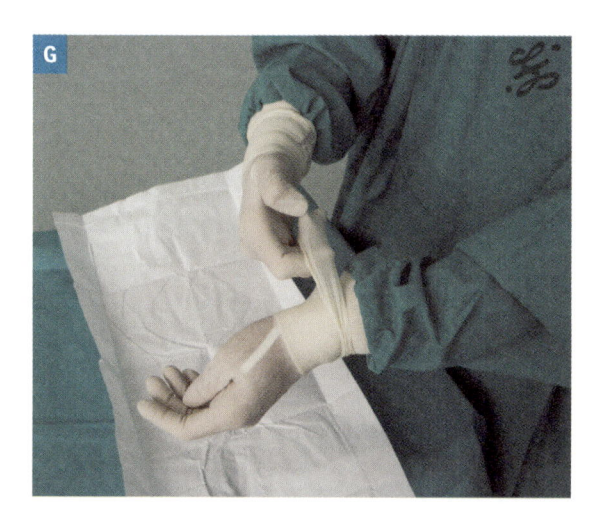

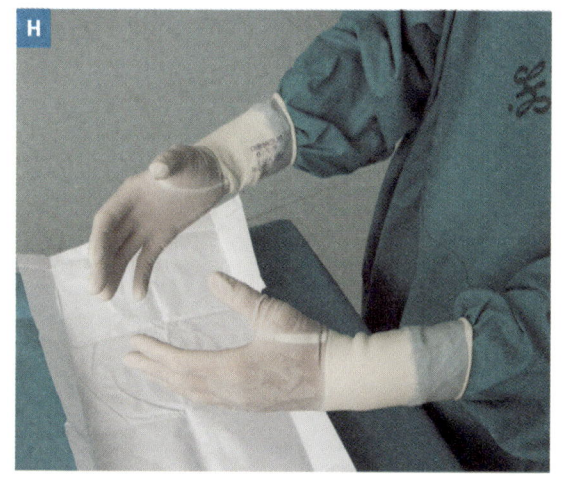

G e H | Introduzir agora os dedos da mão direita, já enluvada, na dobra da luva esquerda, até cobrir igualmente o punho da manga do avental.

Para descalçar as luvas já usadas, deve-se, inicialmente, dobrar o punho da luva esquerda. Com os dedos da mão esquerda ainda enluvados, retirar a luva direita sem que ela toque a pele da mão. Com a mão esquerda enluvada, segurar a luva direita; depois, com a mão direita desnuda, remover a luva esquerda, puxando-a pela dobra do punho sobre a luva direita, tocando apenas a parte interna da luva esquerda.

Existe outra técnica para calçar luvas esterilizadas:

- Segurar o par de luvas pelas dobras dos punhos e calçar a mão direita.
- Introduzir a mão direita enluvada sob a dobra do punho da luva esquerda e calçar a mão esquerda.
- Desfazer a dobra do punho da mão direita até cobrir a manga do avental e depois repetir a mesma ação no punho da luva da mão esquerda.

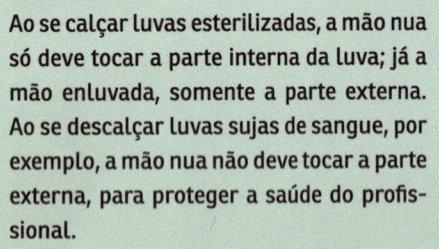

LEMBRE-SE:
Ao se calçar luvas esterilizadas, a mão nua só deve tocar a parte interna da luva; já a mão enluvada, somente a parte externa. Ao se descalçar luvas sujas de sangue, por exemplo, a mão nua não deve tocar a parte externa, para proteger a saúde do profissional.

As mãos enluvadas precisam ser mantidas acima do nível da cintura e, quando não ocupadas, protegidas com uma compressa ou campo esterilizado, já que o terço inferior do avental cirúrgico assim como a gola e as costas são consideradas "zonas perigosas" em termos de contaminação. Alguns aventais são dotados de local destinado ao descanso e à proteção de mãos já enluvadas.

Se os dedos entrarem de forma errada ao calçar uma luva, somente tentar corrigir após calçar a luva da outra mão.

TEMPOS CIRÚRGICOS

As etapas que constituem o ato operatório, desde o seu início até o fim, são chamadas de tempos cirúrgicos. Em cada um deles, o cirurgião realiza determinados procedimentos ou manobras. De modo geral, uma cirurgia tem quatro tempos: diérese, hemostasia, exérese e síntese.

Diérese | Nessa etapa, o cirurgião rompe os tecidos para poder abordar uma região ou um órgão. Dependendo dos instrumentos utilizados, a diérese pode ser mecânica ou física.

Na diérese mecânica, os instrumentos mais utilizados são os bisturis e as tesouras. Mas também podem ser usados: trocarte, cureta, tenta-cânula, osteótomo e serra (nas cirurgias ortopédicas). Já a diérese física é feita com o uso de eletrocautério ou bisturi elétrico, ultrassom, micro-ondas e laser.

Hemostasia | O cirurgião utiliza um conjunto de medidas para prevenir, deter ou evitar o sangramento durante a cirurgia.

A hemostasia pode ser temporária ou definitiva; nesta última, a circulação de sangue de determinado vaso é interrompida definitivamente. Na hemostasia temporária, o cirurgião utiliza, por exemplo, pinças especiais, faixa elástica de borracha (faixa de Smarch) e torniquete. Nas cirurgias cardiovasculares, a hemostasia é realizada por meio de um balão introduzido dentro da artéria. Pode-se também recorrer à parada circulatória, que é feita depois de instalada a circulação extracorpórea.

Na hemostasia definitiva, são utilizados fios cirúrgicos, eletrocautério, ultrassom, laser, grampos metálicos de diversos materiais, ceras e esponjas de gelatina, entre outros.

Exérese ou operação propriamente dita | É o tempo principal, já que consiste na realização do tratamento cirúrgico, tenha ele finalidade diagnóstica, curativa, paliativa ou plástica. Por essa razão é a etapa que exige os maiores cuidados por parte da equipe cirúrgica.

Nessa fase, são utilizados instrumentos de preensão, afastadores e outros instrumentos especiais, que variam de acordo com a cirurgia.

Síntese | É o último tempo da cirurgia, que consiste na aproximação das bordas dos tecidos que foram seccionados, com a finalidade de facilitar o processo de cicatrização.

A síntese mais utilizada é feita por planos e une tecidos idênticos entre si. A sutura manual é a mais frequente, e, para realizá-la, o cirurgião usa porta-agulhas, pinças, agulhas e fios, mas existe também a sutura mecânica, que é feita com grampos metálicos.

As suturas podem ser temporárias, quando os fios precisam ser retirados depois de alguns dias, ou definitivas, nos casos em que os fios permanecem nos tecidos.

INSTRUMENTAL CIRÚRGICO

Os instrumentos cirúrgicos foram criados para auxiliar os cirurgiões a realizarem cada um dos tempos que compõem o ato operatório. Assim, existem cinco grupos distintos de instrumentos: de diérese, de hemostasia, de apoio ou auxiliares, especiais e de síntese. As figuras a seguir apresentam exemplos de cada grupo de instrumentos.

Os bisturis são de tipos e tamanhos variados, mas todos são compostos de um cabo onde é acoplada uma lâmina móvel. Atualmente, são muito utilizados os bisturis descartáveis, que já vêm montados e esterilizados de fábrica. Assim como os bisturis, as tesouras possuem formatos e tamanhos variados, e suas pontas podem ser finas ou rombas.

Figura 25 | Instrumentos de diérese.

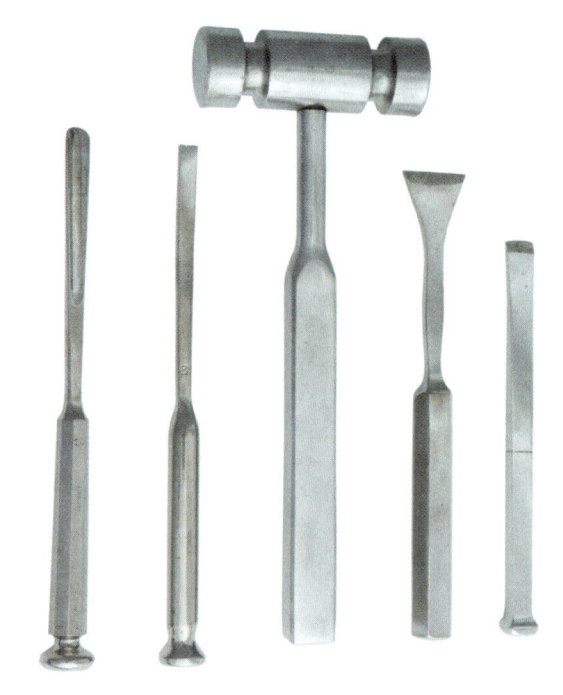

Osteótomos e martelo ortopédico

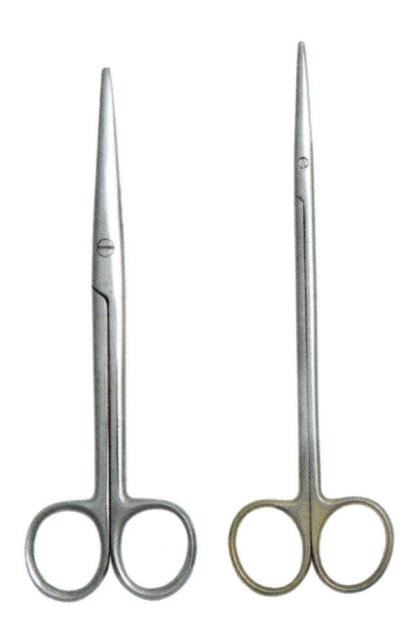

Tesoura de Mayo e tesoura de Metzenbaum retas

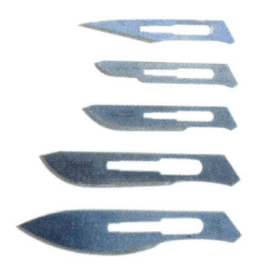

Lâminas de bisturi

Trocarte

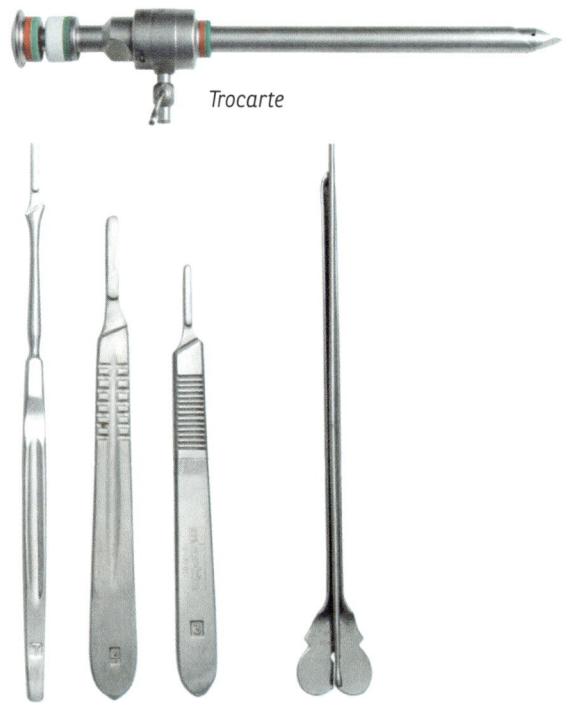

Cabos de bisturi e tenta-cânula

Figura 26 | Instrumentos de hemostasia.

As pinças hemostáticas, fabricadas em diferentes tipos e tamanhos, podem ser retas ou curvas. Geralmente, recebem o nome de seus criadores: Crille, Kelly, Halstead, Kocher, Rochester e Mixter. A maior diferença entre elas está nas ranhuras de suas ramas e na presença ou ausência de dentes.

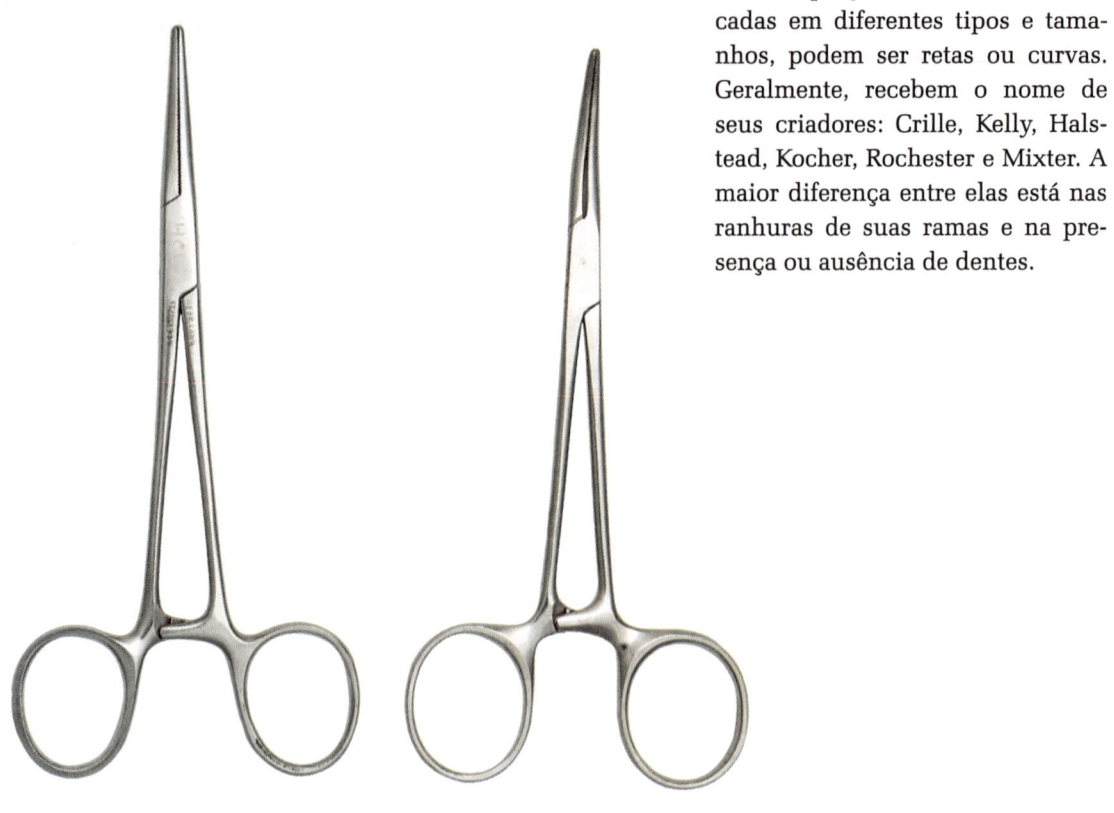

Pinça Halstead reta

Pinça Halstead curva

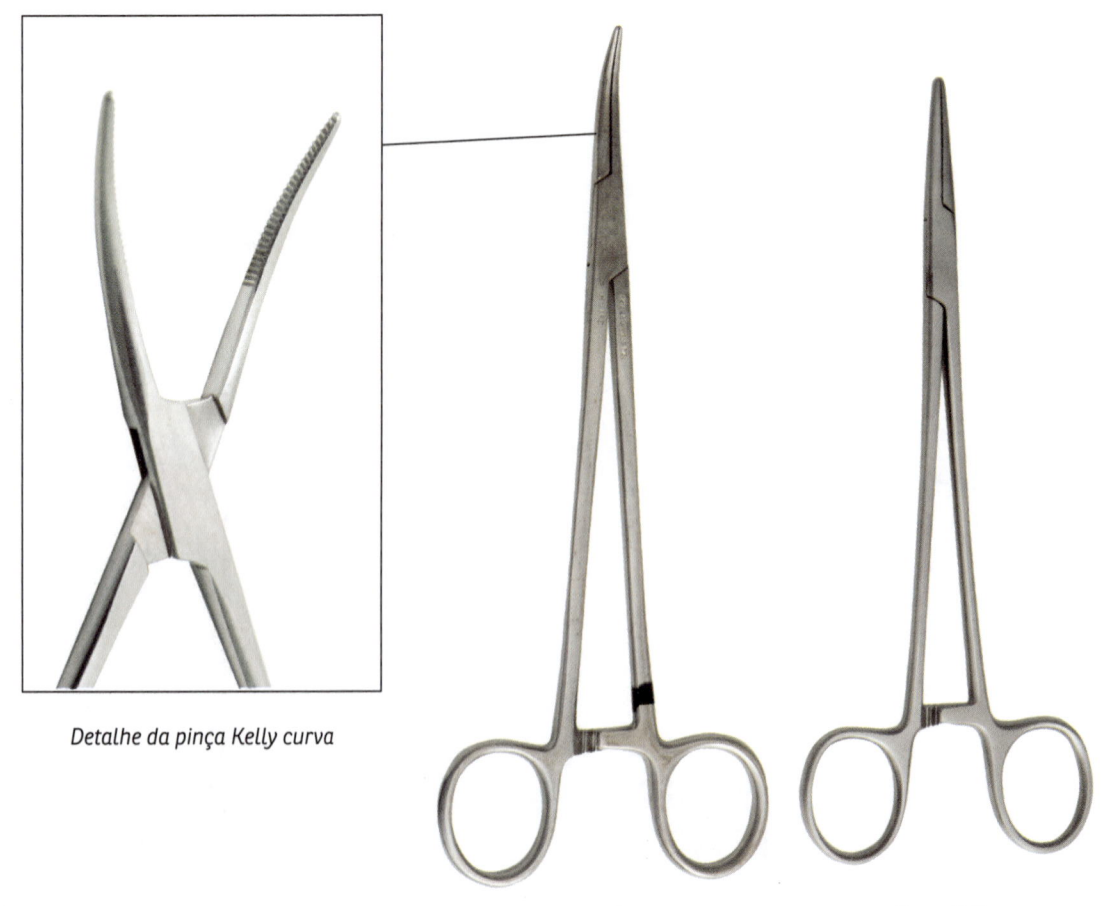

Detalhe da pinça Kelly curva

Pinça Kelly curva

Pinça Kelly reta

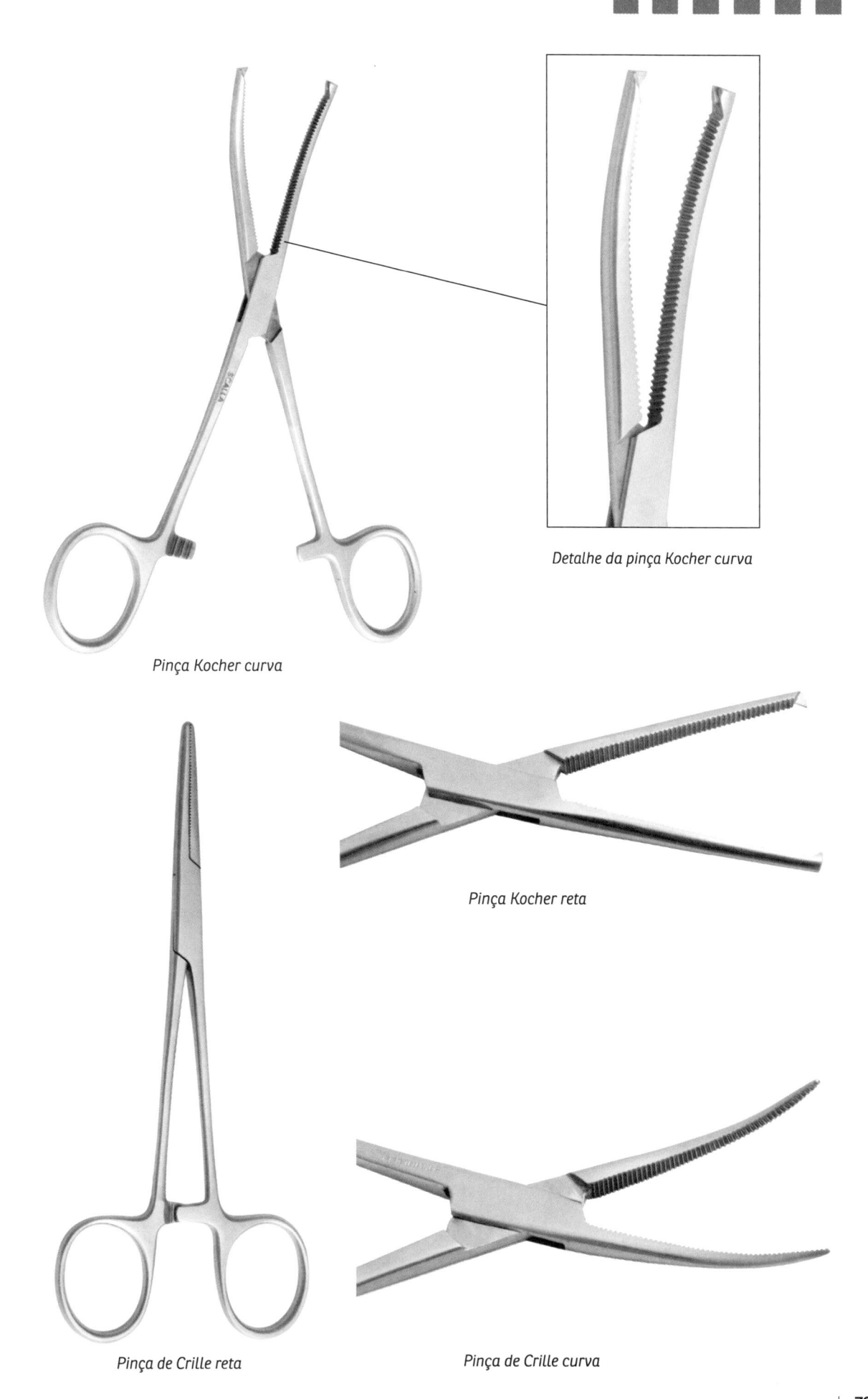

Detalhe da pinça Kocher curva

Pinça Kocher curva

Pinça Kocher reta

Pinça de Crille reta

Pinça de Crille curva

Figura 27 | Instrumentos auxiliares.

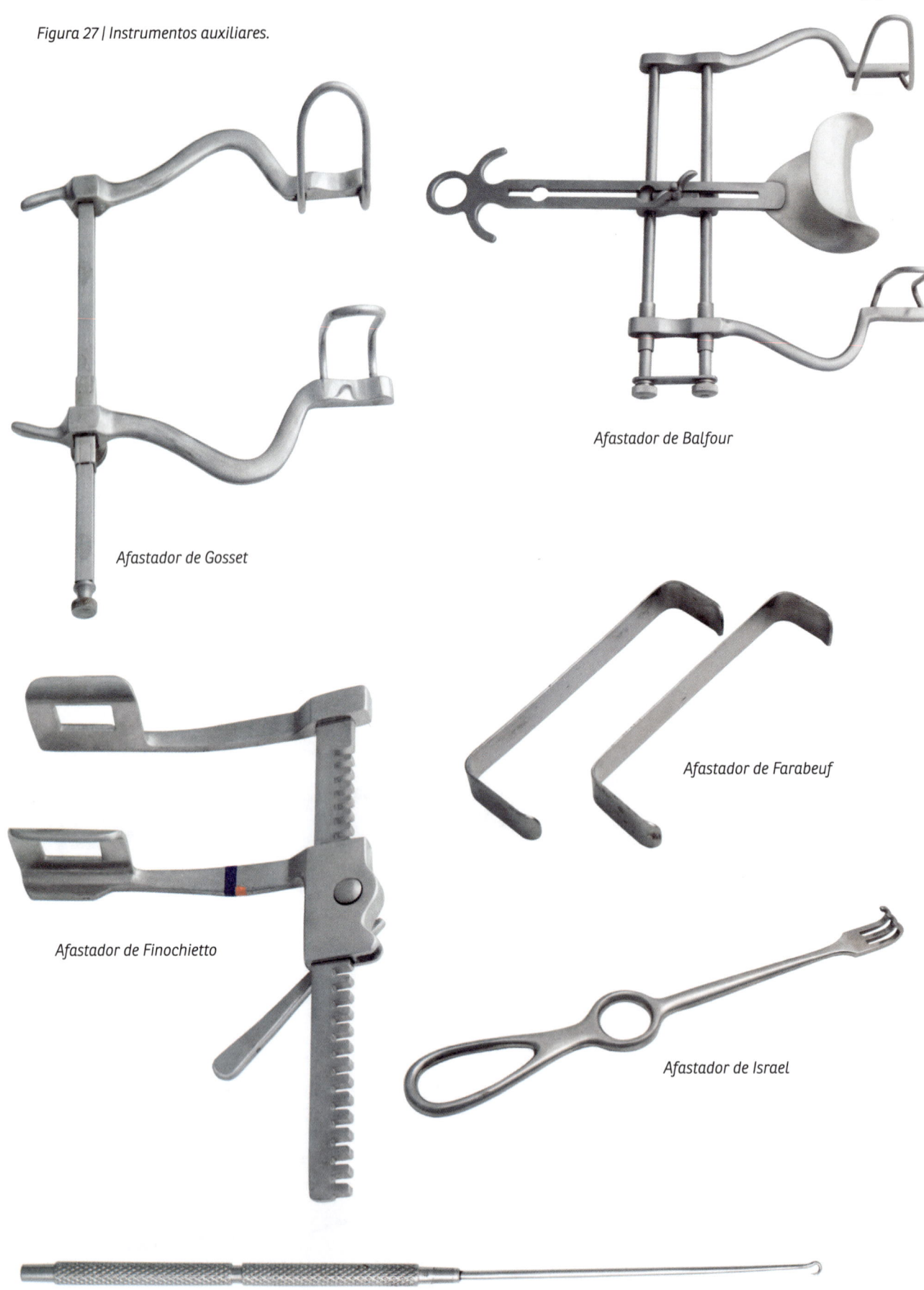

Afastador de Balfour

Afastador de Gosset

Afastador de Farabeuf

Afastador de Finochietto

Afastador de Israel

Afastador de Gillies

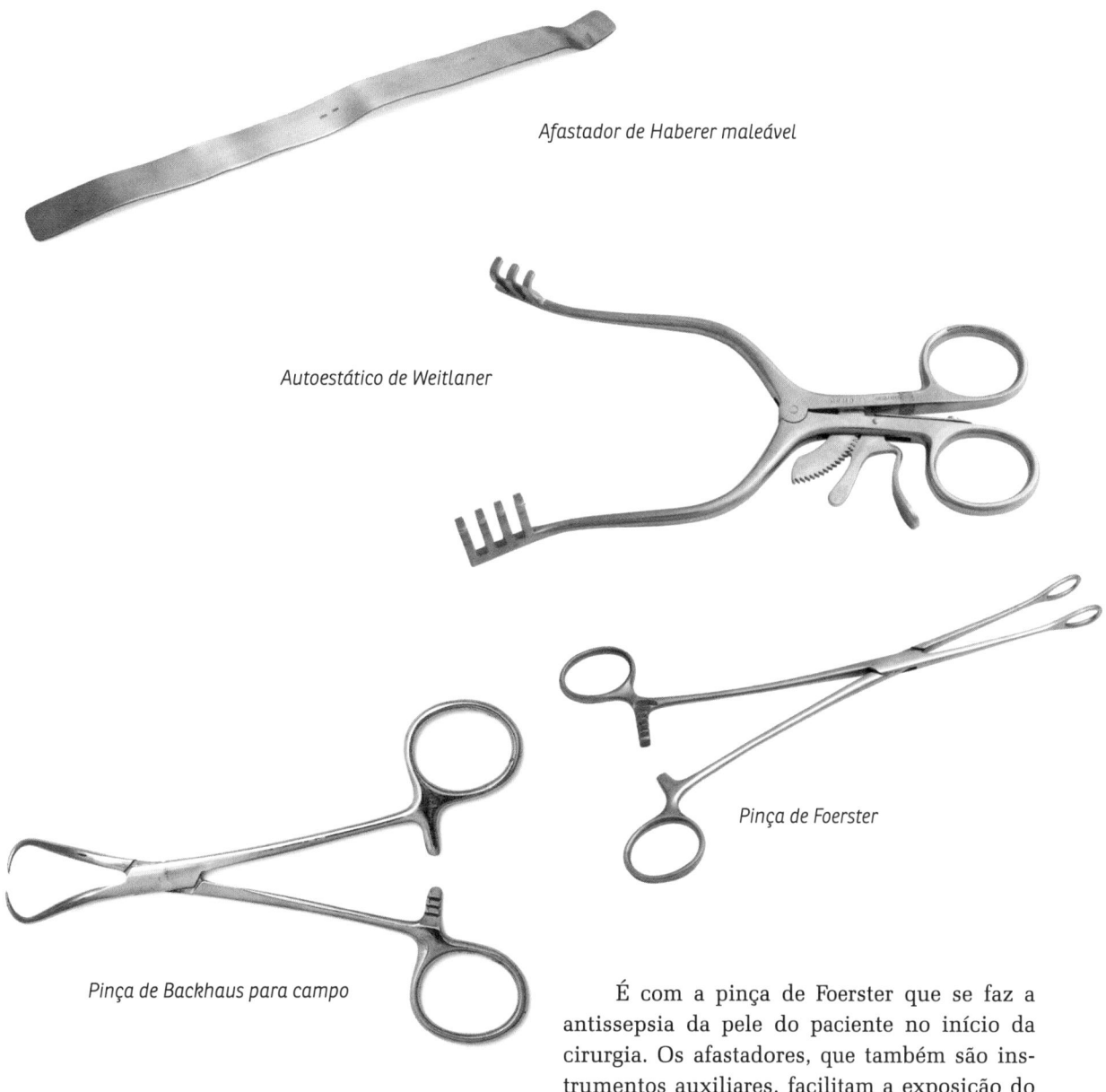

Afastador de Haberer maleável

Autoestático de Weitlaner

Pinça de Foerster

Pinça de Backhaus para campo

Há uma grande variedade de pinças de dissecção (sem dentes) e pinças "dente de rato", assim chamadas porque possuem um ou dois dentes na ponta. São instrumentos auxiliares de grande utilização.

É com a pinça de Foerster que se faz a antissepsia da pele do paciente no início da cirurgia. Os afastadores, que também são instrumentos auxiliares, facilitam a exposição do campo operatório. Os menores são usados nos planos superficiais de tecido, e os maiores, para o afastamento de estruturas profundas, como os órgãos. As pinças de Backhaus servem para fixar os campos cirúrgicos e, por isso, também são chamadas de pinças "de campo".

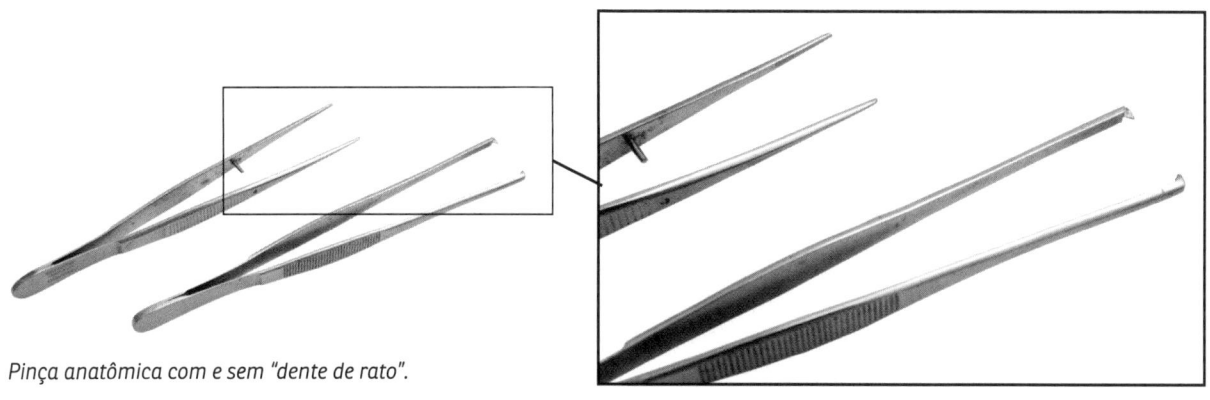

Pinça anatômica com e sem "dente de rato".

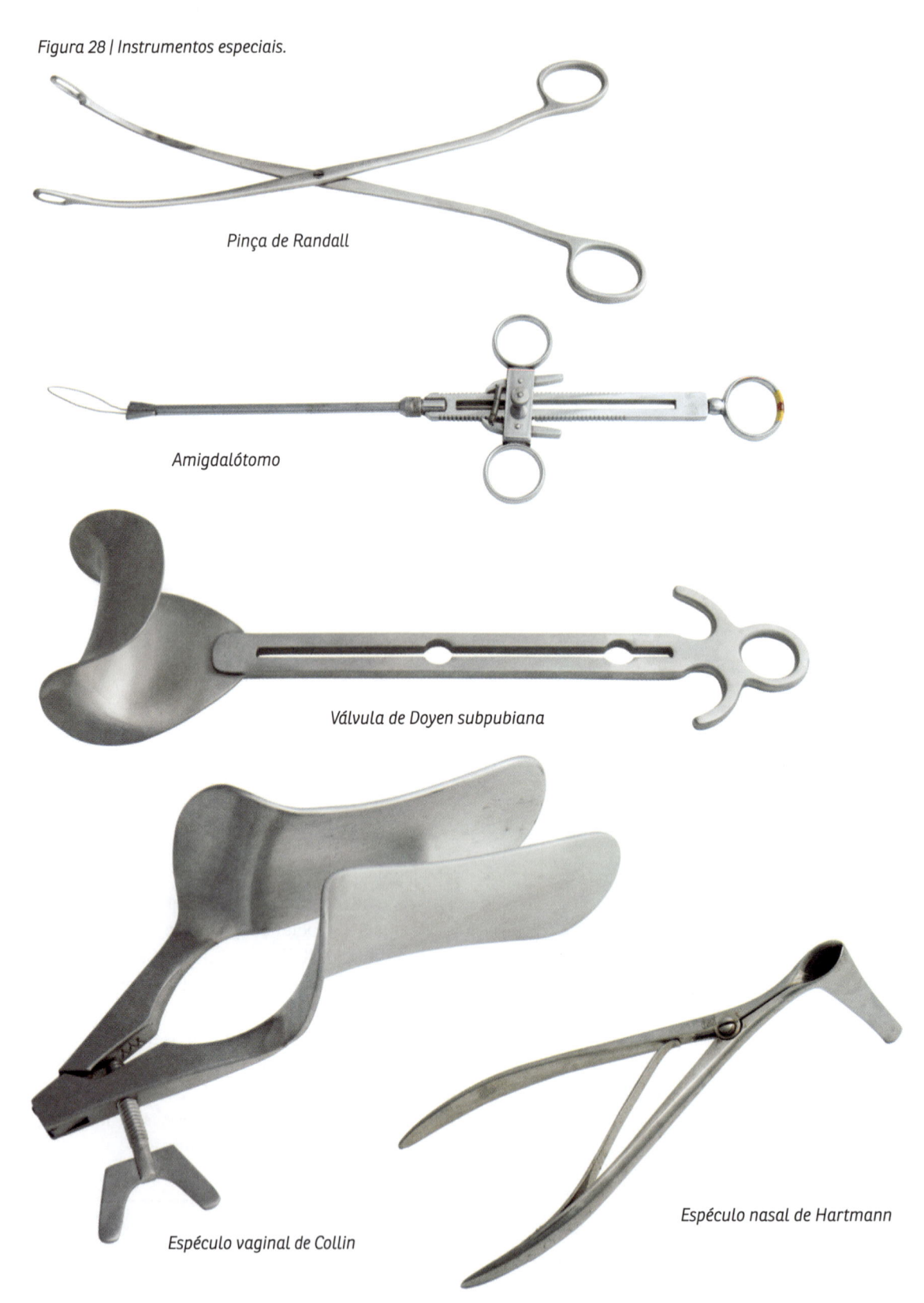

Figura 28 | Instrumentos especiais.

Pinça de Randall

Amigdalótomo

Válvula de Doyen subpubiana

Espéculo vaginal de Collin

Espéculo nasal de Hartmann

O instrumental especial varia de acordo com a especialidade cirúrgica e com a cirurgia. Existem instrumentos especiais para cirurgias gerais, otorrinolaringológicas, ginecológicas, cardíacas, ortopédicas, vasculares, neurológicas, etc. Assim, por exemplo, a pinça de Randall pode ser utilizada nas cirurgias do trato digestivo geral; o amigdalótomo e o espéculo nasal de Hartmann, nas cirurgias otorrinolaringológicas; e a válvula de Doyen subpubiana e o espéculo vaginal de Collin, em cirurgias ginecológicas. O instrumental especial geralmente é utilizado apenas durante o tempo principal da cirurgia.

Figura 29 | Instrumentos de síntese.

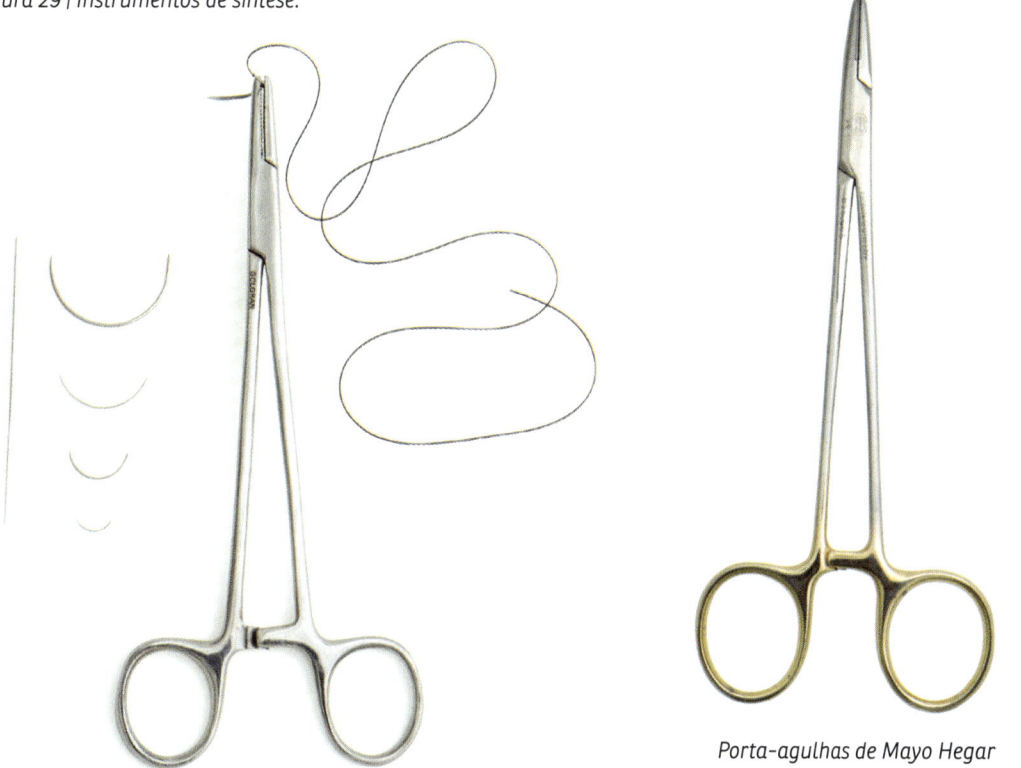

Porta-agulhas de Mayo Hegar

Porta-agulhas montado com agulha e fio + agulhas isoladas reta e curva

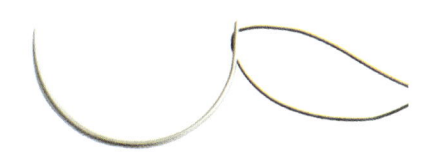

Agulha com fio

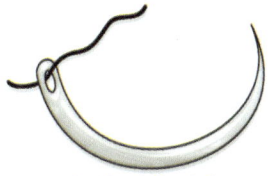

Agulha de fundo fixo

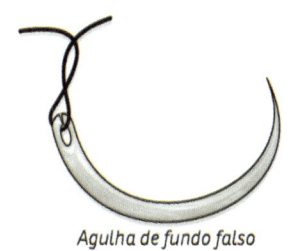

Agulha de fundo falso

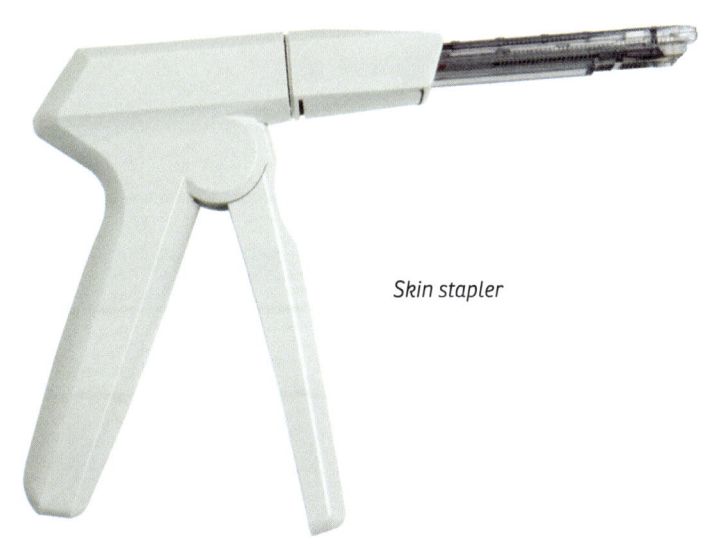

Skin stapler

Pontas das agulhas de sutura

 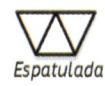

Cilíndrica   Espatulada

Triangular   Romba   Losangular

Os instrumentos mais utilizados na síntese são os porta-agulhas e as agulhas de sutura. Eventualmente, podem ser substituídos por instrumentos que realizam suturas mecânicas, como o *skin stapler*.

Como o próprio nome diz, o porta-agulhas tem a função de prender a agulha e é com ele que o cirurgião realiza a sutura. Esses instrumentos têm tamanho e formatos diferentes, e os mais utilizados são os de Mayo-Hegar e os de Mathieu.

As agulhas de sutura, geralmente fabricadas em aço inoxidável, servem para conduzir o fio de sutura através dos tecidos e serão detalhadas a seguir.

Videocirurgias

A videocirurgia é um método minimamente invasivo e, por isso, cada vez mais frequente, em que o cirurgião utiliza um conjunto de equipamentos e instrumentos especiais introduzidos no paciente por meio de pequenas incisões.

O endoscópio, um dos equipamentos usados, transmite as imagens de uma cavidade interna para um monitor de vídeo, e o cirurgião, observando as imagens do monitor e utilizando instrumentos finos e longos, realiza o tratamento cirúrgico. Na videocirurgia, o cirurgião também segue os tempos cirúrgicos. A seguir, os equipamentos usados nesse método:

Figura 30 | Instrumentos de videocirurgia.

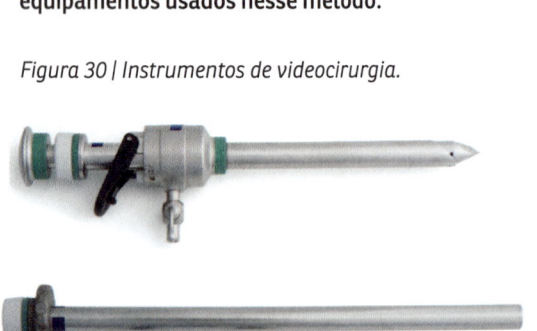

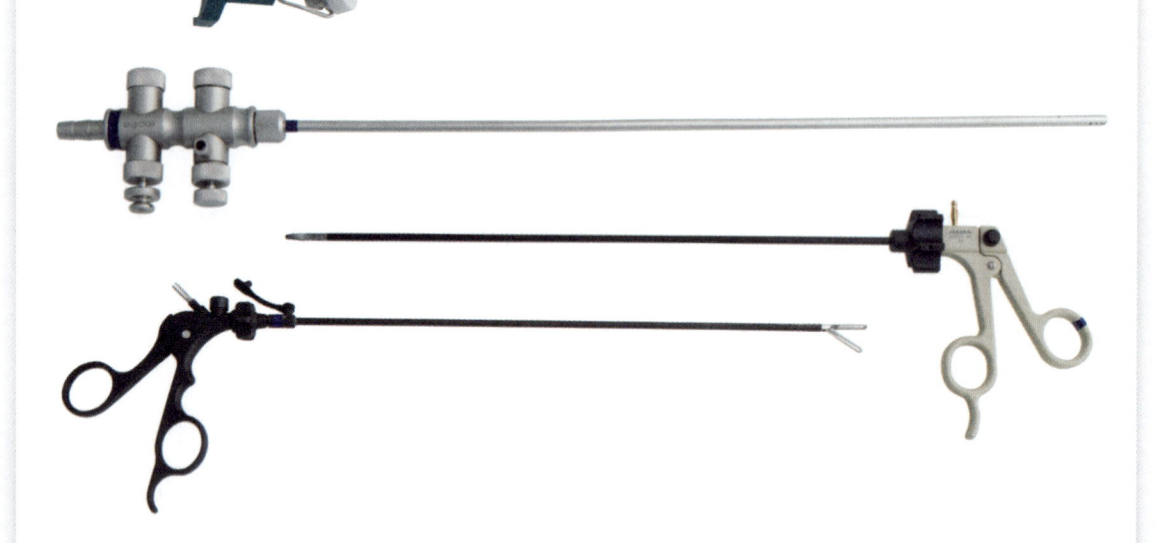

Endoscópio | é composto por uma microcâmera e um sistema óptico interconectados que permitem visualizar o interior das cavidades do corpo, como abdome, tórax e articulações.

- Uma fonte de luz.
- Um cabo para a transmissão da luz.
- Um monitor de vídeo.
- Trocarte – que faz o orifício.
- Cânulas – que permitem a introdução de instrumentos finos e longos.

São esses instrumentos que possibilitam ao cirurgião acessar o órgão a ser operado.

Endoscopias

As endoscopias podem ser realizadas com finalidade diagnóstica ou terapêutica. O endoscópio utilizado com finalidade diagnóstica – por exemplo, na broncoscopia – é flexível, para evitar traumatizar as estruturas anatômicas dos brônquios.

Quando a endoscopia é terapêutica e acontece na cavidade peritoneal – uma das mais frequentes –, é chamada de laparoscopia ou videolaparoscopia.

Figura 31 | Broncoscópio.

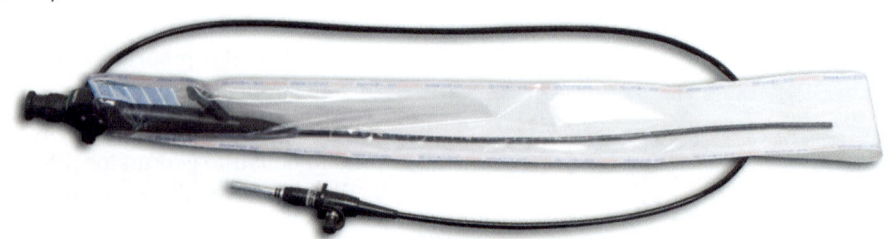

Existem diversos tipos de agulhas. Elas podem ser retas ou curvas, finas ou grossas. A ponta pode ser cilíndrica, triangular, losangular, espatulada e romba, como você pode verificar na Figura 29.

Assim como os fios, as agulhas escolhidas pelo cirurgião de acordo com a necessidade da cirurgia. Em tecidos de fácil penetração, como os intestinos e vasos, por exemplo, o cirurgião geralmente opta pela agulha cilíndrica; já, para suturar a pele, a agulha indicada é a de ponta triangular, pois permite a penetração em tecidos mais resistentes.

As agulhas de sutura podem ainda ser classificadas em traumáticas e atraumáticas, dependendo da maneira como o fio é preso nelas. As traumáticas possuem fundo fixo, com um orifício para introdução do fio, como acontece nas agulhas de costura, ou fundo falso, nas quais o instrumentador precisa pressionar o fio contra a abertura do canal até passá-lo para o orifício. Veja o desenho da Figura 29 para entender melhor.

Nas agulhas atraumáticas, tanto o fio quanto a agulha são montados pelo fabricante, formando uma peça única. Têm sido as preferidas pelos cirurgiões, por produzirem menor traumatismo nos tecidos e serem mais práticas.

Os fios cirúrgicos, ou fios de suturas, são materiais utilizados tanto na hemostasia, quando é feita a ligadura dos vasos que estão sangrando, quanto na síntese, quando promovem a união dos tecidos lesados, facilitando, dessa maneira, o processo de cicatrização.

O fio cirúrgico ideal é resistente, de fácil manejo e não sofre alteração mesmo na presença de infecção.

Os fios cirúrgicos são classificados em duas grandes categorias: absorvíveis e inabsorvíveis. Os absorvíveis, como o nome já diz, são absorvidos pelo organismo depois de algum tempo, e os inabsorvíveis são os que permanecem no organismo envoltos por um tecido fibroso, quando utilizados em estruturas internas, ou que precisam ser retirados, quando utilizados nas suturas da pele.

Os fios absorvíveis podem ser sintéticos, quando desenvolvidos em laboratório, ou ter origem animal, como é o caso do categute, feito a partir do intestino do boi ou do carneiro. O categute pode ser simples ou cromado. O simples é totalmente absorvido em torno de duas a três semanas após a cirurgia e, por isso, é usado em tecidos de rápida cicatrização. Já o cromado recebe um tratamento especial para prolongar o tempo de absorção, que passa a ser de seis meses após a cirurgia, aumentando a segurança na síntese dos tecidos.

Os fios inabsorvíveis podem ter várias origens: animal, como é o caso do fio de seda, que é extraído do casulo do bicho-da-seda; vegetal, feito de algodão ou linho; sintéticos, de náilon, poliéster e polipropileno; metálicos, de aço ou na forma de clipes, usados geralmente em neurocirugia.

Os fios de sutura possuem cores diferentes para facilitar sua identificação e armazenamento. Quanto ao diâmetro, a numeração varia de 1 a 5 e de 0 a 12-0. Quanto maior o número, mais grosso é o fio, e, quanto mais zeros, mais fino ele é. Assim, o fio de número 5 é o mais grosso, e o fio 12-0, o mais fino de todos.

A MESA DO INSTRUMENTADOR

O arranjo dos diferentes grupos de instrumentos na mesa pode variar de acordo com o tipo de mesa e a técnica adotada. Independentemente desses aspectos, entretanto, eles precisam ser organizados obedecendo à ordem de uso, para racionalizar o trabalho da equipe cirúrgica. Um exemplo de montagem de mesa retangular pode ser visto na Figura 32.

Instrumentos especiais	Instrumentos de síntese	Instrumentos de apoio ou auxiliares
Pinças de Backhaus ou "de campo"	Instrumentos de hemostasia	Instrumentos de diérese

Figura 32 | Esquema de montagem de mesa do instrumentador.

Montagem da mesa:
- Como regra geral, todos os instrumentos, com exceção dos porta-agulhas, ficam com a ponta voltada para o instrumentador; as agulhas, já presas no porta-agulhas, deverão ficar com as pontas para cima, pois isso evita a perfuração do campo e, consequentemente, a contaminação da agulha.
- O bisturi montado ocupa a parte da mesa mais acessível ao instrumentador, porque é utilizado com muita frequência pelo cirurgião. Deve ser colocado com a lâmina vol-

tada em direção ao instrumentador e o corte para a esquerda.

- As tesouras curvas devem ter as pontas voltadas para baixo.
- As pinças hemostáticas são dispostas em grupos do mesmo tipo e em ordem crescente, sempre da direita para a esquerda; as pinças curvas devem ficar com a curvatura voltada para a superfície da mesa.
- Os afastadores são ordenados pelo tamanho e pela ordem em que são empregados.
- As pinças Backhaus, ou de campo, estão presentes na mesa somente no início da operação. Depois, o espaço que elas ocupavam é utilizado para melhor acomodar os instrumentos especiais, as compressas, gazes, etc.

CONSIDERAÇÕES GERAIS SOBRE INSTRUMENTAÇÃO CIRÚRGICA

Existe uma sinalização manual tradicionalmente usada pelos cirurgiões para solicitar os instrumentos ao instrumentador. Ela lembra a ação que o cirurgião realiza quando usa o instrumento. Entretanto, ele pode não usá-la e pedir os instrumentos pelos respectivos nomes.

Os instrumentos devem ser passados com firmeza e de forma correta, para evitar que caiam ou que o cirurgião precise virá-los antes do uso. Instrumentos perigosos, como o bisturi, a pinça anatômica e o porta-agulhas montado, devem ser manejados com cautela e segurança para evitar acidentes. O bisturi deve ser entregue pelo cabo, com o dorso da lâmina na palma da mão do instrumentador, de maneira que o cirurgião o retire na posição de uso, sem risco para o instrumentador. As pinças de dissecção, principalmente a pinça "dente de rato", devem ser alcançadas pelo cabo, mas com os ramos fechados. Já o porta-agulhas montado é passado de maneira que o semicírculo da agulha fique voltado para a palma da mão

do instrumentador. Agindo dessa forma, evita-se a possibilidade de o cirurgião, ao receber os instrumentos, perfurar a luva ou ferir o instrumentador.

Na medida do possível, o instrumentador deve se colocar numa posição que facilite a passagem dos instrumentos e, ao mesmo tempo, permita-lhe visualizar o campo operatório e acompanhar os tempos cirúrgicos. Assim, poderá antecipar-se às solicitações do cirurgião, já que existem regras gerais de uso sequencial dos instrumentos. Você pode conferir algumas delas na tabela ao final da página.

TECNOLOGIA E ATENDIMENTO HUMANIZADO NO CENTRO CIRÚRGICO

A tecnologia vem conquistando um espaço de grande destaque na área de saúde, com ganhos inquestionáveis. No CC, por exemplo, a cirurgia robótica, realizada com o auxílio de robôs, tem se tornado cada vez mais frequente. Entretanto, é preciso refletir sobre o impacto da utilização desses recursos no desempenho dos profissionais de saúde, em especial na questão da humanização do atendimento. Surge daí a controvérsia: a apropriação da tecnologia reduz a assistência humanizada que deve ser prestada pela enfermagem?

Na verdade, é preciso mesmo muito empenho para que o progresso da tecnologia e da ciência não acabe por esvaziar a profissão do seu conteúdo humano. Mas, afinal, o que significa humanizar?

Para alguns autores, humanizar, na área de saúde, significa não somente realizar a técnica exigida no atendimento às pessoas, mas também lhes dar o tratamento que merecem como seres humanos. Ou seja, significa tratar a pessoa, utilizando-se dos valores éticos inerentes à profissão, respeitando a individualidade e as necessidades de cada uma.

Os órgãos governamentais, por sua vez, também têm demonstrado preocupação com a questão.

Regras gerais para instrumentação cirúrgica

Cirurgião	Instrumentador
Usa instrumentos de diérese	Passa pinças hemostáticas
Faz hemostasia utilizando as pinças hemostáticas e devolve os instrumentos de diérese	Entrega fios para ligadura
Termina de fazer as ligaduras com o fio	Alcança imediatamente a tesoura reta para cortar o fio
Vai realizar a síntese	Passa a pinça auxiliar, o porta-agulhas montado e se prepara para alcançar a tesoura reta

Em junho de 2001, o Ministério da Saúde criou o Programa Nacional de Humanização da Assistência Hospitalar (PNHAH), cujo objetivo fundamental é aprimorar as relações entre os profissionais da saúde e os usuários dos serviços de saúde, dos profissionais entre si e do hospital com a comunidade.

Mas como humanizar a assistência de enfermagem prestada aos pacientes no CC?

Em relação ao paciente cirúrgico, o destaque para uma assistência humanizada é, sem dúvida, a visita pré-operatória realizada de forma multiprofissional. Na ocasião, o enfermeiro, o anestesiologista e o cirurgião coletam dados relevantes para o ato anestésico-cirúrgico e procuram diminuir o medo da dor e da morte, sentimentos comuns aos pacientes, explicando as medidas que serão tomadas no trans e no pós-operatório, esclarecendo dúvidas sobre a anestesia e outras questões relevantes não só para o paciente, mas também para sua família.

Contudo, ainda assim, os pacientes manifestam muitos temores ao serem encaminhados ao CC: medo do desconhecido, medo de ficarem sozinhos longe dos seus familiares, com a vida entregue nas mãos da equipe cirúrgica. Ações aparentemente simples, como incentivar um familiar a acompanhá-lo até a entrada do CC e, posteriormente, permitir-lhe a presença na sala de recuperação pós-anestésica, minimizam muito os temores do paciente e tranquilizam, de alguma forma, os familiares. Muitas instituições já adotam essa prática, especialmente nas cirurgias pediátricas, quando a mãe acompanha o filho até a sala de operação e somente sai de lá após a criança ter sido sedada. Depois do procedimento, ela permanece acompanhando seu filho na SRPA.

Existem ainda outras ações que podem humanizar o tratamento cirúrgico, em vários momentos, muitas das quais já foram citadas em tópicos anteriores. A recepção do paciente no CC pela enfermagem é o momento em que os profissionais podem efetivamente oferecer um tratamento humanizado. Recebê-lo de forma cordial, chamando-o pelo nome, apresentando-se e abaixando momentaneamente a máscara para que o paciente possa ver o rosto do profissional (e, por que não, o seu sorriso?), pode estabelecer uma empatia e uma comunicação tanto verbal quanto não verbal (como um afago atencioso com uma das mãos). Esses pequenos gestos permitem à enfermagem perceber o estado emocional do paciente e o tipo de apoio que está requerendo.

Uma vez na SO, enquanto o paciente não estiver anestesiado e durante a indução anestésica, o profissional de enfermagem deve procurar permanecer junto dele, apoiando-o, encorajando-o. Jamais deve deixá-lo sozinho. Uma postura atenta vai permitir que se atenda às suas necessidades, cobrindo-o, se estiver com frio, e ajudando-o a urinar, se não estiver sondado. Permitir a presença de um objeto querido durante a cirurgia – como um terço, uma medalha ou outro objeto religioso – pode propiciar conforto e segurança ao paciente.

A família deve ser orientada para não julgar a gravidade de uma operação pelo tempo que o paciente passa na SO, já que isso é influenciado por diversos fatores, como os preparativos realizados pelo anestesiologista ou um atraso na cirurgia anterior, por exemplo.

Outro aspecto importante para a humanização da assistência no CC é o papel de defensor do paciente que a enfermagem – em especial, o enfermeiro – deve assumir enquanto durar a ação da anestesia geral ou mesmo da sedação moderada. Agir como defensor significa manter o conforto físico e emocional do paciente, respeitar seu direito à privacidade e tratá-lo com dignidade. Os pacientes, conscientes ou anestesiados, não devem ser submetidos ao excesso de ruído, a conversas inadequadas e, acima de tudo, a comentários depreciativos. Existem relatos de pacientes que, aparentemente sob anestesia profunda, se lembravam de toda a experiência cirúrgica, inclusive de piadas sobre seu aspecto físico e observações inadequadas sobre sua pessoa, feitas pelos profissionais da sala de operação. Exercendo o papel de defensora do paciente, a equipe de enfermagem nunca deverá participar desse tipo de conversas ou brincadeira. Mais ainda, deve procurar desencorajar tais práticas. Somente procedendo assim é que se oferecerá uma assistência de enfermagem verdadeiramente humanizada.

BIOSSEGURANÇA DOS TRABALHADORES E DOS PACIENTES

Neste tópico, abordaremos, inicialmente, questões que dizem respeito ao paciente, no que se refere à infecção do sítio cirúrgico e, depois, abordaremos as relativas à proteção da saúde dos trabalhadores da enfermagem no Centro Cirúrgico.

Infecção do sítio cirúrgico | A infecção do sítio cirúrgico (ISC), conhecida comumente como infecção da ferida, representa uma grande complicação para o paciente, na medida em que pode aumentar seu período de internação, trazer-lhe sequelas graves e, às vezes, levá-lo à morte. A ISC também é um grande problema para o hospital, porque é considerada um dos indicadores da qualidade da assistência prestada. Quanto maior a incidência de ISC, menor a qualidade do hospital. Por outro lado, a menor incidência indica a melhor qualidade não somente do CC, mas de toda a instituição hospitalar. Por essa razão, uma das tarefas da CCIH é justamente tentar reduzir ao máximo a incidência desse problema por meio da implantação de uma série de medidas.

Medidas de prevenção e controle da infecção | Tais medidas se referem ao preparo do paciente e da equipe, à técnica cirúrgica empregada pelo cirurgião e ao ambiente.

Preparo do paciente | O preparo inicia ainda no pré-operatório, por ocasião do banho do paciente, antes de ser encaminhado ao CC. O banho completo livra a pele de impurezas e reduz a flora microbiana que, normalmente, existe na pele.

O modo como é feita a tricotomia tem relação direta com a ISC, especialmente quando se usa a lâmina. Por essa razão, recomenda-se a tricotomia apenas nos casos em que os pelos dificultem a realização da incisão cirúrgica. Ainda assim, ela deve ser feita, no máximo, duas horas antes da cirurgia e utilizando-se aparelho elétrico.

Já na SO, a pele do paciente é preparada pelo assistente do cirurgião por meio de uma fricção mecânica com a solução degermante preconizada pela CCIH, seguida da aplicação da solução alcoólica dos mesmos tipos de antissépticos.

Os campos cirúrgicos esterilizados servem de barreira à entrada de micro-organismos na incisão cirúrgica e, ao mesmo tempo, para demarcar a área do sítio cirúrgico.

Em algumas cirurgias, como colocação de próteses ou enxertos, por exemplo, procura-se prevenir a ISC com o uso de antibióticos profiláticos, imediatamente antes do início da cirurgia.

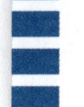

Geralmente, a ISC é causada por bactérias originárias do próprio paciente, dos profissionais que participam da cirurgia e do ambiente. A maioria dos micro-organismos que entram em contato direto com o sítio cirúrgico, causando a infecção, tem origem na área corporal próxima à incisão. Em algumas cirurgias, surgem em determinados tecidos internos que são normalmente colonizados, como é o caso dos intestinos.

Mas a ISC pode ter outras causas:

- Manipulação simultânea de pele, mucosas e tecidos internos colonizados, contaminados ou infectados e de tecidos sem micro-organismos, ocorrida durante a cirurgia.
- Contato direto de artigos ou soluções contaminadas, como pinças e antissépticos.
- Contato indireto dos micro-organismos com o sítio cirúrgico, causado pela presença de gotículas de secreção, partículas de pele ou cabelo dos componentes da equipe cirúrgica e que caem no campo cirúrgico.

As pesquisas realizadas até o momento, entretanto, não consideram esses fatores como mecanismos importantes de transmissão da infecção. Fatores intrínsecos, que dizem respeito ao paciente, também favorecem o aparecimento da ISC. Entre eles podemos citar a idade avançada, a obesidade, o uso de medicamentos que diminuem a imunidade, a nutrição inadequada e doenças como o diabetes mellitus e o câncer.

Preparo da equipe | As pessoas que entrarem na SO deverão estar vestidas com o uniforme privativo completo do CC, ou seja, calça comprida, jaleco, propés, gorro e máscara. Os integrantes da equipe cirúrgica deverão usar ainda o avental esterilizado, quando da realização de cirurgias, uma vez que o avental de algodão ou descartável representa mais uma proteção para o paciente.

A touca deve ser usada pela equipe em todos os procedimentos cirúrgicos. Tem a finalidade de evitar a queda de cabelo ou partículas de descamação do couro cabeludo no campo operatório, por isso deve cobrir completamente a cabeça, prendendo os cabelos até a linha do pescoço. Se o integrante da equipe usar barba, deverá também protegê-la.

O uso da máscara tem a finalidade de proteger o paciente contra os micro-organismos que possam ser veiculados pelos profissionais durante a fala, o espirro ou a tosse. Nenhum membro da equipe perioperatória que seja portador de doença infecciosa, como gripe ou resfriado, por exemplo, deve ter contato direto com o paciente. A máscara deve ter um poder de filtração de partículas de 95% e ser ajustada ao rosto, de forma a evitar a ventilação pelas partes laterais. É preciso que ela cubra por completo a boca e o nariz, sem interferir na respiração, fala ou visão. Não se deve pendurá-la ao redor do pescoço. Nas cirurgias de longa duração, as máscaras devem ser trocadas a cada duas horas, porque, depois desse tempo, seu poder de filtração diminui.

Os micro-organismos encontrados no chão não estão associados à infecção do sítio cirúrgico. Assim, o uso de propés tem apenas o objetivo de proteger os calçados dos profissionais que trabalham no CC contra a sujeira.

A degermação das mãos e dos antebraços realizada pela equipe cirúrgica com a utilização do degermante antisséptico, antes de calçar as luvas esterilizadas, evita a eventual ISC, se as luvas cirúrgicas sofrerem microperfurações durante a cirurgia. Quando perfuradas, obviamente deverão ser trocadas. A degermação, embora com um tempo de escovação menor, deve ser repetida entre uma cirurgia e outra.

Técnica cirúrgica | A técnica utilizada é de responsabilidade do cirurgião e tem papel importante na prevenção da ISC. Um dos fatores que contribuem para a contaminação do sítio cirúrgico é o tempo de cirurgia, pois, quanto mais longa a exposição, maiores as chances de os micro-organismos entrarem no local. Por essa razão, respeitados os limites de segurança, toda cirurgia deve ser realizada no menor tempo possível.

Ambiente e instrumental | As superfícies e o ar ambiente da SO não são considerados reservatórios de micro-organismos causadores da ISC. Por isso não há necessidade de rotinas especiais para limpar a sala nem mesmo nas cirurgias contaminadas ou com infecção. Recomenda-se apenas sua limpeza após a realização do procedimento.

Diferentemente da sala, o instrumental utilizado na cirurgia precisa ser submetido a uma limpeza prévia e depois esterilizado nas **autoclaves***. A eficiência dessa esterilização, por sua vez, precisa ser avaliada periodicamente.

Entre outras medidas que podem colaborar na prevenção da ISC, podemos citar: manutenção periódica dos filtros dos equipamentos de ar-condicionado, redução do número de pessoas na SO e o cuidado rotineiro de manter a porta da sala fechada.

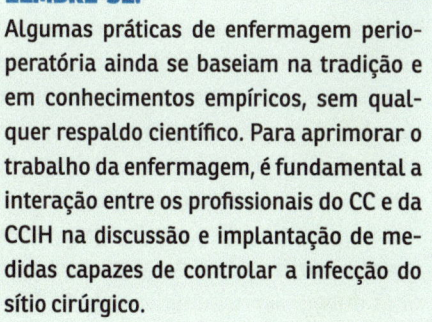

LEMBRE-SE:

Algumas práticas de enfermagem perioperatória ainda se baseiam na tradição e em conhecimentos empíricos, sem qualquer respaldo científico. Para aprimorar o trabalho da enfermagem, é fundamental a interação entre os profissionais do CC e da CCIH na discussão e implantação de medidas capazes de controlar a infecção do sítio cirúrgico.

Riscos que envolvem o trabalho em Centro Cirúrgico

| O trabalho realizado em CC envolve riscos de várias naturezas: biológicos, físicos e químicos. Neste tópico, explicaremos de que maneira os profissionais podem se defender desses riscos.

Riscos biológicos | Ao tratarmos das questões de biossegurança no pré-operatório, enfatizamos a importância de os profissionais aprenderem a proteger sua própria saúde. O conjunto de medidas de proteção é chamado de precauções-padrão e engloba o trato do paciente, independentemente do diagnóstico, sempre que houver risco de contato com a pele não íntegra, o sangue, as mucosas, as secreções (à exceção do suor) e as excreções dos pacientes. As medidas englobam também a manipulação dos equipamentos e artigos contaminados ou sob suspeita de contaminação. Sua finalidade é controlar a infecção cruzada de um paciente a outro e, ao mesmo tempo, proteger os profissionais de saúde dos riscos biológicos com vistas à biossegurança.

No CC, a utilização das precauções-padrão justifica-se por três importantes razões: o ato cirúrgico, por sua natureza, aumenta as possibilidades de contato dos profissionais com material biológico; a unidade atende uma grande quantidade de pacientes sem diagnóstico definido no que se refere a doenças de alta transmissibilidade, especialmente aqueles que precisam ser operados de emergência; os procedimentos cirúrgicos são notadamente invasivos e quebram barreiras de proteção importantes contra os micro-organismos, especialmente a pele.

A utilização rotineira das precauções-padrão, entretanto, não exclui a necessidade de implementar também as precauções específicas, baseadas na forma de transmissão das doenças, sempre que os profissionais atenderem pacientes com infecção por micro-organismos importantes do ponto de vista epidemiológico, tanto casos suspeitos quanto confirmados. As precauções específicas devem ser orientadas pela CCIH.

O uso de máscara, de protetor de olhos e de face, recomendado para a proteção das mucosas dos olhos, do nariz e da boca, da exposição a sangue e fluidos corporais do paciente, já está incorporado pela equipe cirúrgica.

Por causa da aids, a colocação de luva dupla tem se tornado uma rotina, ao menos nas cirurgias de trauma, em virtude dos fragmentos ósseos pontiagudos que podem furar luvas simples.

O uniforme privativo do CC (jaleco e calça) proporciona conforto, protege o profissional e serve como barreira para o fluxo de pessoas na unidade, que é considerado crítico. Recomenda-se o uso da touca, fora do campo operatório, como uma medida de higiene, para evitar a queda de cabelo no ambiente de trabalho, e o de propés, como uma proteção dos calçados dos profissionais que trabalham na UCC.

O circulante, em especial, deve ter em mente a importância de usar todos os EPIs na desmontagem da sala após a cirurgia, além da máscara, avental e luvas limpas não estéreis. Só assim ele estará preparado para manusear materiais e equipamentos, como o instrumental cirúrgico, tubos de sucção, frascos de aspiradores, entre outros contaminados com sangue e demais fluidos corpóreos.

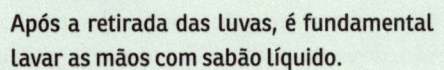

LEMBRE-SE:
Após a retirada das luvas, é fundamental lavar as mãos com sabão líquido.

Riscos físicos e químicos | O Centro Cirúrgico e praticamente todos os setores do hospital são uma fonte potencial de risco à saúde do paciente e dos profissionais que ali trabalham.

Um dos riscos físicos mais comuns no CC é a baixa temperatura verificada na maioria das SO. O frio pode causar mal-estar, tosse, espirros e coriza, que dificultam a realização das tarefas. O ruído, muito frequente no CC, é outro motivo de queixa. A iluminação insuficiente pode prejudicar o trabalho tanto do circulante quanto do anestesiologista, além de tornar o ambiente desagradável e provocar fadiga visual precoce.

No quesito energia elétrica, os principais acidentes são causados por falta de manutenção ou uso indevido dos componentes elétricos. Recomenda-se o aterramento elétrico, o qual protege as instalações elétricas e os equipamentos utilizados no CC, eliminando os riscos de choque elétrico provocado por defeito nos equipamentos. Não é recomendado o uso de extensões elétricas em uma SO, pela baixa qualidade e pelos riscos potenciais desses materiais (curtos-circuitos, choques elétricos, queimaduras, incêndios). Para evitar a utilização de extensões, o número de tomadas deve ser proporcional ao número de equipamentos rotineiros da SO.

A área física e ambiental da SO também pode comportar alguns riscos menores para a saúde do trabalhador. Um deles é o piso, por ser "perfeitamente liso, sem frestas e saliências que possam abrigar partículas de sujeira", como preconizam as normas do Ministério da Saúde. Essa exigência, cabível do ponto de vista da assepsia, torna o piso escorregadio, com risco de deslizamentos e quedas, especialmente para o circulante.

As radiações ionizantes e não ionizantes, provenientes de equipamentos de raios X, micro-ondas, laser, luz ultravioleta e infravermelho, podem causar graves efeitos na saúde dos trabalhadores do CC. Ainda que os exames radiológicos não sejam uma rotina na SO, algumas cirurgias requerem uma radiografia. Nesse caso, como o paciente não pode ser deixado sozinho, o profissional de enfermagem fica exposto às radiações. Para evitar a radiação emitida pelos raios X, esses profissionais devem se proteger usando capa ou avental de chumbo e outros artefatos específicos. Menores de 18 anos e mulheres grávidas são proibidos de trabalhar com radiação.

Ao utilizar a radiação não ionizante, é preciso tomar outros cuidados além do uso dos óculos de proteção específica para cada tipo de laser. Existem várias práticas gerais de segurança a serem observadas quando da utilização desse tipo de radiação:

- Evitar olhar direta ou indiretamente para a irradiação laser, porque ela pode afetar os olhos (retina) e a pele.
- Pintar paredes e tetos com tinta fosca e cobrir superfícies refletoras para evitar a reflexão.
- Verificar escapamentos de água antes da ativação.
- Não utilizar os equipamentos a laser na presença de gases anestésicos, porque estes podem provocar explosões.
- Umedecer os campos em volta da área onde vai ser utilizado o laser, para prevenir o fogo.
- Nunca deixar um laser ativado.
- Realizar exames periódicos nos profissionais sujeitos à radiação.

É de suma importância que os trabalhadores do CC saibam como se proteger dos riscos químicos inerentes ao tipo de trabalho que realizam. Os gases sob pressão (oxigênio, ar comprimido, óxido nitroso, etc.) exigem manuseio cuidadoso, pois qualquer defeito no equipamento pode difundi-los no meio ambiente, ocasionando efeitos asfixiantes, anestésicos, tóxicos e até explosivos. Os cilindros devem ficar em local ventilado e distante da SO e abastecidos por rede de distribuição canalizada.

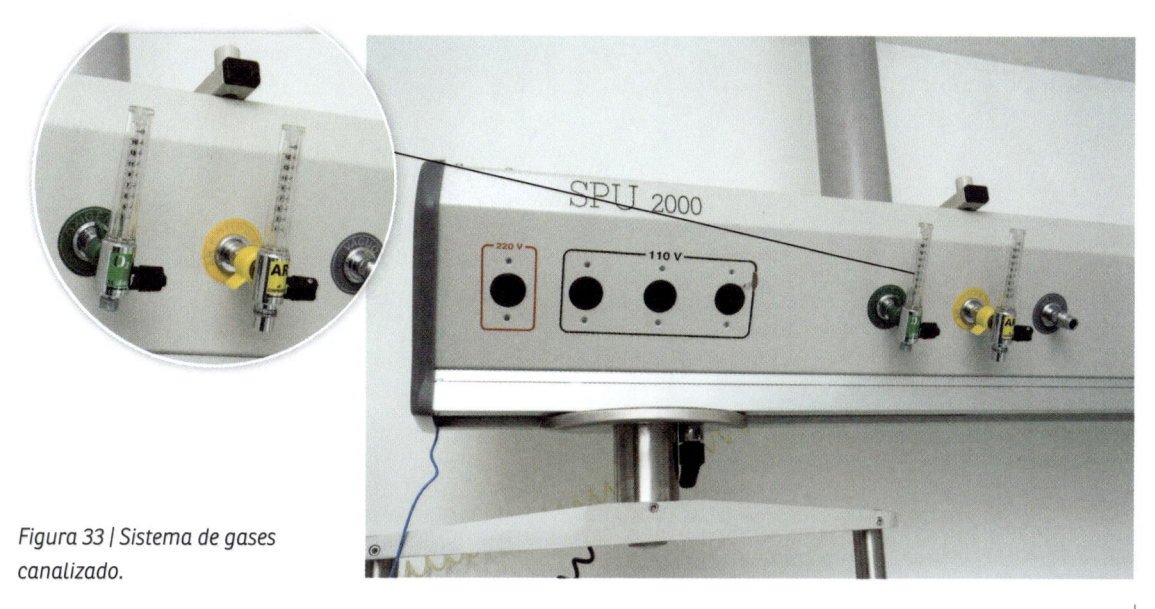

Figura 33 | Sistema de gases canalizado.

Segundo a NR 32, a manutenção mínima consiste na verificação dos cilindros de gases, conectores, conexões, mangueiras, balões, traqueias, válvulas, aparelhos de anestesia e máscaras faciais para ventilação pulmonar.

Os gases e os vapores de substâncias químicas utilizados nas SO, principalmente os agentes anestésicos, quando inalados e absorvidos pelos pulmões, atingem rapidamente a circulação e têm efeitos tóxicos imediatos. Podem causar cefaleia, fadiga, redução da acuidade visual, auditiva e olfatória, irritabilidade, náusea, sonolência, alterações de memória, reações dermatológicas como urticária e até abortos nas profissionais do sexo feminino.

A incidência de risco no CC pode ser diminuída pelo serviço de manutenção do hospital, que deve trabalhar constantemente para prevenir e corrigir problemas em instalações e equipamentos, evitando defeitos nos equipamentos durante a cirurgia, o que resultará em improvisações que podem prejudicar o paciente ou o profissional que trabalhe no CC.

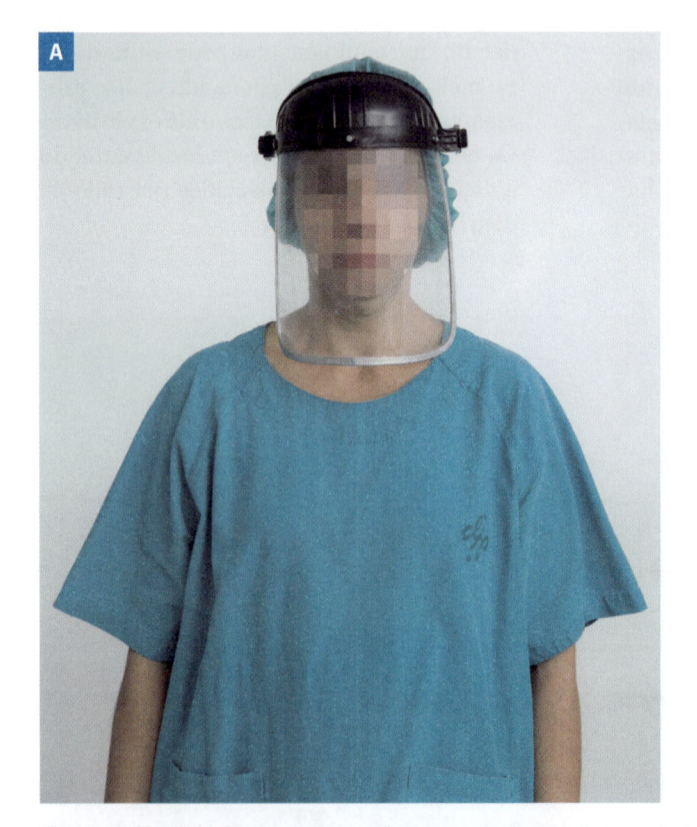
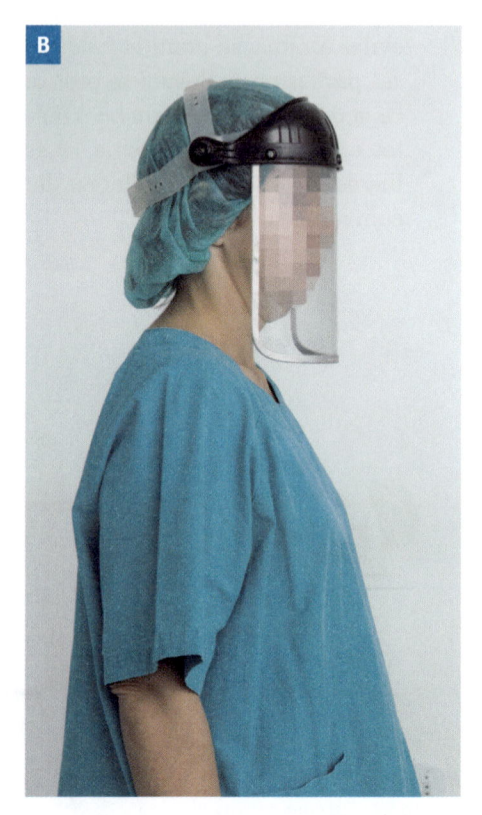

Figura 34 (A e B) | Máscaras de proteção para manejo de agentes químicos.

CAPÍTULO 5

O trabalho da enfermagem no CME

Vamos iniciar relembrando alguns conceitos básicos oriundos da microbiologia e diretamente relacionados às atividades realizadas no CME. Depois, relacionaremos tais conceitos com a classificação dos artigos, segundo seu risco potencial de transmitir infecções para os pacientes. Acreditamos que, dessa maneira, os futuros profissionais compreenderão melhor a razão de ser dos cuidados específicos relacionados à prevenção e ao controle da infecção hospitalar.

CONCEITOS DE MICROBIOLOGIA E CLASSIFICAÇÃO DOS ARTIGOS

Esterilização | Conjunto de meios empregados para exterminar todos os micro-organismos, inclusive os que estiverem na forma de **esporos***, que é a sua forma de resistência.

Assepsia | Conjunto de práticas e técnicas que se utilizam para evitar a penetração de micro-organismos em locais e objetos que não os contenham, ou seja, esterilizados. Por exemplo: as técnicas assépticas.

Antissepsia | São os meios pelos quais se impede a reprodução dos micro-organismos por determinado período de tempo. Na antissepsia, são empregadas substâncias denominadas antissépticos.

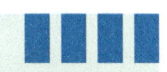

LEMBRE-SE:

É importante destacar que o termo antissepsia refere-se exclusivamente ao tecido vivo – antissepsia da pele – ao passo que o termo desinfecção aplica-se a matérias inanimadas – desinfecção de pinças, por exemplo.

Desinfecção | Meios utilizados para destruir os micro-organismos na sua forma vegetativa – quando não são tão resistentes –, presentes nos artigos e objetos inanimados, mediante a aplicação de agentes chamados de desinfetantes ou germicidas, num período de 30 minutos. A desinfecção pode, eventualmente, destruir também micro-organismos **esporulares***.

De acordo com a utilização dos artigos, podem ser realizados três tipos de desinfecção: de alto nível, de nível intermediário e de baixo nível.

- A desinfecção de alto nível destrói todos os micro-organismos na forma vegetativa, mas não necessariamente todos os esporos das bactérias (como a da tuberculose), dos fungos e dos vírus.
- A desinfecção de nível intermediário destrói as formas vegetativas de vírus e bactérias, inclusive do bacilo da tuberculose, porém não elimina esporos.

- A desinfecção de baixo nível consegue eliminar todas as bactérias na forma vegetativa, porém não age contra esporos, contra o bacilo da tuberculose e alguns tipos de vírus. Sua ação contra os fungos é apenas relativa.

No processamento dos artigos, é preciso levar em consideração o risco potencial de transmissão de infecção do artigo em questão. Assim, os artigos que não entram em contato direto com o paciente ou aqueles que entram em contato com a pele íntegra, como os termômetros, por exemplo, são chamados de artigos não críticos e necessitam apenas de limpeza com água e detergente ou desinfecção de baixo nível ou nível intermediário, dependendo de sua finalidade ou da última utilização.

Artigos que entram em contato com pele não íntegra ou mucosas do paciente naturalmente colonizadas por micro-organismos, como máscaras, os espéculos vaginais e, principalmente, produtos utilizados na assitência respiratória, são chamados de artigos semicríticos e requerem desinfecção de alto nível, embora, em algumas situações, precisem ser esterilizados.

Finalmente, artigos que penetram na pele e nas mucosas dos pacientes, como agulhas, implantes, instrumental cirúrgico e material para sondagem vesical, são chamados de artigos críticos e precisam ser esterilizados.

operacionais definidos pelo CME. O processamento dos artigos pode ser também realizado por empresas terceirizadas, desde que estejam regularizadas pela autoridade sanitária.

O sistema centralizado apresenta uma série de vantagens técnico-administrativas. Entre elas, podemos citar a padronização das diversas técnicas e sua realização por pessoas especialmente treinadas para tal, o que resulta numa economia de pessoal, material e tempo; aumento na produtividade; controle mais efetivo sobre a qualidade da esterilização e maior segurança no uso dos materiais.

A seguir, apresentaremos separadamente cada uma das etapas do processamento dos produtos.

Limpeza dos artigos | A limpeza consiste na remoção das sujidades orgânicas e inorgânicas presentes em um artigo e, portanto, na retirada de boa parte da carga microbiana. A limpeza é realizada com auxílio de substâncias chamadas de detergentes. Representa uma etapa essencial no processamento de todos os artigos, sejam eles críticos, semicríticos e não críticos, porque facilita a ação dos agentes desinfetantes e esterilizantes. Assim, a limpeza deve preceder sempre a desinfecção e a esterilização, pois, caso contrário, elas podem se tornar ineficientes.

A limpeza pode ser mecânica, também chamada de automatizada ou manual.

ETAPAS DO PROCESSAMENTO DOS PRODUTOS PARA A SAÚDE NO CME

No passado, cada unidade hospitalar ou conjunto de unidades se responsabilizava por preparar – lavar, secar e embalar – e esterilizar seus materiais. Era o sistema descentralizado. Posteriormente, cada unidade preparava seus materiais, mas os encaminhava para o CME com a finalidade de serem esterilizados. Era o sistema semicentralizado. O avanço tecnológico verificado nas últimas décadas do século XX impôs que o CME assumisse tanto o preparo quanto a esterilização dos artigos. É o sistema centralizado.

A legislação atualmente em vigor permite que o processamento de artigos não críticos seja realizado em outras unidades do serviço, desde que de acordo com os procedimentos

LEMBRE-SE:
Um aspecto importante na limpeza é escolher o método de acordo com o tipo de artigo e os recursos do serviço.

No processo mecânico, são utilizados equipamentos capazes de:
- Realizar somente a limpeza, como a lavadora ultrassônica, uma das mais utilizadas.
- Promover a limpeza e a desinfecção juntas, realizadas pela máquina lavadora pasteurizadora e a termodesinfectadora.
- Realizar desinfecção de endoscópios, entre outros.

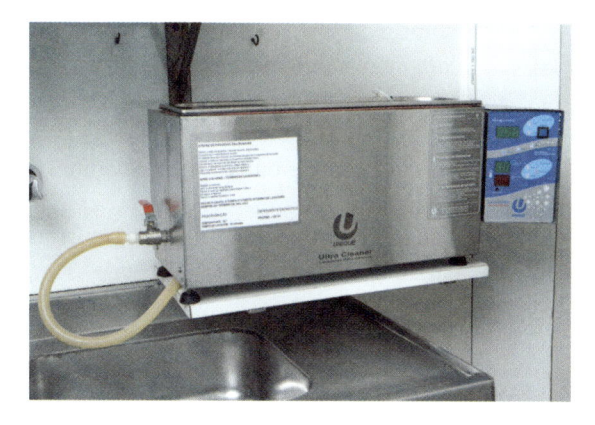

Figura 35 | Lavadora ultrassônica.

Por essa razão, na medida do possível, a limpeza manual deve ser realizada somente em artigos delicados, que não possam ser processados por métodos mecânicos. No processo manual, o funcionário lava os artigos sob a água, utilizando para isso detergente e uma escova ou outro dispositivo que o auxilie a remover a sujidade sem causar dano ao artigo. Ao final, as peças devem ser enxaguadas abundantemente com água até se remover o detergente e a sujidade. Como se pode imaginar, no processo manual o funcionário fica muito mais vulnerável, especialmente quando os artigos estiverem sujos com matéria orgânica (sangue, pus e outros fluidos corpóreos).

Para se proteger na limpeza mecânica e, muito mais, na limpeza manual, o funcionário que estiver trabalhando na área para recepção, separação e lavagem de artigos deverá usar os seguintes EPIs: avental impermeável, luva grossa de borracha antiderrapante de cano longo, bota de borracha, gorro, máscara ou protetor facial e óculos de proteção. Na utilização de lavadora ultrassônica, deve ser acrescentado protetor auditivo.

Independentemente do processo utilizado, os artigos limpos devem ser, em seguida, enxugados manualmente ou por máquina.

Existem vários produtos que podem ser utilizados na limpeza dos artigos: detergentes, desincrustantes, detergentes enzimáticos e detergentes alcalinos. O mais frequentemente usado é o detergente enzimático. Como regra geral, deve-se evitar misturar os produtos entre si e com desinfetantes, pois, com essa atitude, pode-se reduzir a eficiência da limpeza e prejudicar a saúde do funcionário, pela formação de produtos tóxicos.

Caberá ao enfermeiro selecionar e orientar os funcionários quanto aos produtos a serem utilizados, à concentração de cada um deles e ao tempo de exposição necessário, em consonância com as normas traçadas pela CCIH.

Da mesma forma, é responsabilidade do enfermeiro a elaboração de rotinas técnicas escritas quanto aos procedimentos de limpeza, secagem e encaminhamento dos artigos, assim como à realização dos controles microbiológicos e químicos do processo de limpeza.

Aos demais componentes da equipe de enfermagem, cabe colaborar na realização dos controles microbiológicos e químicos e inspecionar, a olho nu ou com o auxílio de uma lupa, dos artigos já processados, para verificar as condições de limpeza e seu funcionamento.

Procedimentos de limpeza

Instrumental cirúrgico | Representa o maior volume de materiais a serem trabalhados pelo CME, principalmente em instituições que realizam um grande número de cirurgias. Os instrumentos podem ser submetidos tanto ao processo mecânico quanto ao manual de limpeza, mas o mecânico é o mais recomendado, porque diminui o manuseio de artigos contaminados por parte dos profissionais e garante um padrão de limpeza mais homogêneo, já que não é realizado por pessoas diferentes, como acontece na limpeza manual.

Qualquer que seja o processo adotado, é importante iniciá-lo o mais rapidamente possível, inclusive na própria SO, para facilitar a remoção de sujidades aderidas nas reentrâncias dos instrumentos.

Na limpeza mecânica, as pinças devem ser colocadas abertas e de modo organizado em recipiente próprio da lavadora, de maneira a permitir a circulação da água por orifícios e ranhuras da peça. O movimento de agitação da água quente, juntamente com a solução indicada pelo fabricante do equipamento, promove a remoção de todos os resíduos.

No processo de limpeza manual – ideal para o instrumental cirúrgico delicado – as pinças também devem ser imersas abertas em água quente misturada com o detergente indicado. Na medida do possível, desmontar o instrumental cirúrgico para realizar a limpeza. Somente as pinças que possam causar acidentes no operador – como as pinças Backhaus, que prendem os campos cirúrgicos – devem ser mantidas fechadas.

Procedimentos gerais da limpeza manual:
- Utilizar os EPIs e a solução de limpeza indicada pelo enfermeiro.

- Separar o instrumental cirúrgico cortante (tesouras, etc.), sempre colocando os itens leves por cima dos pesados.
- Escovar delicadamente o corpo, as articulações e a cremalheira de cada uma das pinças, utilizando para isso uma escova adequada e realizando um movimento que acompanhe a direção das ranhuras da cremalheira.
- Evitar a imersão prolongada, que pode danificar os instrumentos, reduzindo sua vida útil.
- Enxaguar as pinças em água quente e corrente.
- Os instrumentos pontiagudos devem ser abertos, limpos com cuidado, enxaguados e fechados novamente.
- Secar rigorosamente os instrumentos, um a um, em bancada de área limpa previamente desinfetada, evitando que os instrumentos sequem naturalmente, o que pode propiciar o aparecimento de manchas.
- Após o processo de limpeza, devem ser inspecionados as cremalheiras, as ranhuras, as articulações, os encaixes dos dentes e o sistema de trava dos instrumentos.
- Lubrificar as articulações do instrumental cirúrgico com produtos que não sejam oleosos, uma vez que eles dificultam a esterilização.
- Instrumentais novos também precisam ser lavados antes da primeira esterilização, para remover poeiras e gorduras.

Utensílios de aço inoxidável | A limpeza de bacias, cubas-rim e bandejas de aço inoxidável segue os mesmos princípios da limpeza do instrumental cirúrgico, mas elas não devem ser misturadas com o instrumental. Os utensílios precisam ser colocados na solução preconizada e, depois, lavados em água corrente. Após o enxágue, deve-se secá-los e levá-los para a área de preparo.

Seringas de vidro | As seringas de vidro podem ser lavadas pelo processo mecânico, utilizando-se a máquina lavadora ultrassônica, ou pelo processo manual.

Passo a passo da limpeza manual:
- Remover o êmbolo e, a seguir, uni-lo ao corpo da seringa com o auxílio de um elástico.

- Colocar as seringas em um recipiente com água e detergente enzimático.
- Lavar as seringas com escovas em água corrente, enxaguá-las e colocá-las para escorrer sobre o balcão forrado com um campo.
- Quando secas, encaminhar as seringas para a área de preparo.

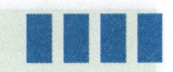

Agulhas metálicas | A limpeza de agulhas metálicas usadas para injeção ou punção raquidiana é um trabalho minucioso, demorado e de grande responsabilidade. Como só pode ser realizada manualmente, essa limpeza representa um grande risco para o pessoal que está manuseando as agulhas; deve ser realizada, portanto, com todo o cuidado.

Passo a passo da limpeza manual:
- Preparar uma solução de água e detergente enzimático em um recipiente apropriado para agulhas.
- Imergir as agulhas na solução.
- Lavar as agulhas em água corrente, por várias vezes, sem retirá-las do recipiente.
- Retirar as agulhas do recipiente, uma a uma, com o auxílio de pinças, segurando-as com cuidado.
- Limpar o interior do canhão de cada agulha, utilizando uma haste flexível umedecida em álcool a 70%.
- Com o auxílio de uma seringa, passar água destilada em cada uma delas, encaminhando-as, em seguida, para o preparo.

Artigos de assistência respiratória | Nebulizadores, circuitos de anestesia e equipamentos de suporte respiratório são classificados como semicríticos e, em consequência, precisam ser submetidos à desinfecção de alto nível ou à esterilização.

A limpeza pode ser mecânica ou manual. No processo mecânico, devem-se utilizar preferencialmente máquinas que realizam a limpeza e a **termodesinfecção*** simultaneamente. O processo deve seguir as orientações do fabricante.

Passo a passo da limpeza manual:

- Desconectar cuidadosamente as válvulas, os diafragmas e os pequenos copos de reservatório.
- Imergir os artigos em recipiente plástico com detergente enzimático.
- Terminado o tempo de exposição recomendado pelo fabricante, lavar os artigos com escovas adequadas.
- Enxaguar as peças abundantemente com água.
- Secar os artigos, cuidadosamente, com ar comprimido ou com um tecido absorvente que não solte partículas capazes de prejudicar o paciente.
- Encaminhar os artigos para a desinfecção química ou a esterilização.

Artigos tubulares | Esses artigos têm uma configuração problemática, pois não permitem verificar se a limpeza na parte interna foi bem feita. Os artigos de látex, como as borrachas de aspiração utilizadas para remover secreções, são ainda mais difíceis, pelo agravante de, com o tempo, ficarem grudentas, ressecarem e racharem. Em virtude desses problemas, muitos serviços usam apenas artigos tubulares descartáveis. Na impossibilidade de optar por descartáveis, recomenda-se o uso de artigos transparentes que permitam a melhor visualização das condições da limpeza interna.

Independentemente do tipo de limpeza a ser realizada, é fundamental injetar água abundantemente para dentro das tubulações logo após o uso, para evitar o ressecamento da matéria orgânica na luz do tubo.

Deve-se utilizar, preferencialmente, a máquina ultrassônica para realizar a limpeza mecânica dos artigos tubulares, ou, ainda, a lavadora termodesinfectadora.

Passo a passo da limpeza manual:

- Imergir os artigos em solução enzimática, forçando a entrada do líquido com o auxílio de uma seringa.
- Enxaguar os materiais abundantemente, utilizando torneiras com bico de pressão que permitam a adaptação direta da tubulação.

- Secar os artigos com ar comprimido e encaminhá-los para desinfecção ou esterilização, de acordo com o preconizado pela CCIH da instituição.

Endoscópios flexíveis | Endoscópios flexíveis são equipamentos que permitem a visualização direta de cavidades do corpo, como o estômago e os brônquios, por exemplo, por meio de instrumentos ópticos. São utilizados principalmente com fins de diagnóstico. Por serem extremamente complexos e delicados, os endoscópios só podem ser limpos manualmente ou com o auxílio de uma lavadora especial – a lavadora de endoscópio, que pode ser vista na Figura 36.

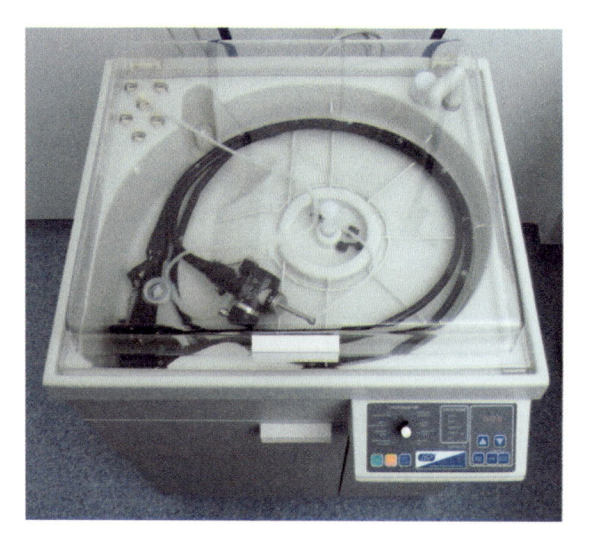

Figura 36 | Lavadora de endoscópio.

Passo a passo da limpeza manual:

- Desconectar os componentes do equipamento e imergi-los obrigatoriamente em solução enzimática.
- Preencher os lumens com a solução enzimática, utilizando para isso uma seringa.
- Respeitar o tempo de imersão recomendado pelo fabricante da solução enzimática.
- Realizar a limpeza do artigo, usando uma escova de cerdas macias; dar atenção especial às cremalheiras e aos canais internos.
- Enxaguar o artigo abundantemente com água para não provocar irritação química no paciente, quando da utilização do equipamento.
- Proceder à secagem utilizando tecido absorvente ou ar comprimido.

A secagem nesta etapa objetiva evitar que resíduos líquidos interajam com os produtos químicos que serão utilizados posteriormente na desinfecção de alto nível ou na esterilização.

Os componentes do endoscópio que não podem ser imersos em líquido devem ser limpos com tecido embebido em solução enzimática e, depois, friccionados com álcool 70%.

Instrumentos para videocirurgias | Da mesma forma que o instrumental cirúrgico tradicional, é importante que o processo de limpeza seja iniciado ainda no CC, onde os instrumentos devem ser imersos em recipiente que contenha detergente enzimático e água potável morna, com temperatura entre 30°C e 40°C, seguindo orientação do fabricante. A mesma solução deve ser injetada dentro do lúmen dos instrumentos com uma seringa de 20 mL. Após esses cuidados, os instrumentos devem ser encaminhados imediatamente ao CME.

No CME, a limpeza dos instrumentos pode ser realizada de forma automatizada, com o auxílio da lavadora termodesinfectadora ou da lavadora ultrassônica, quando devem ser seguidas as orientações do fabricante.

Passo a passo da limpeza manual:

- Desmontar todos os instrumentos e imergi-los na solução de detergente enzimático, da mesma forma que no CC, mantendo o contato dos instrumentos com a solução pelo tempo indicado pelo fabricante.
- Limpar a superfície externa do instrumento com o auxílio de uma esponja macia e movimentos de fricção, que iniciem no cabo do instrumento e acabem na ponta deste, até que desapareça toda a sujeira. Já a superfície interna precisa ser limpa com escova tubular adequada ao diâmetro do lúmen.
- Limpar reentrâncias, cremalheiras, articulações e ranhuras do instrumento, utilizando escovas de cerdas macias.
- Enxaguar tanto a parte interna quanto a externa com água potável sob pressão, certificando-se da efetividade da limpeza.
- Colocar os instrumentos sobre um pano branco e limpo e secá-los externamente com o pano e internamente com ar sob pressão.

- Lubrificar os instrumentos com o lubrificante recomendado pelo fabricante.

Motores, serras e aparelhos elétricos, pneumáticos e com bateria |

Passo a passo da limpeza manual:

- Desconectar as peças do equipamento e manter seus acessórios no recipiente do aparelho para evitar perdas.
- Imergir acessórios como lâminas, brocas e serras em solução de detergente enzimático e depois lavá-los manualmente, com o auxílio de escovas e esponjas apropriadas.
- Enxaguar os acessórios abundantemente com água corrente e enxugá-los com uma compressa, verificando se a limpeza foi bem feita.

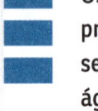

Os equipamentos, sejam eles elétricos, pneumáticos ou com bateria, não podem ser imersos em soluções químicas ou em água corrente; por essa razão, o processo de limpeza compreende passar um tecido macio ou uma esponja umedecidos em solução de detergente enzimático, seguidos de outro tecido umedecido em água potável até que a quantidade de detergente usada seja retirada.

- Verificar a eficiência da limpeza e, em seguida, proceder à lubrificação do aparelho com o lubrificante indicado pelo fabricante.
- Verificar o funcionamento correto do equipamento e, depois, colocá-lo, juntamente com seus acessórios, no seu próprio recipiente e encaminhar todo o conjunto para a área de preparo.

Métodos de desinfecção | O método de desinfecção deve ser escolhido de acordo com as características do artigo. Artigos plásticos, de acrílico ou de polietileno, por exemplo, não podem ser submetidos a temperaturas elevadas, mas suportam o meio líquido.

A desinfecção pode ser realizada por processo físico ou químico, utilizando-se máquinas que lavam e desinfetam os produtos para a saúde – a desinfecção mecânica – ou pelo método manual.

Desinfecção física | A desinfecção física compreende a exposição do artigo a agentes físicos, geralmente o calor úmido, numa temperatura entre 70°C e 100°C por mais de 5 minutos. Portanto, só está indicada para produtos que suportem essa temperatura.

A pasteurização é um dos métodos de desinfecção física e representa uma importante alternativa à desinfecção química dos equipamentos utilizados em terapia respiratória, porque evita os eventuais problemas que os resíduos dos agentes químicos – prejudiciais ao organismo – podem causar ao paciente. Ela é realizada por meio de um equipamento que utiliza o calor úmido para destruir os micro-organismos na sua forma vegetativa, efetuando uma desinfecção de alto nível. O tempo de exposição é de 30 minutos, e a temperatura, de 70°C.

O processo de pasteurização deve ser realizado em área física limpa e específica, e o operador do equipamento deverá utilizar os EPIs recomendados: gorro, máscara, óculos de proteção, avental impermeável e luvas de borracha.

Passo a passo da pasteurização:
- Desconectar os artigos e acondicioná-los nas bolsas de náilon do equipamento.
- Carregar o equipamento com os artigos a serem desinfetados.
- Programar o equipamento conforme as orientações do fabricante.
- Utilizar técnica asséptica para a retirada do material desinfetado do equipamento.
- A secagem preferencial é por secadora. Se não for possível, realizá-la de forma manual, em ambiente limpo, com boa iluminação, em cima de bancada desinfetada com álcool e forrada com tecido limpo, utilizando pistola de ar comprimido.
- Após a secagem, empacotar o artigo utilizando embalagem de polietileno não reciclada e fechar o pacote empregando a selagem térmica.

Desinfecção química | Esse método utiliza produtos químico-desinfetantes cujos princípios ativos devem atender à legislação sanitária vigente.

Cabe ao enfermeiro a escolha e a indicação dos desinfetantes a serem utilizados, de acordo com as orientações da CCIH. O desinfetante ideal deve ter uma série de propriedades. Entre elas, destacamos a necessidade

de o produto matar rapidamente um grande número de micro-organismos, ser de fácil uso, permanecer ativo, mesmo na presença de material orgânico (sangue, fezes, escarro), e ser compatível com sabões, detergentes e outros produtos químicos de uso comum.

Passo a passo da desinfecção química:
- Portando os EPIs indicados, o profissional deverá preparar a solução desinfetante, de acordo com as orientações do fabricante; recomenda-se adotar produtos que tenham registro no Ministério da Saúde, custo acessível e rótulo com indicações precisas sobre diluição, validade e toxicidade mínima para os artigos e profissionais de saúde.
- Colocar o produto em um recipiente de vidro ou de plástico rígido com tampa (a quantidade deve ser suficiente para cobrir os artigos totalmente).
- Não misturar materiais diferentes.
- Mergulhar os artigos previamente limpos e secos na solução, evitando a formação de bolhas de ar; a secagem é fundamental porque, caso contrário, a substância desinfetante ficará diluída, o que reduz sua ação.
- Preencher o interior dos artigos que possuírem superfícies ocas com a solução desinfetante, para que o produto possa exercer satisfatoriamente sua ação germicida.
- Fechar o recipiente e etiquetá-lo, indicando solução, data e hora do preparo e pessoa responsável; o tempo de exposição deve estar de acordo com o recomendado pelo fabricante, já que os produtos químicos não agem instantaneamente, sendo necessário certo tempo de contato com o material; a legislação atual preconiza exposição de 30 minutos para a desinfecção de alto nível.
- Não introduzir novos artigos no recipiente enquanto não expirar o período de exposição dos que foram imersos anteriormente na solução desinfetante.
- Enxaguar abundantemente os artigos submetidos à desinfecção química quando tiver passado o tempo recomendado; utilizar água esterilizada na desinfecção de alto nível e água potável na desinfecção de baixo nível para evitar a irritação das mucosas dos pacientes.

- Secar os artigos rigorosamente e encaminhá-los para uso imediato, uma vez que é contraindicado o armazenamento de artigos desinfetados.

A desinfecção de artigos de assistência respiratória e de artigos tubulares que não possuem componentes metálicos pode ser realizada com hipoclorito de sódio a 1%, com um período de imersão de 30 minutos.

Já os com componentes metálicos devem ser desinfetados utilizando-se um desinfetante que não ataque esses componentes (por exemplo, glutaraldeído a 2% em tempo de imersão de 30 minutos).

PREPARO E EMPACOTAMENTO DE ARTIGOS A SEREM ESTERILIZADOS

A área de preparo geralmente é formada por várias salas, de acordo com os tipos de artigos processados, como sala para o preparo de roupa, de material variado, do material de anestesia e outras.

As atividades realizadas na área de preparo têm por objetivo inspecionar, selecionar, preparar, acondicionar e identificar os artigos para posterior esterilização. A inspeção consiste em verificar se a limpeza foi bem feita, se o artigo está bem conservado e se funciona adequadamente. Selecionar significa separar os artigos danificados, encaminhando-os ao setor de reparos, e substituí-los por novos. A preparação e o acondicionamento do artigo, de acordo com a técnica padronizada, devem atender aos princípios de assepsia.

A embalagem a ser usada no acondicionamento deve permitir a entrada e saída do ar e do agente esterilizante e impedir a entrada de micro-organismos. Tem o objetivo de manter a esterilidade do artigo durante o transporte e o armazenamento até o momento de sua utilização. Por isso deve estar de acordo com o tipo, o volume, assim como com o método de esterilização a que o artigo será submetido. Há vários tipos de embalagens. As mais utilizadas são: o tecido de algodão, o **papel grau cirúrgico***, os filmes transparentes, as caixas de aço inox e os tubos de vidro. As embalagens têm seu uso restrito a um ou mais processos, com exceção das caixas de aço inox;

quando perfuradas, são as únicas embalagens que podem ser utilizadas em todos os processos de esterilização.

Além das embalagens já citadas, atualmente existe outra, denominada *tyvek*, que tem a propriedade de ser compatível com a maioria dos processos de esterilização, porém seu uso é limitado pelo alto custo.

Passo a passo do preparo e empacotamento:

- Lavar as mãos antes de iniciar o preparo e o empacotamento de artigos.
- Inspecionar o artigo e selecionar a embalagem de acordo com o processo de esterilização a ser utilizado, o peso e o tamanho do item.
- Colocar toalhas absorventes dentro de caixas/bandejas que se destinem à esterilização por vapor saturado sob pressão, para facilitar a secagem no final do ciclo de esterilização.
- Realizar o ajuste perfeito de embalagens de campo de algodão duplo; o pacote deve ser feito de tal forma que os artigos contidos no seu interior não estejam apertados nem frouxos demais e que os campos duplos não apresentem dobras internas.
- Identificar a embalagem do artigo com a descrição do conteúdo, o método de esterilização, o número do lote, a data da esterilização e de validade, e o nome do preparador; as informações devem ser anotadas em uma fita ou etiqueta adequada e nunca diretamente no invólucro; as canetas não podem manchar a embalagem, e a tinta precisa ser atóxica.
- Colocar um pedaço de fita adesiva especial em todos os pacotes a serem submetidos à esterilização pelo calor; esta fita constitui um indicador químico externo do processo e deverá mostrar listras escuras, em sentido diagonal, quando submetida à ação do calor (fita-teste ou zebrada); sua função é diferenciar uma carga processada da não processada.
- Remover o ar do interior das embalagens de papel grau cirúrgico ou filme plástico antes de realizar o fechamento do pacote por meio da selagem; caso contrário, o pacote pode abrir durante a esterilização.
- Verificar se o pacote ficou bem fechado depois da selagem, para evitar a entrada de micro-organismos depois da esterilização.
- Utilizar a técnica de empacotamento aceita universalmente, que pode ser vista na Figura 37.

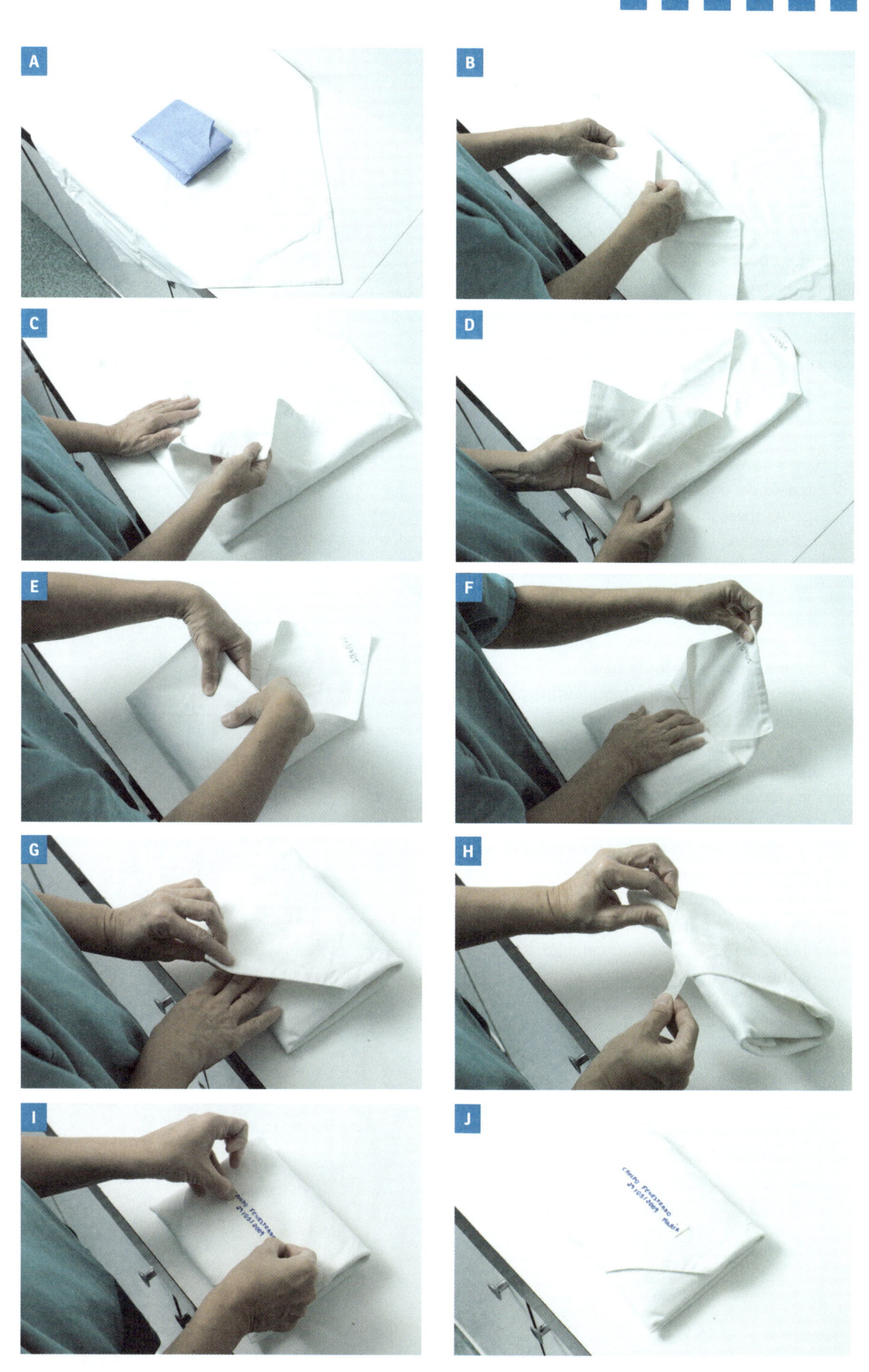

Figura 37 (A a J) | Técnica de empacotamento com campo de algodão duplo e pacote pronto com fita-teste antes de ser esterilizado.

Esterilização é o conjunto de meios empregados para exterminar todos os micro-organismos, inclusive os que estiverem na forma de esporos, que é a forma de resistência dos micro-organismos. Essa definição, que você já conhece, não deve ser esquecida. A esterilização pode ser realizada por meio de processos físicos e físico-químicos.

Processos físicos

Esterilização por vapor saturado sob pressão | Esse é o processo mais utilizado e econômico para esterilizar a maior parte dos artigos médico-hospitalares termorresistentes, ou seja, resistentes ao calor. O processo é realizado pela autoclave, equipamento que pode apresentar tipos, formas e tamanhos diferentes.

A eficiência da esterilização por esse processo depende da penetração do vapor saturado sob pressão nas embalagens dos artigos, em determinada temperatura, durante certo período de tempo. Dependendo do tipo de autoclave, a temperatura pode variar de 121ºC a 135ºC, sob pressão de 1 atm (atmosfera) a 1,80 atm, e o tempo de 3 a 30 minutos. Portanto, ao utilizar uma autoclave, deve-se observar o tempo, a temperatura e a pressão recomendados pelo fabricante.

Existe um tipo especial de autoclave capaz de realizar esterilização em um período de tempo muito curto (de 3 a 10 minutos, em uma temperatura que pode variar de 132ºC a 135ºC). Por suas características, ela é chamada de autoclave de esterilização rápida ou, em inglês, *flash sterilization*. A utilização desse tipo de autoclave, entretanto, exige uma série de cuidados adicionais e especiais, por isso seu uso só está autorizado legalmente em situações de urgência, como a contaminação acidental de um instrumento cirúrgico imprescindível durante a realização da cirurgia, quando não há tempo hábil para fazer a esterilização convencional.

Vantagens da esterilização por vapor saturado sob pressão:

- É adequada para todos os artigos críticos e semicríticos termorresistentes e de líquidos, desde que para esses não se realize a fase de secagem.
- Possibilita a utilização de todos os tipos de embalagens, com exceção das caixas de alumínio.
- É de fácil operação.
- Tem custo acessível e eficácia comprovada (boa relação custo/benefício).
- Seu ciclo é rápido.
- Não é tóxica para o operador.

Como únicas desvantagens desse processo, destacamos:

- Não é adequado para esterilizar pós, óleos e graxas.
- Causa oxidação em determinados artigos de aço inoxidável.

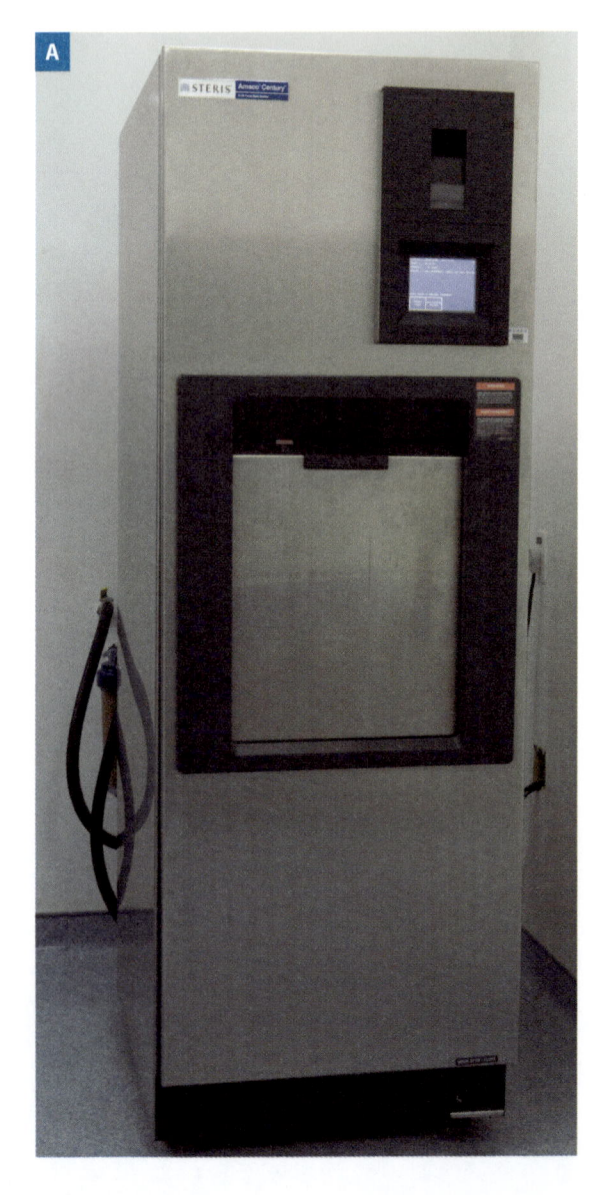

Figura 38 (A a C) | Esterilização por vapor saturado sob pressão.
A | Autoclave tradicional.

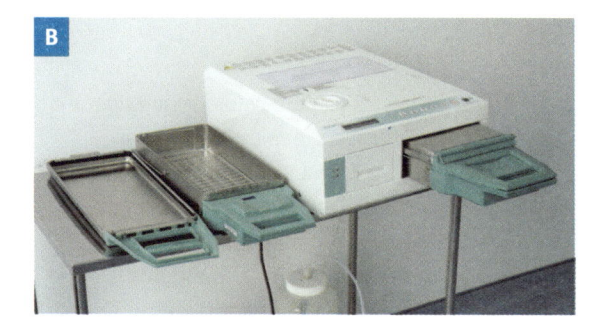

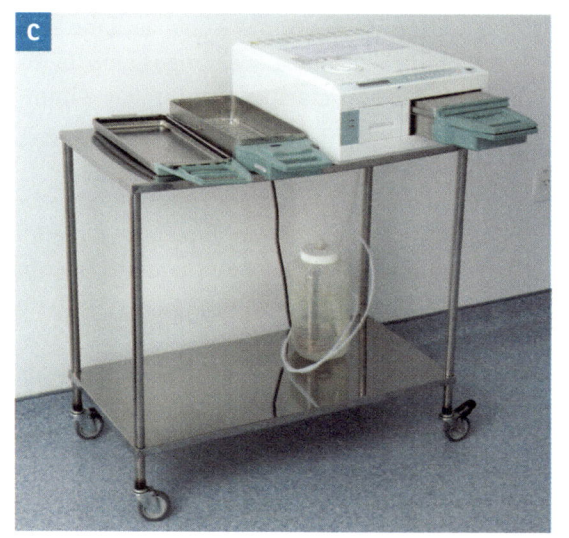

B e C | Autoclave para esterilização rápida.

Passo a passo da esterilização por vapor saturado sob pressão:

- Colocar os pacotes na posição vertical e utilizar apenas 80% da capacidade da câmara do equipamento, para facilitar a circulação do vapor e a eliminação do ar, facilitando a secagem da carga.
- Fazer cargas separadas de roupas e de instrumentos; se isso não for possível, colocar os pacotes de roupa na parte superior, e os instrumentos na parte inferior.

- Evitar que os pacotes, principalmente os que contêm artigos de borracha, encostem na parede da autoclave.
- Seguir rigorosamente as instruções de operação do equipamento.
- Observar os registros físicos de tempo, temperatura e pressão emitidos pela impressora do equipamento em cada ciclo de esterilização; na ausência dos registros pelo equipamento, realizá-los manualmente.

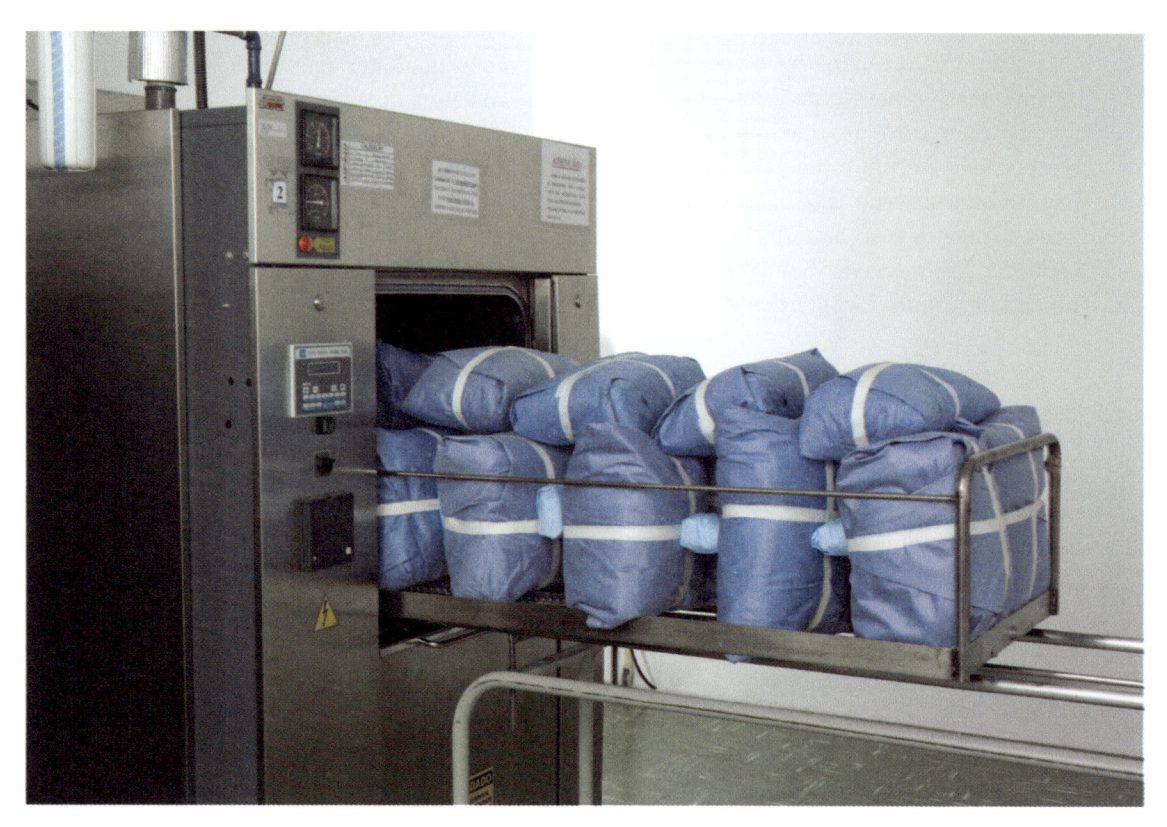

Figura 39 | Carregamento da autoclave.

- Usar luvas próprias – com amianto – ao retirar, da autoclave, artigos embalados em caixas metálicas perfuradas e líquido contido em vidro refratário, para evitar queimaduras.
- Remover os pacotes recém-esterilizados do carrinho da autoclave somente quando eles estiverem completamente frios; caso contrário, corre-se o risco de contaminar os pacotes.
- Guardar caixas e pacotes em locais apropriados, para não prejudicar o prazo de validade da esterilização.
- Limpar a câmara interna da autoclave ao menos uma vez por semana, conforme recomendação do fabricante.

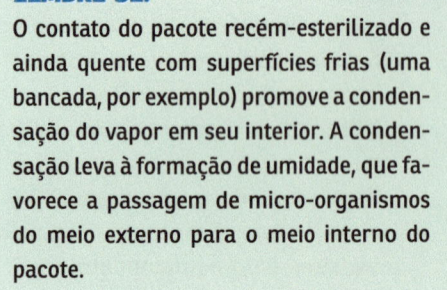

LEMBRE-SE:

O contato do pacote recém-esterilizado e ainda quente com superfícies frias (uma bancada, por exemplo) promove a condensação do vapor em seu interior. A condensação leva à formação de umidade, que favorece a passagem de micro-organismos do meio externo para o meio interno do pacote.

Existem várias maneiras de controlar a eficácia desse processo de esterilização. Já citamos o registro dos parâmetros físicos (tempo, temperatura e pressão) e o indicador químico externo (fita-teste ou fita zebrada). Além desses, há testes para avaliar a eficácia do sistema de vácuo da autoclave, indicadores químicos internos e indicadores biológicos.

Os testes são aplicados pelo enfermeiro do setor, mas é atribuição do técnico em enfermagem saber realizar a leitura, ao menos dos indicadores biológicos. Esse teste utiliza culturas de esporos de germes não patogênicos fornecidos pela indústria em pequenos tubos (denominados por alguns de "tubetes"), os quais são colocados no interior de um dos pacotes a serem esterilizados. Após o processo de esterilização, os tubos são incubados, ou seja, são submetidos a processo térmico em uma incubadora. Passado o período de incubação, é preciso verificar se os esporos foram destruídos pela esterilização.

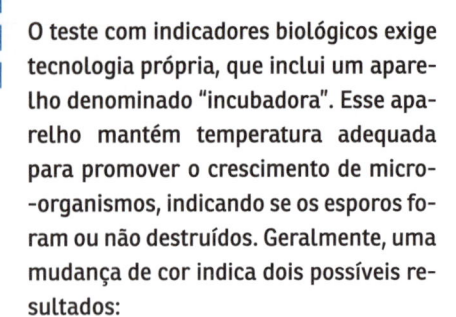

O teste com indicadores biológicos exige tecnologia própria, que inclui um aparelho denominado "incubadora". Esse aparelho mantém temperatura adequada para promover o crescimento de micro-organismos, indicando se os esporos foram ou não destruídos. Geralmente, uma mudança de cor indica dois possíveis resultados:

a) os esporos foram destruídos pela ação da autoclave, e o material pode ser usado com segurança;

b) os esporos não foram destruídos; dessa maneira, o teste deve ser refeito, ao mesmo tempo em que se procura detectar se a autoclave está apresentando algum problema.

Alguns testes são realizados na primeira carga do dia. O teste biológico precisa ser realizado pelo menos uma vez por semana e em todas as cargas que contiverem implantes, sendo que estes não devem ser utilizados até o resultado final da incubação. Finalmente, é necessário aplicar os testes após qualquer manutenção preventiva ou corretiva do equipamento.

Esterilização pelo calor seco | A esterilização é feita por meio do processo de flambagem ou pelo uso da estufa. A flambagem é usada praticamente apenas em laboratórios e consiste em aquecer o metal diretamente sobre a chama, até torná-lo incandescente. Já a estufa é um equipamento elétrico que destrói os micro-organismos por meio do calor gerado por suas resistências elétricas.

Até o final dos anos 1980, essa opção era considerada a mais indicada para esterilizar instrumental cirúrgico, sendo por isso muito usada. Entretanto, a partir de pesquisas sobre a forma como as estufas eram utilizadas nos hospitais, a eficácia da sua esterilização passou a ser questionada e o processo caiu em desuso, embora ainda seja utilizada em alguns consultórios médicos e odontológicos e salões de beleza.

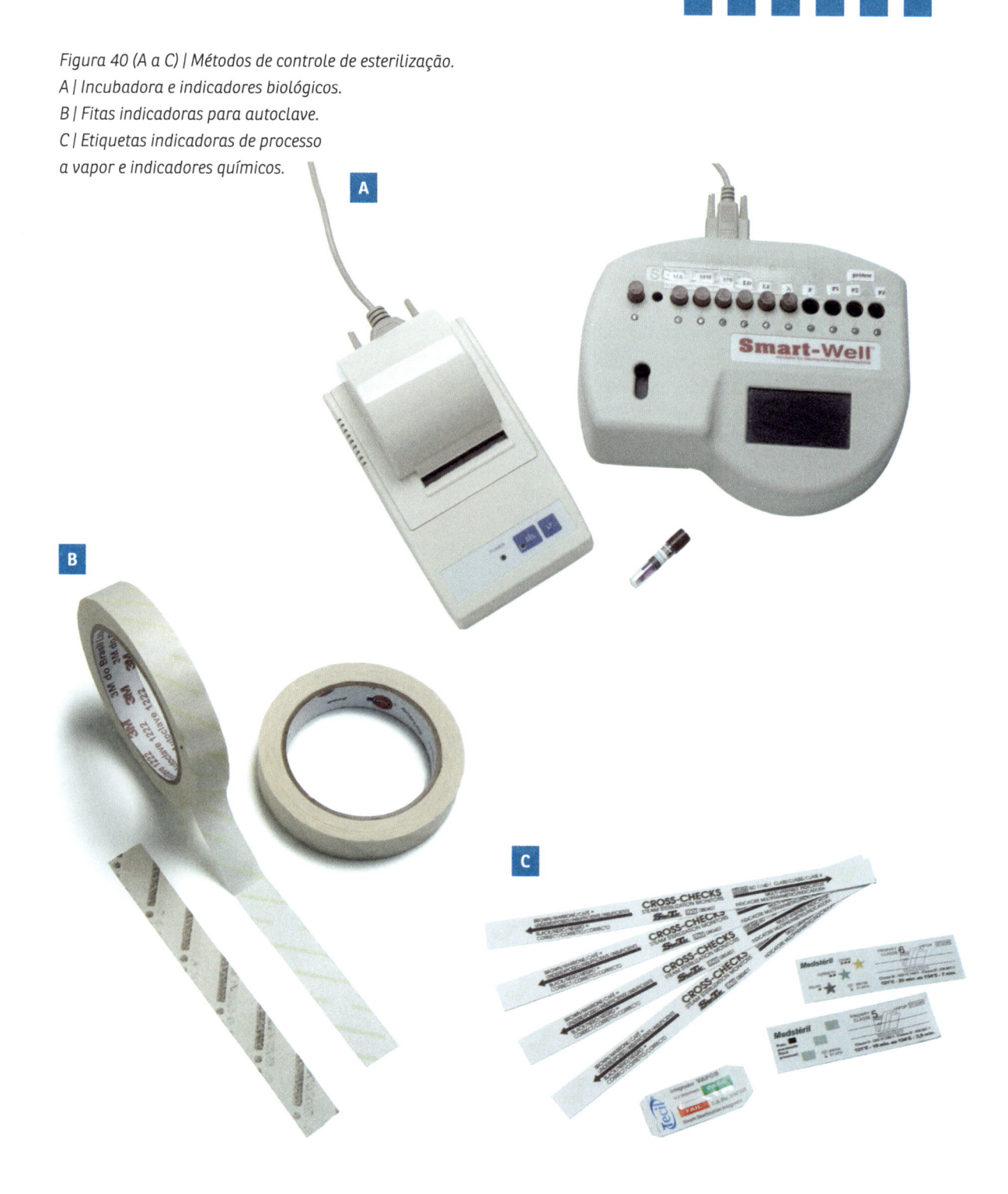

Figura 40 (A a C) | Métodos de controle de esterilização.
A | Incubadora e indicadores biológicos.
B | Fitas indicadoras para autoclave.
C | Etiquetas indicadoras de processo
a vapor e indicadores químicos.

Esterilização pelo cobalto 60 | Este é mais um tipo de esterilização física, já que utiliza a radiação ionizante. O processo apresenta uma série de vantagens, e uma delas é que possibilita esterilizar uma grande variedade de artigos. Por outro lado, apresenta alguns problemas, entre eles a necessidade de controlar rigidamente a exposição dos operadores do processo à radiação.

Por necessitar de local específico e acompanhamento especializado, constitui um processo de difícil implantação no âmbito hospitalar, tornando-se mais apropriado para uso em indústrias, que o utilizam para esterilizar artigos descartáveis: fios e agulhas cirúrgicas, seringas e material de implante, como próteses cardíacas e ortopédicas, entre outros.

Processos físico-químicos de esterilização| Esses processos englobam diferentes técnicas e equipamentos, que, como todos os outros, apresentam vantagens e desvantagens. Como o nome indica, são processos que combinam uma ação física e um ou mais elementos químicos.

Vapor de baixa temperatura e formaldeído gasoso (VBTF) | O método VBTF é um processo de esterilização realizado em autoclaves e que utiliza uma combinação de solução de formaldeído, também chamado de formalina ou formol (substâncias químicas), com vapor saturado, que constitui a parte física do processo. A esterilização acontece em uma temperatura que varia entre 50°C e 78°C, sendo indicada para artigos termossensíveis.

Vantagens da esterilização por VBTF:
- Permite a utilização dos artigos imediatamente após o término do processo.
- É de fácil operação.
- Requer apenas rede de água e esgoto para a instalação da autoclave e, consequentemente, pouco espaço físico.
- Não libera gases residuais para o ar livre, o que significa ausência de impacto ambiental.
- Permite que o operador perceba a tempo o odor do formaldeído em concentrações prejudiciais para sua saúde, o que favorece a execução de medidas corretivas imediatas e representa maior segurança para a equipe de enfermagem.

Como desvantagens, podemos citar:
- O processo não se aplica à esterilização de artigos que absorvem grande quantidade de formaldeído, porque é difícil extrair o gás que impregnou os materiais durante o processo, como acontece com artigos de papel, papelão, látex e tecidos.
- Outra desvantagem é que a grande quantidade de resíduos tóxicos nos artigos pode causar uma série de sinais e sintomas, entre os quais irritação da conjuntiva, dores de cabeça, fadiga e problemas respiratórios.

O controle da esterilização de artigos por VBTF envolve a medição e o registro de rotina de parâmetros físicos (tempo, temperatura, umidade e concentração do esterilizante gasoso), a utilização de indicadores químicos externos e internos e o controle biológico.

Passo a passo da esterilização por VBTF:
- Realizar o processo para artigos termossensíveis, evitando esterilizar aqueles que absorvam grande quantidade de formaldeído, como papel, papelão e tecidos.
- Utilizar invólucros compatíveis com o VBTF: papel grau cirúrgico e combinação de filme plástico e papel.
- Respeitar as dimensões máximas dos pacotes.
- Preencher apenas 70% a 80% da capacidade da câmara da autoclave.
- Colocar os materiais verticalmente nos cestos, evitando amontoá-los.
- Realizar o controle do processo de esterilização.
- Controlar tempo, temperatura, umidade e concentração do esterilizante.

Como outros processos de esterilização em autoclave, devem ser utilizados indicadores que permitam identificar a qualidade do processo. Os indicadores químicos externos (fitas-teste) devem ser usados em todos os pacotes, a não ser que o indicador químico interno esteja visível. Este último precisa ser utilizado dentro de cada caixa de instrumental cirúrgico, em cada pacote de implantes e, principalmente, no centro da carga. O uso dos indicadores químicos é de suma importância, porque eles são os únicos que podem avaliar se cada um dos pacotes passou por um processo de esterilização cujos parâmetros de segurança foram atendidos.

Os indicadores biológicos, como já vimos, monitoram se o processo de esterilização e o equipamento estão funcionando de acordo com o planejado.

Esterilização pelo óxido de etileno (ETO) | Um dos gases usados para esterilizar os artigos médico-hospitalares é o óxido de etileno – um gás tóxico, incolor e inflamável, de ativa penetração e grande poder bactericida, inclusive para os esporos.

A esterilização pelo óxido de etileno é feita em autoclave própria em uma temperatura entre 50°C e 60°C. Trata-se de um processo bem mais complexo do que aquele que utiliza o vapor saturado sob pressão ou o calor seco. Além dos fatores temperatura e tempo, é preciso levar em consideração a concentração do gás e a umidade relativa, por isso constitui um processo físico-químico de esterilização.

Vantagens da esterilização pelo óxido de etileno:
- A maior vantagem do óxido de etileno é a de esterilizar em temperaturas relativamente baixas, tornando-se ideal para vários artigos sensíveis ao calor, como endoscópios, instrumentos oftalmológicos, motores, fios elétricos e outros, embalados em envelopes ou em papel grau cirúrgico, combinado ou não com filme plástico.
- Outra vantagem é o maior prazo de validade da esterilização, desde que o invólucro não tenha sido rasgado, molhado ou perfurado.

Desvantagem:
- A grande desvantagem do processo é exigir uma planta física especial e uma série de requisitos técnicos e legais relativos ao controle ambiental, o que desfavorece o seu uso em ambiente hospitalar. Assim, a maior parte dos hospitais contrata firmas externas especializadas para realizar esse trabalho.

Esterilização por plasma de peróxido de hidrogênio | É mais um processo físico-químico realizado por autoclave específica. O plasma é um estado especial da matéria e difere do líquido, do sólido e do gasoso. O processo de esterilização é feito em temperatura e pressão atmosférica baixas, o que reduz a possibilidade de vazamento.

Vantagens da esterilização por plasma de peróxido de hidrogênio:
- Facilidade de instalação do equipamento.
- É adequado para artigos que só podem ser esterilizados em baixa temperatura.
- Ciclo de esterilização rápido.
- Controle do ciclo realizado por meio de computador.

- Não deixa resíduos tóxicos, somente água, o que minimiza os riscos para o operador e, também, para o ambiente.
- Possui mecanismo interno de cancelamento do ciclo que pode ser acionado se as condições mínimas de esterilização não forem alcançadas.

Mas o processo possui também algumas desvantagens, como:
- Alto custo do equipamento e de sua manutenção.
- Além disso, ele não é adequado para artigos tubulares com lúmen longo e estreito, celulose e líquidos.
- Exige invólucros específicos para o peróxido de hidrogênio.

Passo a passo da esterilização por plasma de peróxido de hidrogênio:
- Selecionar os invólucros compatíveis com o processo, como o Tyvek siliconado, por exemplo.
- Utilizar adaptadores especiais para efetuar a esterilização interna dos lumens dos artigos estreitos e longos, como é o caso dos endoscópios. Já existe uma nova geração de equipamentos que possibilitam esterilizar artigos com lúmen longo e estreito, sem o uso de adaptadores especiais.

O controle de qualidade desse processo de esterilização inclui a temperatura, a pressão e a concentração de peróxido de hidrogênio dentro da câmara.

Além disso, é importante utilizar os indicadores externos – tiras de papel que, ao mudarem de coloração, permitem distinguir os artigos processados dos ainda não processados, devendo por isso ser usados em todos os pacotes (fita de, no mínimo, 5 cm).

Os indicadores internos devem ser colocados no local em que houver maior dificuldade de penetração do vapor de peróxido de hidrogênio. Se não houver uma mudança de coloração uniforme, o artigo deve ser submetido novamente ao processo. Finalmente, os indicadores biológicos completam o conjunto de testes que controlam a eficácia do processo de esterilização por plasma de peróxido de hidrogênio.

Armazenamento e distribuição dos artigos esterilizados e desinfetados | Terminado o processo de esterilização ou desinfecção, os artigos são encaminhados para armazenamento e posterior distribuição às unidades consumidoras da instituição. Nesse estágio, é necessário continuar com uma série de cuidados para não comprometer a validade do processo.

Um cuidado anterior ao armazenamento propriamente dito tem relação com a umidade, especialmente quando o processo de esterilização utilizado foi o do vapor saturado sob pressão. É que, ao final do processo a vapor, apesar de submetidos ao tempo de secagem adequado, os pacotes podem conter ainda alguma quantidade de vapor. Assim sendo, tocá-los nesse momento pode comprometer a esterilidade. Da mesma forma, o contato de pacotes ainda quentes com superfícies frias costuma causar condensação tanto fora quanto dentro deles, e o líquido representa um caminho pelo qual os micro-organismos podem penetrar nos artigos. Assim, como já dissemos anteriormente, só se podem remover os pacotes recém-esterilizados do carrinho da autoclave quando eles estiverem completamente frios.

Há que se cuidar também para que os artigos sejam protegidos de contaminação, danos físicos e perda durante o transporte para a área de armazenamento e distribuição, utilizando recipiente rígido ou saco plástico impermeável.

O armazenamento do material esterilizado deve ser feito em área de acesso restrito, separado de itens não estéreis. O ambiente precisa ser bem ventilado, provido de controle de temperatura, que deve ser mantida em torno de 25ºC, e umidade relativa do ar entre 30% e 60%. O local também precisa ser provido de prateleiras, preferencialmente fechadas, e ter condições de segurança patrimonial contra extravios.

Passo a passo do armazenamento e distribuição dos artigos esterilizados:

- Considerar como contaminados os pacotes que caírem no chão ou que estiverem com a embalagem amassada, rasgada, manchada ou úmida.
- Manter as prateleiras de armazenagem secas, e os artigos colocados à distância de 20-25 cm do piso, de 45 cm do teto e de 5 cm das paredes.
- Realizar a estocagem dos itens, evitando comprimi-los, torcê-los ou mesmo perfurá-los para não comprometer sua esterilidade.
- Limpar diariamente os carros, as caixas de transporte e a área de armazenamento.
- Inspecionar periodicamente os itens estocados para detectar qualquer degradação visível.
- Não ultrapassar o prazo de validade fornecido pelo fabricante da embalagem ou registrado na etiqueta do pacote, para garantir a sua utilização em perfeitas condições.
- Controlar, por meio de registro, a distribuição dos itens esterilizados.

CAPÍTULO 6

Pós-operatório

Quando a cirurgia termina, encerra-se o período transoperatório. Tem início, então, o pós-operatório, terceira etapa da experiência cirúrgica vivenciada pelo paciente. Essa fase compreende todo o período que se segue à cirurgia e vai até a última consulta com o cirurgião.

FASES DO PÓS-OPERATÓRIO

O período do pós-operatório é variável em função da complexidade da cirurgia e de outras circunstâncias, como o estado do paciente, possíveis complicações, entre outros, e pode durar até vários meses.

Essa etapa subdivide-se em recuperação pós-anestésica, pós-operatório imediato, pós-operatório mediato e pós-operatório tardio. Da mesma forma que os períodos pré e transoperatório, o pós-operatório exige uma ampla atuação da enfermagem.

Recuperação pós-anestésica | Essa fase tem início com a chegada do paciente à sala de recuperação pós-anestésica (SRPA) e termina quando ele deixa esse local. Nessa fase, os cuidados de enfermagem visam ajudar no restabelecimento do equilíbrio fisiológico do paciente, no alívio da dor, nos frequentes desconfortos consequentes à cirurgia e prevenir e debelar complicações. Para que esses objetivos possam ser atingidos, é fundamental que o paciente chegue à SRPA acompanhado de todas as anotações relativas aos períodos pré e transoperatório, feitas em instrumentos próprios.

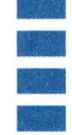

Dependendo do tipo de cirurgia e de anestesia a que o paciente foi submetido, ele pode não ser encaminhado à SRPA: pacientes que se submeteram a pequenas cirurgias podem ser encaminhados diretamente para a sua unidade de origem e até mesmo para sua residência, como acontece em algumas cirurgias ambulatoriais; por outro lado, aqueles que passaram por cirurgias de grande porte, a critério do hospital, podem ser levados diretamente para a UTI ou a Unidade Coronariana, como ocorre nas cirurgias cardíacas, ainda sob efeito da anestesia e utilizando ventilação mecânica.

Se o paciente for encaminhado diretamente para a Unidade de Clínica Cirúrgica (UCC), a equipe de enfermagem precisa preparar o quarto onde ele permanecerá com os materiais e equipamentos necessários, a fim de que os cuidados de enfermagem possam ser realizados com segurança.

Pós-operatório imediato | Vai da alta do paciente da SRPA até as primeiras 24 horas após a cirurgia, mesmo que ele já tenha deixado o hospital. Em geral, nessa fase, o paciente encontra-se outra vez na UCC. Sugere-se que o enfermeiro do Centro Cirúrgico visite-o para avaliar a assistência de enfermagem prestada no transoperatório e na fase de recuperação pós-anestésica.

Pós-operatório mediato | Começa ao final das primeiras 24 horas após a cirurgia e vai até a alta hospitalar. O tempo de internação vai depender do tipo de operação e da evolução do paciente. Cabe ao enfermeiro, juntamente com a equipe médica e levando em consideração o procedimento anestésico-cirúrgico realizado, formular o plano de cuidados de enfermagem até que ele receba alta do hospital.

Os cuidados de enfermagem, tanto no pós-operatório imediato quanto no mediato, têm por objetivo ajudar o paciente a se recuperar totalmente dos efeitos da anestesia, avaliar seu estado fisiológico, controlar a dor, prevenir as complicações e incentivar o autocuidado, a fim de que o paciente possa se reintegrar à vida familiar e às suas atividades normais o mais rapidamente possível.

Pós-operatório tardio | Tem início com a alta hospitalar e dura o tempo que o paciente precisar de atenção especial. É nessa fase que ele retorna à consulta para avaliação da cirurgia e sua eficácia. É também nessa fase que os pontos são retirados – isso acontece, em média, de sete a dez dias após a cirurgia. O ideal é que o paciente continue recebendo assistência, seja por visitas domiciliares ou acompanhamento ambulatorial. Dessa forma, é possível avaliar como está sendo realizado o autocuidado, favorecendo uma recuperação sem complicações.

RECUPERAÇÃO PÓS-ANESTÉSICA

Uma das atribuições do enfermeiro assistencial é orientar sua equipe em relação aos recursos que precisarão ser providenciados para que o paciente possa ser recebido de forma segura na SRPA. Para tanto, deve ter acesso, e com a devida antecedência, ao menos aos seguintes dados: nome, idade, cirurgia a que foi submetido e as condições clínicas do paciente que irá receber.

Entre as providências a serem tomadas, está a preparação da unidade onde ficará o paciente, que consiste em:

- Verificar o funcionamento das saídas de oxigênio e vácuo, dos fluxômetros, nebulizadores e vaporizadores, assim como do monitor cardíaco, do oxímetro de pulso e do aparelho de pressão.
- Reunir o material necessário para a aspiração endotraqueal, gazes e ataduras.

- Prover medicamentos e materiais para atender as complicações mais frequentes.

Dependendo do estado do paciente e do tipo de cirurgia a que foi submetido, será necessário acrescentar outros materiais e equipamentos, como o ventilador mecânico e o capnógrafo, a bomba de infusão e o aparelho de PVC.

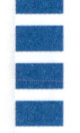

A biossegurança dos trabalhadores e pacientes na SRPA está baseada na aplicação das precauções-padrão. Só assim os profissionais de enfermagem evitarão que os micro-organismos de um paciente contaminem outros e, ao mesmo tempo, protegerão sua própria saúde.

Em caso de dúvida, volte à parte relativa ao pré-operatório, onde estão descritas essas precauções.

Transporte do paciente da SO para a SRPA |
A assistência de enfermagem prestada no pré e no transoperatório tem continuidade com o encaminhamento do paciente da SO para a SRPA, onde ele receberá os cuidados específicos de pós-operatório.

Idealmente, o transporte do paciente deve ser feito pelo anestesiologista que realizou a anestesia, acompanhado pelo enfermeiro do CC e/ou pelo circulante de sala. O anestesiologista permanece na cabeceira da cama maca para manter a via aérea do paciente permeável, e o profissional de enfermagem, na outra extremidade.

O transporte de uma pessoa recém-operada deve ser feito de forma segura, mesmo que a SRPA seja próxima à SO, pois, em consequência do trauma anestésico-cirúrgico sofrido, o paciente geralmente se encontra inconsciente, entorpecido, com seus reflexos protetores diminuídos.

A administração dos agentes anestésicos e de infusões venosas frias aliada à temperatura da SO, geralmente baixa, são fatores que podem produzir hipotermia e calafrios, principalmente em idosos, mais suscetíveis à hipotermia. Cabe à enfermagem preocupar-se em aquecer o paciente assim como evitar que ele deite sobre drenos, equipo de soro e sondas, e que haja tensão sobre a incisão cirúrgica. Durante o transporte, as grades da cama-maca têm de, necessariamente, estar erguidas.

Acompanhante ou familiar na SRPA | Qualquer doença causa estresse e ansiedade tanto para a pessoa doente quanto para sua família. A situação tende a se agravar quando há necessidade de hospitalização e de tratamento cirúrgico. Isso acontece, em parte, porque, durante o ato anestésico cirúrgico, o doente é afastado da sua família que, muitas vezes, recebe pouca ou nenhuma informação a respeito do andamento da cirurgia, somente ao término dela.

A situação frequentemente se repete durante o tempo em que o paciente permanece na SRPA. Muitas famílias não têm conhecimento do período de duas a três horas que o paciente geralmente precisa passar na SRPA, ao término da cirurgia, e buscam informações com a enfermagem, que tem a obrigação de prestar o apoio emocional de que os familiares estejam necessitando.

Hoje existem algumas leis que tentam humanizar a assistência ao paciente, permitindo a entrada e a permanência de um acompanhante para crianças, adolescentes e idosos nas unidades de saúde, inclusive na SRPA. É óbvio que a presença de um familiar diminui a ansiedade dos outros membros da família e faz com que o paciente se sinta mais seguro. Mas a lei também especifica que tanto o médico quanto o enfermeiro podem bloquear a entrada de acompanhante que não cumpra as normas de segurança estabelecidas para o cuidado com o doente. Assim, o enfermeiro precisa ter discernimento não só para avaliar a real necessidade da presença de um familiar junto ao paciente, mas também para solicitar, caso necessário, a substituição do acompanhante, conforme preceitua a lei.

Finalmente, é importante dizer que é necessário criar condições na estrutura física e desenvolver protocolos que orientem a permanência do familiar na SRPA. Só assim essa presença será um fator positivo na recuperação do paciente, evitando-se, ao mesmo tempo, transtornos para a realização do trabalho da equipe de enfermagem.

tência de enfermagem está voltada para três situações distintas, porém interdependentes: admissão do paciente e avaliação inicial; permanência e avaliação sistemática do paciente; e avaliação para a alta.

Admissão do paciente e avaliação inicial |

A recepção do paciente na SRPA deve ser feita pelo enfermeiro e pelo anestesiologista, profissionais responsáveis por esse setor. Enquanto recebe as informações relativas ao transoperatório, transmitidas pelo profissional de enfermagem e/ou anestesiologista que transportaram o paciente para a SRPA, o enfermeiro deve realizar rapidamente a avaliação inicial dele.

Considerando que a primeira preocupação é assegurar a ventilação adequada, o enfermeiro avalia inicialmente a função e a permeabilidade das vias respiratórias, para evitar as complicações que podem ocorrer se a via aérea estiver obstruída. Muitos pacientes submetidos à anestesia geral chegam com uma cânula de borracha ou de plástico na boca (cânula orofaríngea ou de Guedel). O objetivo da cânula é evitar a queda da língua em virtude do relaxamento muscular provocado pela anestesia, uma das causas de obstrução respiratória, principalmente se o paciente ficar em decúbito dorsal. Por essa razão, a cânula precisa ser mantida no paciente inconsciente até que ele reaja à presença dela, o que indica que a ação reflexa está retornando. O paciente também pode entrar na SRPA com um tubo endotraqueal e precisar de respirador mecânico ou nebulização contínua até que seja possível realizar a **extubação***.

Se necessário, o enfermeiro deve realizar a aspiração de secreções, tanto da orofaringe quanto do tubo endotraqueal, e instalar a oxigenoterapia. Em seguida, colocar o oxímetro de pulso para controlar a quantidade de oxigênio no sangue, os eletrodos para monitoração cardíaca e o aparelho para verificar os sinais vitais.

ASSISTÊNCIA DE ENFERMAGEM AO PACIENTE NA SRPA

Os cuidados de enfermagem na SRPA visam ajudar no restabelecimento do equilíbrio fisiológico do paciente, aliviar a dor e os frequentes desconfortos provocados pela cirurgia, além de prevenir e debelar eventuais complicações. Assim, a assis-

LEMBRE-SE:

Na impossibilidade de contar com esses equipamentos para todos os pacientes, eles devem ser utilizados naqueles em estado crítico.

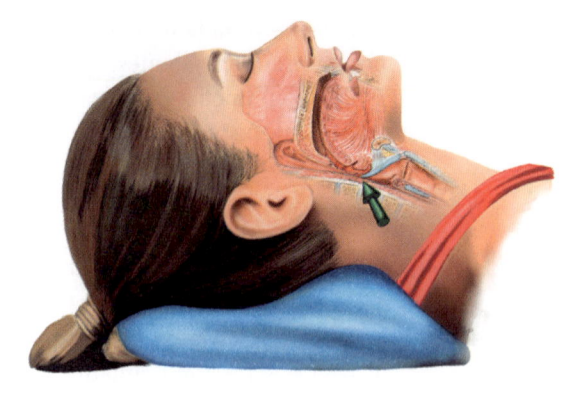

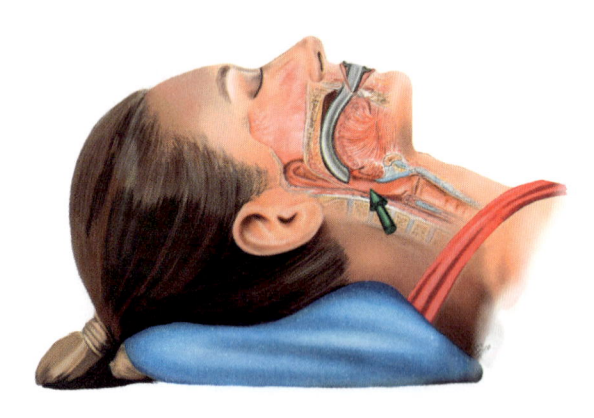

Figura 41 | Via aérea bloqueada por queda da língua e manutenção da permeabilidade da via aérea com a utilização da cânula orofaríngea.

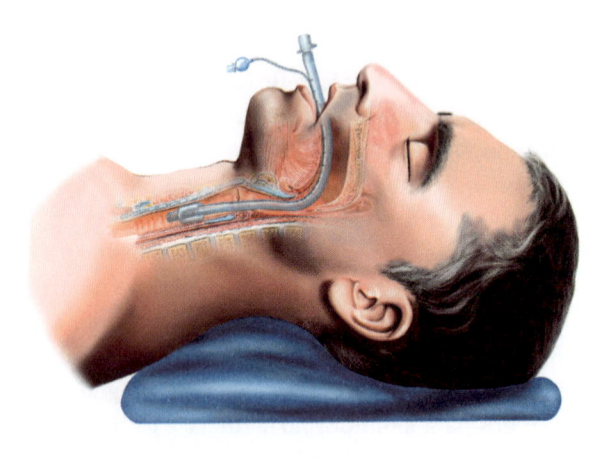

Figura 42 | Paciente com tubo endotraqueal.

É preciso cautela na aspiração da orofaringe em pacientes submetidos a cirurgias de boca e faringe por causa do risco de sangramento.

A seguir, algumas das principais informações que devem ser transmitidas ao enfermeiro da SRPA pelo pessoal do CC:

- Doenças que o paciente já possuía antes da cirurgia e existência de alergias e algum tipo de deficiência, como dificuldade de audição, por exemplo.
- Sinais vitais desde o pré-operatório até a saída da SO.
- Tipo de anestesia e cirurgia propostas e efetivamente realizadas.
- Patologia encontrada na cirurgia. Caso tenha sido detectada alguma malignidade, é preciso saber se o paciente ou a família estão cientes disso.
- Medicamentos administrados no pré-operatório e durante a anestesia.
- Perda sanguínea estimada.
- Líquidos administrados durante a cirurgia.
- Existência de equipos, drenos e cateteres.
- Dados específicos que o cirurgião ou anestesiologista quer que sejam notificados.
- Eventuais intercorrências durante o procedimento anestésico-cirúrgico, tais como:
  – hemorragia intensa;
  – broncoespasmo;
  – choque;
  – parada cardíaca.

A partir das informações recebidas e da avaliação feita pelo enfermeiro, a equipe de enfermagem monitora os sinais vitais, o nível de consciência e da dor, avalia as condições dos curativos, promove o aquecimento do paciente, verifica a coloração da sua pele, as infusões venosas e o posicionamento e a permeabilidade de sondas, drenos e cateteres.

O componente da equipe que verificar os sinais vitais precisa prestar atenção à frequência e à regularidade do pulso, à profundidade e à natureza das respirações. É preciso também controlar o nível de oxigênio do sangue. Em seguida, deve administrar os medicamentos prescritos: analgésicos, se houver dor; antibióticos; e antieméticos, se estiver com náuseas, por exemplo.

Monitorar o padrão respiratório é especialmente importante em pacientes que apresentem fatores de risco para complicações respiratórias, como idade avançada, obesidade, tabagismo e doenças pulmonares prévias. Da mesma forma, esse cuidado é importante para aqueles em pós-operatório de cirurgias longas, cirurgias abdominais, de pescoço, de emergência e que tenham sido submetidos à anestesia geral.

O paciente deve ser colocado na posição exigida pela cirurgia e anestesia e, sempre que possível, a cabeceira do leito deve ser elevada entre 30° e 45°. Se apresentar secreção excessiva de muco, deve ser virado de lado, para que o líquido coletado escape pelo canto da boca. A mesma conduta deve ser adotada em caso de vômito, para evitar a aspiração para os pulmões.

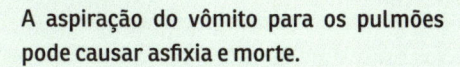

LEMBRE-SE:
A aspiração do vômito para os pulmões pode causar asfixia e morte.

Durante o posicionamento, é preciso ter o cuidado de acolchoar as zonas de pressão e proeminências ósseas e manter o alinhamento corporal.

Pacientes submetidos à anestesia geral podem apresentar um período de agitação psicomotora, quando estão retornando à consciência. A equipe de enfermagem deve estar atenta às medidas de segurança, como manter as grades laterais da cama maca elevadas, por exemplo, para evitar que o paciente caia dela, se machuque ou desconecte o equipo de soro, sondas e drenos.

Uma das medidas que trazem bastante conforto, mesmo que o paciente ainda não esteja totalmente consciente, é conversar com ele, comunicando-lhe o término da cirurgia e explicando-lhe em que local se encontra. E devem-se reforçar as orientações fornecidas no pré-operatório, estimulando-o a realizar inspirações profundas. Mais tarde, quando ele estiver mais consciente, os exercícios de tosse ajudarão a melhorar as condições respiratórias.

Permanência e avaliação sistemática do paciente | Durante todo o tempo em que permanecer na SRPA, o paciente deverá ser monitorado e avaliado sistematicamente. As intervenções de enfermagem devem corresponder às alterações verificadas durante a regressão da anestesia e do trauma cirúrgico.

A avaliação sistemática inclui não somente o estado físico, mas também o estado emocional do paciente. Pode ser feita no sentido cefalocaudal, isto é, da cabeça para os membros inferiores, ou ser realizada levando-se em consideração os diversos sistemas do corpo humano: nervoso, respiratório, circulatório e outros.

A avaliação deve ser iniciada pelo nível de consciência, verificando-se se as respostas do paciente estão coerentes com os estímulos verbais fornecidos.

Os sinais vitais devem ser comparados com os valores apresentados pelo paciente no pré-operatório e controlados de 15 em 15 minutos na primeira hora de permanência na SRPA, de 30 em 30 minutos na segunda hora e, a partir daí, de hora em hora, desde que se apresentem estáveis.

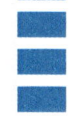 As rotinas descritas se referem aos procedimentos-padrão. A equipe de enfermagem deve estar permanentemente atenta a quaisquer alterações no estado do paciente ou episódios que fujam às orientações rotineiras. Em caso de dúvida, procurar o enfermeiro responsável ou o anestesiologista.

Além dos sinais vitais, é importante observar a coloração das mãos e dos pés para avaliar se a circulação está se fazendo de forma adequada. A cianose das extremidades é um dos indicativos de má circulação.

O controle e o registro dos líquidos administrados por meio de infusões venosas, assim como dos eliminados por meio da urina, de drenagens, vômitos e outros meios, devem ser rigorosos. Se necessário, deve-se fazer o balanço hídrico.

A posição do paciente, do geriátrico em especial, deve ser mudada frequentemente para estimular a respiração, promover a circulação e propiciar maior conforto.

A confusão mental pós-operatória é comum nos idosos. Entretanto, é preciso ter claro que a confusão mental e a agitação de idosos e de pacientes de outras faixas etárias podem ocorrer devido a inúmeras causas. Entre elas, podemos citar dor não aliviada, hemorragia, abstinência do uso de medicamentos ou outras substâncias de uso rotineiro e mesmo hipoxemia,* que será abordada mais adiante quando forem apresentadas as complicações cirúrgicas.

É importante, portanto, excluir todas as outras causas de confusão mental antes de relacioná-la com a idade avançada dos pacientes geriátricos.

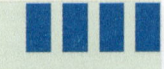

Outros aspectos a serem monitorados são o curativo cirúrgico, a resposta à estimulação térmica e tátil e a mobilidade dos membros inferiores nos pacientes que foram submetidos a bloqueios raquidianos ou peridurais – permitem avaliar o retorno da função sensitiva e motora. Em relação ao curativo, se houver sangramento excessivo, é preciso comunicar o fato ao cirurgião responsável. O nível da dor, uma preocupação constante na monitoração, será abordado em profundidade mais adiante.

Para complementar tudo o que já foi explicado sobre a assistência de enfermagem na recuperação pós-anestésica, apresentaremos agora um recurso para avaliar o estado fisiológico das pessoas submetidas ao procedimento anestésico-cirúrgico, utilizado na maioria das SRPA, inclusive pelos técnicos em enfermagem. Estamos nos referindo ao índice de Aldrete e Kroulik, que deve ser aplicado na recepção do paciente, em intervalos estabelecidos, durante a sua permanência e por ocasião da alta da SRPA.

Índice de Aldrete e Kroulik | O índice criado por Aldrete e Kroulik, em 1970, inspirado na escala de Apgar, que serve para avaliar os recém-nascidos, é um método que avalia as condições fisiológicas dos pacientes submetidos a procedimentos anestésicos. Esse índice avalia os sistemas cardiovascular, respiratório, nervoso central e muscular, utilizando parâmetros clínicos de fácil verificação, como frequência respiratória, pressão arterial, atividade muscular, nível de consciência e porcentagem de saturação de oxigênio no sangue, que é realizada com o auxílio do oxímetro de pulso.

Cada parâmetro clínico avaliado recebe uma pontuação que pode variar de 0 a 2, sendo que a soma total dos valores atribuídos é 10. O índice obtido pelo paciente retrata a evolução do seu quadro clínico. Assim, se na primeira avaliação ele recebe o índice 8 e, na segunda, o índice 6, sua evolução não está sendo satisfatória, e o acompanhamento deve ser mais rigoroso. Por outro lado, se a soma dos pontos obtidos atingir um total de 8 a 10, o paciente pode ter alta da SRPA, porque está com os sinais vitais estabilizados, acordado, consciente, eupneico, isto é, com respiração normal, e movimentando os braços e as pernas.

Por ser de aplicação muito prática, o índice de Aldrete e Kroulik é largamente utilizado. Entretanto, é preciso prestar atenção a alguns aspectos quando de sua aplicação, para atribuir a pontuação correta.

A frequência respiratória deve ser contada por 1 minuto; os manguitos utilizados para verificar a pressão arterial precisam ser apropriados tanto para as pessoas com peso normal quanto para as magras, as obesas e as crianças; além disso, é preciso saber qual é a pressão arterial (PA) que o paciente apresentava antes de ser anestesiado, pois só assim será possível fazer a comparação exigida pelo índice.

Em relação à atividade muscular, é importante lembrar que pacientes submetidos à anestesia regional voltam a movimentar os membros depois de um tempo muito variado, sendo que alguns só apresentam movimentação normal depois de 24 horas.

Para avaliar o nível de consciência, é necessário que o paciente responda ao ser chamado pelo nome sem que seja necessário tocar nele.

Com relação à saturação de oxigênio no sangue, é preciso saber que essa porcentagem, em uma pessoa jovem, ao ar ambiente, deve ser de 98% a 100%; um idoso pode ter os valores abaixo da faixa de 90%; e um fumante inveterado e/ou portador de doença pulmonar grave pode apresentar níveis abaixo de 80%.

Finalmente, antes de aplicar o índice, é preciso ter conhecimento de que alguns parâmetros podem ser alterados por deficiências que o paciente já apresentava antes de ser anestesiado, por exemplo, dificuldade de movimentar as pernas, o que reforça a importância da avaliação pré-operatória para a continuidade da assistência.

Avaliação para a alta da SRPA | O enfermeiro da SRPA, juntamente com sua equipe, avalia constantemente o paciente para informar ao anestesiologista sua evolução. Isso ajuda o médico, que é o profissional responsável pela alta, a decidir em que momento o paciente pode deixar a SRPA.

Índice de Aldrete e Kroulik

Parâmetro	Resposta	Pontuação
Atividade muscular	Movimenta os quatro membros	2
	Movimenta dois membros	1
	É incapaz de mover os membros voluntariamente ou sob comando	0
Respiração	É capaz de respirar profundamente ou sob comando	2
	Apresenta dispneia ou limitação da respiração	1
	Tem apneia	0
Circulação	Sua PA apresenta variação de até 20% do nível pré-anestésico	2
	Sua PA apresenta variação de 20% a 49% do nível pré-anestésico	1
	Sua PA apresenta variação acima de 50% do nível pré-anestésico	0
Consciência	Está lúcido e orientado no tempo e no espaço	2
	Desperta, se solicitado	1
	Não responde	0
Saturação de O_2	É capaz de manter saturação de O_2 maior do que 92%, respirando em ar ambiente	2
	Necessita de O_2 para manter saturação maior do que 90%	1
	Apresenta saturação de O_2 menor do que 90%, mesmo com suplementação de O_2	0

Ao ter alta, dependendo da cirurgia a que se submeteu e do seu estado clínico, o paciente pode ter vários destinos. Caso tenha se submetido a uma grande cirurgia (cardiovascular, pulmonar ou neurológica, por exemplo), pode ser encaminhado para a unidade de terapia específica; em cirurgias menores, pode voltar para sua unidade de origem; e, nas cirurgias ambulatoriais, ele vai diretamente para o seu domicílio.

Na avaliação que precede a alta para a unidade de origem, são levados em consideração parâmetros que demonstram a estabilidade das condições orgânicas do paciente, a saber:

- Sinais vitais estáveis e saturação de O_2 dentro dos limites da normalidade.
- Orientação no tempo e no espaço.
- Ausência de sangramento não só da ferida operatória, como também por drenos e sondas.
- Ausência de dor, ou mínimo de dor possível.
- Ausência de náuseas, vômitos e retenção urinária.

- Presença de sensibilidade cutânea após bloqueio raquidiano ou peridural e movimentação ativa dos quatro membros.
- Valor de escala de Aldrete e Kroulik entre 8 e 10.

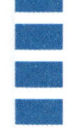 **Pacientes que apresentem índice menor do que 7 devem permanecer na SRPA até que sua condição melhore ou, dependendo da avaliação pré-operatória, sejam transferidos para a UTI.**

Uma vez decidida a alta, o enfermeiro da SRPA deve comunicá-la ao enfermeiro da unidade de origem do paciente, informando as condições clínicas em que ele se encontra. Em seguida, o paciente será transportado, de forma segura, até o seu leito de origem. Nesse momento, é importante que ele seja acompanhado por alguém da equipe de enfermagem, juntamente com todos os exames e o prontuário completo, onde estarão registradas as anotações relativas ao pré e ao trans-operatório, e à recuperação pós-anestésica, com o diagnóstico de enfermagem, o plano de cuidados e a evolução dos cuidados. Isso facilitará a continuidade da assistência no pós-operatório imediato e mediato.

Nos casos de cirurgia ambulatorial, o paciente irá diretamente para seu domicílio. E, para garantir sua segurança, alguns critérios de alta são ainda mais rígidos:

- O índice de Aldrete e Kroulik passa a ser de 9 a 10.
- Os sinais vitais precisam estar estáveis há, pelo menos, 60 minutos.
- O paciente precisa ser capaz de ingerir líquido e de se locomover como antes, se a cirurgia permitir.

A enfermagem tem um papel importante de orientação na alta do paciente submetido à cirurgia ambulatorial. Considerando que os anestésicos turvam a memória por determinado tempo, as orientações precisam ser verbais, por escrito e direcionadas não só ao paciente, como também ao adulto que o estará acompanhando em casa.

As orientações relativas aos cuidados pós-anestésicos e pós-operatórios são as seguintes: uso de medicamentos se prescritos; dieta; como realizar a higiene e o curativo; atividades recomendadas e as não recomendadas – de modo geral, o paciente não deve dirigir veículos nem realizar tarefas que exijam força nas primeiras 24 a 48 horas.

Um aspecto a ser ressaltado é a recomendação para que o paciente não tome decisões importantes nas primeiras 48 horas após a alta, porque os medicamentos, a anestesia e a cirurgia podem interferir nessa capacidade.

Cabe ainda à enfermagem explicar ao acompanhante ou ao familiar o que deve ser observado no paciente, o que fazer caso ocorram complicações e onde procurar ajuda.

Finalmente, é preciso comunicar a data de retorno ao ambulatório ou consultório para acompanhamento, retirada de pontos e alta.

A FERIDA CIRÚRGICA

Um dos aspectos importantes do pós-operatório é a evolução da ferida cirúrgica, sua cicatrização, os cuidados com os drenos cirúrgicos e o curativo.

Tipos de cicatrização | A ferida cirúrgica é incisa quando possui bordas e paredes lisas. As feridas incisas, apesar de dolorosas, são de fácil cicatrização.

A cicatrização da ferida pode ocorrer de três formas:

- **Cicatrização por primeira intenção** | Consiste na união direta das bordas da ferida, com ou sem sutura, sem que haja infecção. Nesse tipo de ferida, o tecido de granulação – vermelho, mole, de fácil sangramento e que forra as feridas – não é visível, e a formação de cicatriz é mínima. De modo geral, as feridas cirúrgicas cicatrizam dessa maneira.

- **Cicatrização por segunda intenção** | Acontece em feridas infectadas ou naquelas cujas bordas não foram aproximadas. A infecção leva à perda de tecido. Quando a infecção acaba, a parte de tecido perdido é gradualmente preenchida pelo tecido de granulação. O tecido de granulação também preenche o espaço entre as bordas que não foram aproximadas. Nas duas situações, ocorre a união indireta das bordas. A cura é completa quando as células cutâneas crescem sobre o tecido de granulação. A cicatriz por segunda intenção é mais clara e menos elástica que a pele normal.

- **Cicatrização por terceira intenção, também chamada de cura secundária** | É a combinação dos dois primeiros tipos. Acontece em feridas profundas que não foram suturadas ou cujas suturas se romperam em virtude de fatores como a infecção, por exemplo. A ferida é deixada aberta até que se forme o tecido de granulação, quando então é feita a sutura novamente. A cicatriz resultante é mais profunda e mais ampla que a dos demais tipos.

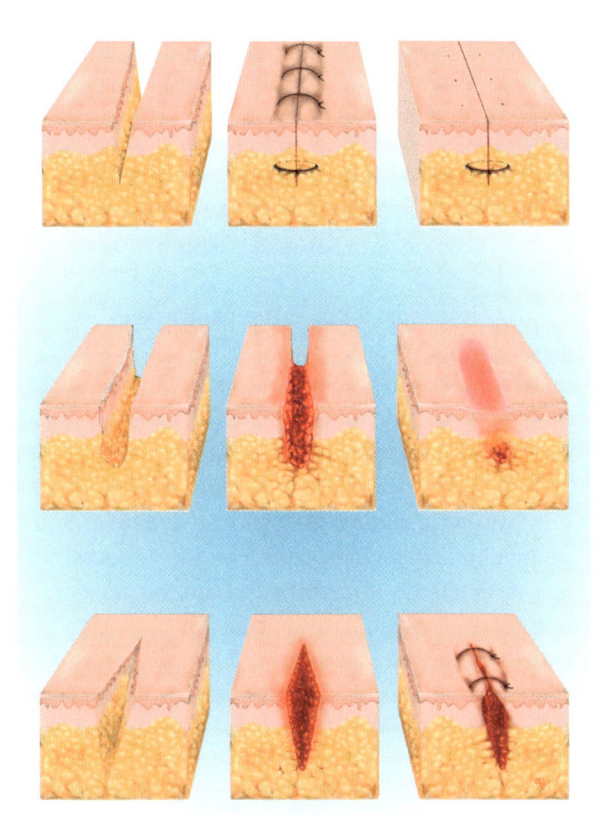

Figura 43 | Tipos de cicatrização da ferida cirúrgica: por primeira, segunda e terceira intenção.

Fatores que interferem na cicatrização |

Existem alguns fatores que interferem na cicatrização. Aqueles relativos à ferida propriamente dita são chamados de locais. Já os que se referem ao estado do paciente como um todo são classificados como gerais.

Fatores locais |

- **Tamanho da lesão** | Quanto maior a lesão, mais difícil se torna a cicatrização.

- **Irrigação sanguínea** | Como o sangue (e o oxigênio que ele transporta) é o responsável pela cicatrização, a má irrigação no local da ferida retarda a cicatrização. Às vezes, o oxigênio insuficiente pode ser devido a problemas pulmonares ou cardiovasculares; em outras ocasiões, é uma consequência de vasoconstrição localizada, como acontece quando os curativos estão muito apertados.

- **Hematoma** | A formação de uma bolsa de sangue, que é chamada de hematoma, força as bordas da ferida, separando-as, o que contribui para o aparecimento de infecção.

- **Acúmulo de drenagem** | O acúmulo de sangue e de secreções, se não for removido, pode se tornar meio de cultura para os micro-organismos.

- **Corpos estranhos** | Sujeiras e fiapos de gaze provocam rejeição por parte do organismo, retardando a cicatrização.

- **Curativo muito pequeno** | Permite a contaminação e a invasão bacteriana.

- **Infecção** | Provoca um edema que, pressionando internamente os vasos sanguíneos, dificulta a chegada de nutrientes e, consequentemente, a cicatrização.

Fatores gerais |

- **Idade do paciente** | Quanto mais idosa for a pessoa, maior a dificuldade de cicatrização, em virtude de problemas circulatórios e de os tecidos serem menos elásticos.

- **Estado nutricional** | A cicatrização depende das proteínas, formadoras de tecido; se o paciente estiver desnutrido, a cicatrização será retardada.

- **Doenças** | A existência de doenças como diabetes, câncer, anemia e insuficiência renal, por exemplo, também dificulta a cicatrização.

- **Radiação e uso de medicamentos** | A radiação e o uso de medicamentos como corticosteroides, anticoagulantes e antibióticos retardam a cicatrização.

- **Estado imunossuprimido** | O paciente que esteja com seus mecanismos de defesa prejudicados é mais vulnerável à invasão bacteriana e viral.

- **Atividade excessiva do paciente** | A atividade excessiva evita a aproximação das bordas da ferida, já o repouso favorece a cicatrização.

Drenos cirúrgicos |

Os drenos cirúrgicos são tubos que saem da área próxima à ferida cirúrgica até um sistema de aspiração fechada ou para dentro dos curativos. O objetivo de seu uso é permitir a saída do sangue e de outros líquidos, evitando, dessa maneira, que sirvam de cultura para as bactérias. Os drenos mais frequentemente utilizados são: o de Penrose, o de Kher ou em T, o fechado de pressão negativa (Hemovac) e o dreno de tórax.

O dreno de Penrose é um tubo de látex mole e delicado, de vários diâmetros, colocado através de um pequeno orifício ou da própria cicatriz operatória. Geralmente drena para dentro do curativo, mas, se for necessário medir o volume de secreção expelida, ele pode ser conectado a bolsas coletoras. Existem diversos tamanhos de bolsas, dependendo de sua função.

Já o dreno de Kher ou em T é utilizado nas operações de vias biliares, com a finalidade de escoar a bile para fora durante certo tempo.

O dreno fechado de pressão negativa (Hemovac) é conectado por um tubo a uma bolsa coletora elástica, sanfonada. Ao ser comprimida para a retirada do ar do seu interior, a bolsa cria um vácuo capaz de provocar aspiração contínua e levar para o interior da bolsa o sangue e as secreções retidos da ferida. Quando o recipiente estiver cheio, é necessário abrir a tampa de cima e esvaziá-lo. Para restabelecer a pressão negativa, comprime-se o recipiente sanfonado até o ar sair totalmente. Mantendo o recipiente comprimido, recoloca-se a tampa. Assim a drenagem recomeçará.

O dreno de tórax serve para escoar secreções ou sangue, assim como restaurar a pressão negativa do pulmão. É utilizado na drenagem de tórax (que será detalhada na Parte 3 deste livro), destinada às intervenções cirúrgicas.

A quantidade de drenagem sanguinolenta no curativo cirúrgico precisa ser avaliada com frequência. É esperado certo volume de secreção nos sistemas de drenagem fechada ou no curativo, mas, quando a drenagem for excessiva, é necessário avisar ao cirurgião. Quantidades crescentes de sangue fresco no curativo devem ser comunicadas imediatamente.

Figura 44 | Drenos cirúrgicos.

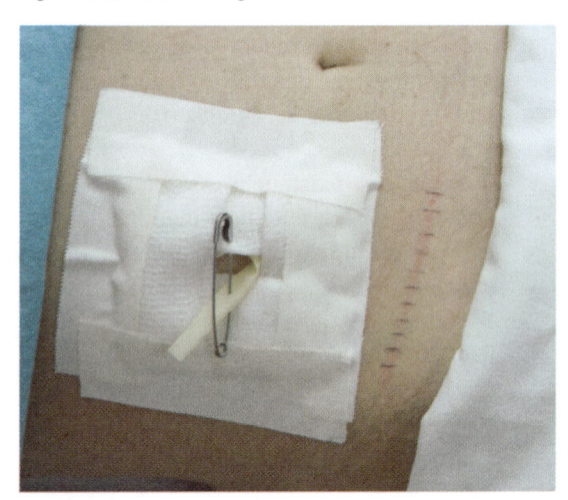

Dreno de Penrose

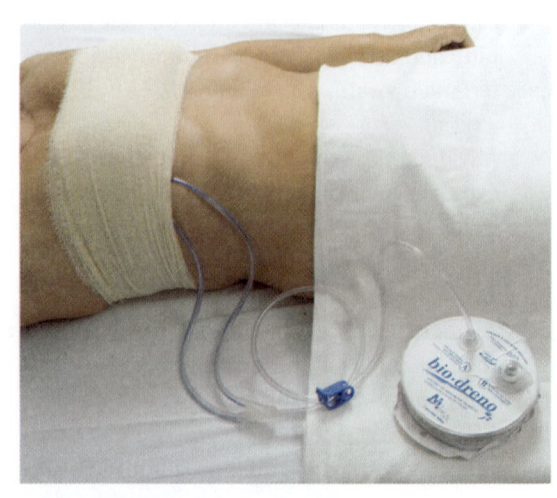

Dreno fechado de pressão negativa

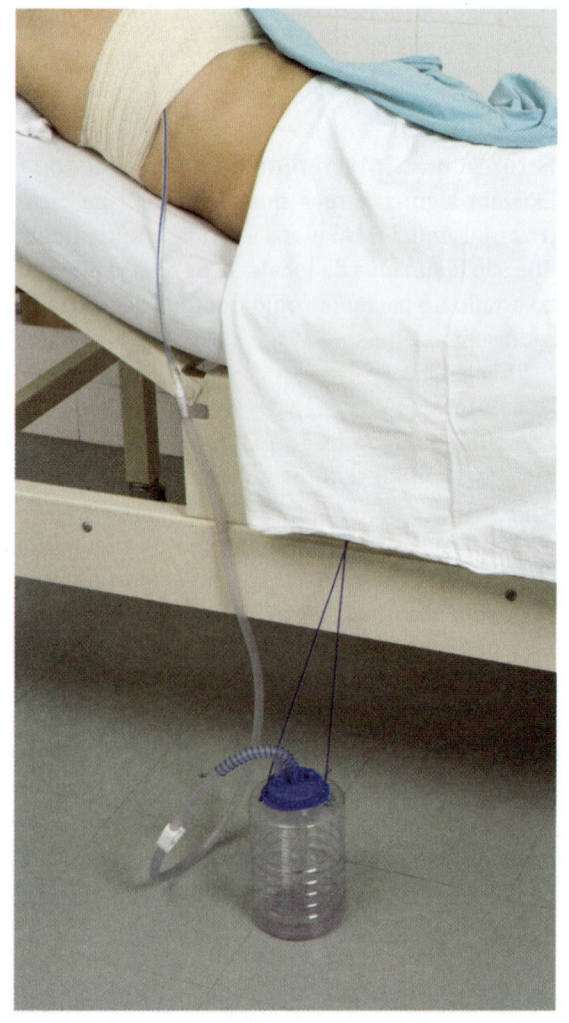

Dreno de tórax

O curativo cirúrgico | O curativo é extremamente importante porque influencia, em parte, o sucesso da operação. O primeiro curativo pós-operatório geralmente é feito por um membro da equipe cirúrgica; os subsequentes, dependendo do tamanho, do tipo da cirurgia e da rotina da equipe cirúrgica, são trocados pelo enfermeiro ou por um componente da equipe de enfermagem. Esse curativo tem as seguintes finalidades:

- Criar um ambiente adequado para a cura da ferida, protegendo o novo tecido epitelial das lesões mecânicas.
- Imobilizar a região operada.
- Absorver as secreções.
- Evitar contaminação bacteriana e a sujeira de fezes, urina e vômitos.
- Promover a hemostasia como em um curativo compressivo.
- Dar conforto ao paciente.
- Aplicar medicamentos.

Os curativos cirúrgicos podem ser classificados de várias maneiras.

Se levarmos em consideração a presença ou não de infecção, podem ser limpos (assépticos) ou contaminados (sépticos).

Com relação à presença ou à ausência de umidade intencional, eles podem ser secos ou úmidos. As feridas feitas de maneira asséptica, muitas vezes, são cobertas com um curativo estéril seco no pós-operatório. Quando se permite que a ferida pós-operatória cure por segunda ou terceira intenção, ela pode ser envolta com curativos esterilizados umedecidos com soro fisiológico e coberta por um curativo estéril seco.

Curativos com a finalidade de promover a hemostasia podem ser simples ou compressivos.

Finalmente, classificam-se em abertos, quando a ferida cirúrgica fica exposta; ou fechados, quando ficam cobertos por gazes, compressas e esparadrapo.

Vale lembrar que a troca do curativo deve ser realizada em horário adequado, nunca no horário de refeição do paciente ou em presença de visitas. E ainda, de acordo com as precauções padronizadas, os curativos nunca devem ser trocados por mãos desnudas por causa do risco de transmissão de organismos patogênicos.

ASSISTÊNCIA DE ENFERMAGEM NO PÓS-OPERATÓRIO IMEDIATO E MEDIATO

Os pacientes admitidos na Unidade de Clínica Cirúrgica, onde receberão a assistência de enfermagem relativa tanto ao pós-operatório imediato quanto ao mediato, apresentam uma série de necessidades. Neste tópico, abordaremos apenas os cuidados de enfermagem gerais. Os específicos serão explanados na Parte 3 deste livro, dedicada às intervenções cirúrgicas.

Como já foi explicado, após a cirurgia e enquanto durar a hospitalização, os cuidados de enfermagem objetivam ajudar o paciente a se recuperar totalmente dos efeitos da anestesia, avaliar seu estado fisiológico, controlar a dor, prevenir as complicações e promover o ensino do autocuidado, a fim de que o paciente possa retomar sua vida o mais rapidamente possível.

Rotinas de atendimento nas primeiras 24 horas após a cirurgia:

- Monitorar os sinais vitais na admissão do paciente e a cada 15 minutos durante a primeira hora e a cada 30 minutos nas duas horas seguintes.
- Prestar atenção especial à respiração, administrando oxigênio se prescrito.
- Observar o calor, a umidade e a coloração da pele.

Depois desse período, os sinais vitais podem ser verificados com menor frequência se permanecerem estáveis. Geralmente, a partir do segundo dia de pós-operatório, a verificação é feita duas vezes ao dia, dando-se ênfase à temperatura para detectar eventual infecção.

Rotinas de atendimento durante a hospitalização:

- Verificar o funcionamento de sondas, drenos, cateteres e infusões venosas.
- Anotar o débito urinário no sistema de drenagem fechada se o paciente estiver com sonda vesical; caso contrário, controlar a distensão da bexiga e a vontade de urinar do paciente.
- Observar o funcionamento intestinal.
- Avaliar o nível de consciência, de orientação e a capacidade de movimentar os membros.
- Verificar as condições do curativo cirúrgico, que deverá ser trocado, se necessário. Nessa situação, deverão ser anotadas as soluções

utilizadas, a evolução da cicatrização e a eventual presença de secreção, sangue, etc.

- Administrar os medicamentos prescritos, o que inclui os analgésicos em caso de dor. Antes de administrar os analgésicos, avaliar o nível e a localização da dor. Após a administração, controlar a eficácia do medicamento no alívio da dor.
- Mudar frequentemente a posição do paciente, deixando-o confortável, e estimular a realização dos exercícios respiratórios ensinados no pré-operatório. Esses exercícios são importantes para promover a expansão pulmonar, melhorar a oxigenação sanguínea e evitar complicações pulmonares.
- Estimular a realização dos exercícios com as pernas para evitar a estase venosa, conforme também ensinado no pré-operatório, assim como a deambulação precoce, desde que não haja contraindicações. Vale lembrar que a deambulação precoce, além de favorecer a expansão pulmonar e a circulação dos membros inferiores, ajuda no funcionamento intestinal.
- Auxiliar o paciente a realizar sua higiene pessoal, estimulando-o a fazer sozinho tudo o que lhe seja permitido.
- Observar se o paciente está aceitando a dieta que, no início do pós-operatório imediato, geralmente é líquida, passando depois para pastosa, até obter a consistência normal.

Em geral, os pacientes começam a se sentir melhor várias horas depois da cirurgia ou depois de acordar na manhã seguinte, quando estão mais alerta e menos nauseados, embora a dor ainda possa ser intensa. Muitos já dão alguns passos e conseguem realizar sua higiene pessoal com a ajuda da equipe de enfermagem, além de aceitarem uma refeição leve.

A partir desse quadro, o foco dos cuidados de enfermagem se desloca do tratamento fisiológico intenso e do alívio sintomático dos efeitos adversos da anestesia para o ensino do autocuidado, o que dará maior independência ao paciente, preparando-o para a alta. Entretanto, é preciso ter claro que tanto no pós-operatório imediato quanto no mediato o paciente ainda corre o risco de apresentar complicações.

Acolhimento e humanização | É claro que todos ficam muito aliviados com o término da cirurgia e a volta do paciente para a Unidade de Clínica Cirúrgica, onde a família pode ficar perto dele o tempo todo. Apesar disso, os níveis de ansiedade costumam se manter altos. O estranhamento provocado pelo ambiente desconhecido, por uma cama diferente, o medo dos efeitos imediatos e de longo prazo e, também, das possíveis complicações, a alteração de sua imagem corporal, a quebra da rotina e os efeitos da cirurgia nas responsabilidades e nos papéis normalmente desempenhados são alguns desses fatores de estresse. Compete à enfermagem, em especial ao enfermeiro, ouvir as preocupações do paciente e da sua família e ajudá-los a minimizar a ansiedade, fornecendo informações que possam tranquilizá-los.

O enfermeiro deve descrever a rotina hospitalar, informando quando o paciente poderá se alimentar, deixar o leito, quando seus tubos e drenos devem ser removidos, etc. Acima de tudo, o profissional de enfermagem precisa aceitar a cooperação da família, encorajando-a a participar do plano de cuidados ao paciente. Assim, os familiares sentirão que estão colaborando para a recuperação e ficarão mais tranquilos.

Cabe também à enfermagem cuidar da privacidade do paciente e da família, além de providenciar um ambiente adequado com assentos, travesseiros e cobertores suficientes para todos, estimulando, de todas as formas possíveis, uma atmosfera de repouso, relaxamento e apoio.

ASSISTÊNCIA NOS DESCONFORTOS MAIS FREQUENTES DO PÓS-OPERATÓRIO

Tanto na recuperação pós-anestésica quanto no pós-operatório imediato é comum o paciente passar por vários desconfortos. Embora, a princípio, não representem risco de morte, é preciso dar-lhes atenção não somente para aliviar o paciente, mas porque, quando não tratados, muitos deles podem se transformar em complicações e aí sim irão se constituir numa ameaça à vida do paciente.

A seguir, os desconfortos pós-operatórios mais frequentes e os cuidados que a enfermagem deve dispensar ao paciente.

Dor | A dor é um dos desconfortos mais comuns no pós-operatório, gerando ansiedade, tensão e agitação.

O grau e a gravidade da dor pós-operatória, assim como a tolerância do paciente, dependem de uma série de fatores: local da incisão, tipo de procedimento cirúrgico, extensão do trauma cirúrgico, tipo do agente anestésico e como o agente foi administrado.

As respostas físicas, emocionais e comportamentais decorrentes da dor podem ser atenuadas ou acentuadas, dependendo de fatores como o nível de estresse, as bases culturais e o significado da dor para o paciente. Daí a importância das orientações pré-operatórias e do suporte psicológico, pois, geralmente, pacientes que sabem o que espera por eles no pós-operatório apresentam menor grau de ansiedade, de apreensão e até mesmo de dor.

Entretanto, independentemente da resposta ao quadro da dor, cabe à enfermagem aliviar o sofrimento, minimizando o desconforto e evitando as complicações consequentes.

Cuidados de enfermagem:
- Identificar o local e o tipo da dor; às vezes, uma simples mudança de posição, uma fricção nas costas com um hidratante suave ou mesmo uma conversa esclarecedora podem ser úteis no alívio temporário do desconforto geral provocado pela dor.
- Administrar o analgésico, de acordo com os intervalos prescritos, evitando que a dor se torne intensa.
- Aplicar medidas não farmacológicas de alívio da dor, como relaxamento, massagem, aplicação de calor ou frio (quando prescrito) e distração, para suplementar os medicamentos.
- Registrar as queixas do paciente no seu prontuário, assim como o horário de administração do analgésico.

Náuseas e vômitos | A náusea pode ser definida como a sensação de enjoo ou desconforto no estômago. Muitas vezes, a náusea precede o vômito, que consiste na saída forçada dos conteúdos do estômago pela boca.

A náusea e o vômito são causados por uma série de fatores, entre eles podemos citar o efeito dos anestésicos e de outros medicamentos; a deglutição de saliva, muco e sangue durante o período de inconsciência, o que pode levar a uma distensão gástrica; a não observância adequada do jejum no pré--operatório; a predisposição do paciente; dor intensa e outros.

É importante que a enfermagem esteja atenta a esses sintomas e ao seu tratamento, porque o vômito pode ocasionar complicações, como a desidratação, se for persistente, a tensão nos pontos da incisão cirúrgica e a aspiração pulmonar, que, por sua vez, pode ocasionar asfixia respiratória e, posteriormente, pneumonia.

Cuidados de enfermagem:
- Sempre que possível, manter a cabeceira do leito elevada entre 30° e 45° e realizar técnicas de relaxamento na vigência da náusea, como formas de prevenir o vômito.
- Auxiliar o paciente a virar a cabeça para o lado durante o episódio do vômito, evitando a aspiração para os pulmões.
- Realizar a higiene da boca após cada episódio de vômito, anotando as características, o número de vezes e a quantidade eliminada a cada vez.
- Se o paciente estiver usando sonda nasogástrica, lavá-la, pois provavelmente estará obstruída, e verificar se a posição está correta.
- Evitar mudanças bruscas de decúbito.
- Administrar os antieméticos e analgésicos prescritos.
- Tranquilizar o paciente que está retornando à consciência.
- Se o paciente já estiver utilizando a via oral, esperar pelo menos 30 minutos antes de oferecer líquidos novamente.

Sede | Esse é um desconforto frequente, principalmente na recuperação pós-anestésica. Em geral, a sede é provocada pelo uso de medicamentos e pela perda de líquidos durante a operação.

Cuidados de enfermagem:
- Umedecer os lábios e a boca do paciente, quando ainda não estiver totalmente refeito da anestesia.
- Oferecer pequenas quantidades de líquidos, em intervalos curtos, quando o paciente já estiver consciente, e a náusea, assim como o vômito, tiver cessado.

Distensão abdominal | O aumento da circunferência abdominal acontece após a cirurgia pelo acúmulo de ar aspirado e de gases. A distensão abdominal provoca dor e desconforto respiratório.

As causas mais comuns desse desconforto são as cirurgias abdominais, que diminuem o peristaltismo intestinal, e as cirurgias laparoscópicas, que injetam gás carbônico no abdome do paciente.

Cuidados de enfermagem:

- Manter a cabeceira da cama entre 30° e 45°.
- Medir a circunferência abdominal do paciente.
- Administrar analgésicos para aliviar a dor.
- Realizar mudança de decúbito, quando permitido, promovendo o conforto do paciente.
- Passar sonda retal ou nasogástrica para aliviar o desconforto, de acordo com a prescrição médica.
- Verificar os sinais vitais, as condições do curativo e o funcionamento de sondas e drenos.
- Anotar a assistência prestada.

Soluço | É um espasmo inspiratório com súbito fechamento da glote e contração do diafragma, que ocasiona um ruído característico. Entre as causas do soluço, podemos citar a exposição ao frio, a distensão abdominal e a ingestão de líquidos muito quentes ou muito frios.

O soluço ocorre mais frequentemente após cirurgias abdominais e, em geral, cessa espontaneamente ou com tratamentos simples. Entretanto, quando persiste, pode desencadear o vômito, prejudicar a sutura cirúrgica e levar o paciente à exaustão.

Cuidados de enfermagem:

- Aquecer o paciente, utilizando, inclusive, manta térmica se necessário.
- Manter oxigenação contínua e ensinar o paciente a realizar respirações profundas e pausadas.
- Administrar medicamentos de acordo com a prescrição médica.
- Controlar os sinais vitais e tranquilizar o paciente.
- Anotar a assistência prestada.

Retenção urinária | É a incapacidade de urinar, apesar da vontade, o que causa dor e desconforto. É comum principalmente nas cirurgias urológicas, pélvicas e abdominais, após a retirada da sonda vesical colocada no paciente durante o transoperatório. A retenção urinária também pode acontecer em pacientes sondados, por obstrução ou dobra da sonda ou da sua extensão. A retenção urinária também é comum em pacientes submetidos a raquianestesia e anestesia peridural.

Cuidados de enfermagem:

- Comparar o volume urinário eliminado com o volume de líquidos recebido pelo paciente.
- Verificar se não há obstrução ou acotovelamento na sonda vesical caso o volume urinário seja inferior a 30 mL/hora.
- Atentar para os sinais de retenção urinária, como queixas relativas a dificuldade de urinar, dor, abaulamento da região da bexiga (suprapúbica) e ausência de diurese espontânea.
- Proporcionar conforto e privacidade ao paciente para estimular a micção espontânea.
- Realizar sondagem vesical de alívio, se necessário, e de acordo com a prescrição médica.
- Anotar a assistência prestada.

ASSISTÊNCIA DE ENFERMAGEM NAS COMPLICAÇÕES CIRÚRGICAS

Apesar de todos os esforços da equipe multiprofissional que trata o paciente, no sentido de prevenir desconfortos e problemas, às vezes surgem as indesejáveis complicações. Elas podem ocorrer em qualquer das fases do pós-operatório, embora sejam mais frequentes na recuperação pós-anestésica. As complicações demandam uma série de cuidados de enfermagem, que devem ser devidamente registrados depois que forem prestados.

Complicações na fase de recuperação pós-anestésica | As complicações desse período, em geral, são de natureza respiratória ou cardiovascular. Entre as respiratórias, as mais frequentes são a hipoxemia e a hipercapnia. A hipoxemia é definida como uma diminuição de oxigênio no sangue. Já a hipercapnia é o excesso de gás carbônico no sangue. Os dois problemas podem ocorrer se a via aérea estiver obstruída e a ventilação, reduzida, ou seja, se houver hipoventilação.

Obstrução respiratória | As principais causas da obstrução respiratória são:

- "Queda" da língua para trás em virtude do relaxamento provocado pelos anestésicos.
- Relaxamento dos músculos e da dor, que dificulta a tosse e a eliminação das secreções; o acúmulo de secreções, principalmente as mais espessas, pode obstruir os brônquios.
- Laringoespasmo, que é resultante da contração dos músculos da laringe devido ao trauma, a irritação ou edema da traqueia provocados pelo tubo endotraqueal e por reação alérgica.
- Broncoespasmo, que é o espasmo dos brônquios, complicação frequente em pacientes com história de asma ou bronquite.
- Aspiração de vômito.

Sinais e sintomas da obstrução respiratória:

- Sensação de sufocamento.
- Respirações irregulares e ruidosas.
- Níveis de saturação de oxigênio diminuídos.
- Cianose da pele.
- Agitação.

Cuidados de enfermagem:

- Colocar a palma da mão no nariz e na boca do paciente para sentir a expiração.
- Examinar a boca do paciente para verificar se existe algo obstruindo.
- Comunicar imediatamente ao enfermeiro ou ao médico os sinais de obstrução constatados.
- Aspirar secreções de orofaringe e nariz.
- Administrar oxigênio suplementar, de acordo com a prescrição médica.

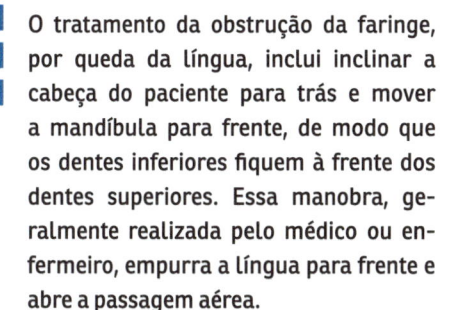

O tratamento da obstrução da faringe, por queda da língua, inclui inclinar a cabeça do paciente para trás e mover a mandíbula para frente, de modo que os dentes inferiores fiquem à frente dos dentes superiores. Essa manobra, geralmente realizada pelo médico ou enfermeiro, empurra a língua para frente e abre a passagem aérea.

As principais complicações cardiovasculares que ocorrem na recuperação pós-anestésica são hemorragia, hipotensão, choque, hipertensão e disritmias.

Hemorragia | Hemorragia é a perda anormal de sangue. Suas consequências dependem de dois fatores: a quantidade de sangue perdido e o estado geral do paciente naquela hora.

A hemorragia pode aparecer de maneira lenta ou emergencial em qualquer momento da recuperação pós-anestésica e até vários dias depois da cirurgia. Trata-se de uma complicação grave, porque pode levar à morte.

A hemorragia pode ser classificada de várias maneiras:

- De acordo com o vaso rompido, pode ser venosa (o sangue tem cor escura e borbulha rapidamente) ou arterial (o sangue é vermelho vivo e aparece em jatos a cada batimento cardíaco).
- Segundo o intervalo de tempo, a hemorragia é primária (ocorre durante a operação), intermediária (nas primeiras horas após a cirurgia) e secundária (quando acontece algum tempo após a cirurgia). Como se pode concluir, a hemorragia que acontece na SRPA é a intermediária, enquanto a que pode ocorrer no pós-operatório imediato e mediato é a secundária.
- Conforme a visibilidade, a hemorragia é evidente ou externa quando pode ser observada, porque o sangue se exterioriza pela incisão cirúrgica ou por meio de orifícios naturais, como ouvidos, nariz, boca, vagina, uretra e ânus; ou oculta, também chamada de hemorragia interna, quando o sangue escoa para dentro de cavidades, como abdome, tórax e crânio, não podendo ser observada.

Dependendo do local por onde o sangue é eliminado, a hemorragia externa recebe diferentes nomes:

- Epistaxe: sangue eliminado pelo nariz.
- Hematêmese: sangue eliminado por meio do vômito.
- Hemoptise: sangue espumoso, eliminado pela tosse.
- Hematúria: urina com sangue.
- Melena: sangue nas fezes, que se apresentam pretas.

Entre as causas mais frequentes da hemorragia, destacam-se:

- Paciente com problemas de coagulação sanguínea.
- Hemostasia cirúrgica imperfeita.
- Uso rotineiro de medicamentos que dificultam a coagulação sanguínea (como a aspirina, por exemplo).
- Tensão sobre a incisão cirúrgica resultante de movimentos bruscos, esforço do paciente, etc.

Principais sinais e sintomas da hemorragia:

- Apreensão, agitação.
- Sede.
- Pele fria, úmida e pálida.
- Aumento da frequência cardíaca.
- Respirações rápidas e profundas.

A hemorragia – principalmente a interna, pois os sinais e os sintomas se manifestam quando o paciente já perdeu uma grande quantidade de sangue – pode levar à hipotensão arterial e ao choque hipovolêmico, complicações que serão abordadas adiante.

Cuidados de enfermagem:

- Se o sangramento for evidente (na ferida cirúrgica, por exemplo), fazer um curativo compressivo e, se possível, elevar o local do sangramento até o nível do coração. Comunicar ao enfermeiro ou ao médico imediatamente.
- Se o paciente não tiver sido submetido à cirurgia neurológica, colocá-lo em decúbito dorsal com as pernas elevadas até um ângulo de 20°. Os joelhos ficam retos, o tronco horizontal e a cabeça discretamente elevada, conforme você pode ver na Figura 45. Os demais cuidados são:
- Manter o paciente em repouso, para não aumentar o sangramento.
- Transfundir sangue ou derivados, segundo prescrição médica.
- Controlar os sinais vitais.

Se o sangramento for interno, o paciente pode ser levado de volta à SO para revisão da cirurgia.

Hipotensão arterial | Considera-se como hipotensão, no pós-operatório, a pressão arterial 80% menor do que a que o paciente apresentava no pré-operatório.

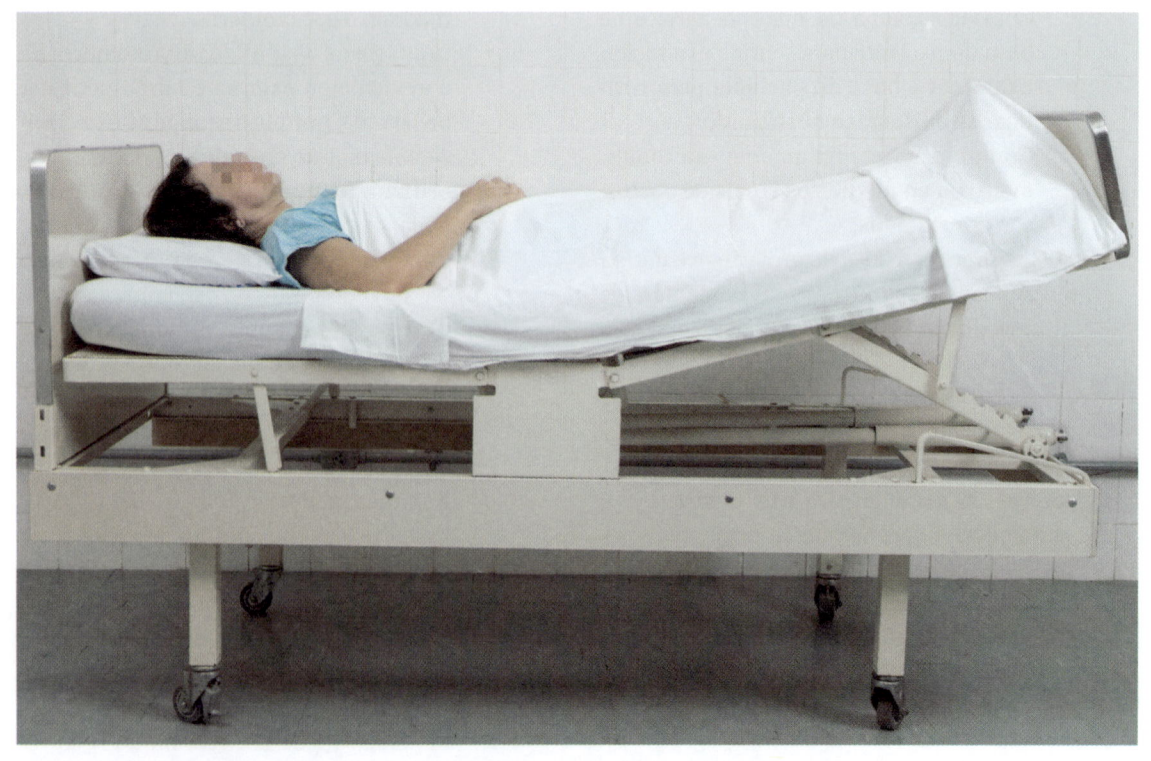

Figura 45 | Posição do paciente com hemorragia (exceto nas cirurgias neurológicas).

As causas mais comuns são:

- Hemorragia (a mais comum).
- Hipoventilação.
- Mudanças bruscas de posição.
- Represamento de sangue nos membros.
- Efeitos colaterais de medicamentos e anestésicos.

Cuidados de enfermagem:

- Avaliar se o manguito do aparelho de pressão está adequado à circunferência do braço do paciente e verificar a pressão, comparando-a com os valores encontrados no pré-operatório.

Se confirmada a hipotensão, tomar as providências a seguir.

- Elevar membros inferiores se não houver contraindicação.
- Puncionar a veia se o paciente já não estiver com acesso venoso.
- Administrar a medicação prescrita.

Choque | O choque pode ser definido como uma condição em que a pressão arterial não consegue fornecer oxigênio e nutrientes suficientes para o funcionamento das células e dos tecidos, provocando sofrimento nos órgãos e consequente risco de morte.

Há vários tipos de choque. O mais frequente na recuperação pós-anestésica é o hipovolêmico, causado pela diminuição acentuada do volume circulante em razão da perda de sangue, plasma ou líquidos corporais. É o que acontece nas hemorragias, nas grandes queimaduras e em vômitos e diarreia (desidratação).

É importante enfatizar que, independentemente do tipo de choque, os sinais e sintomas são os mesmos, assim como os cuidados a serem dispensados ao paciente.

Principais sinais e sintomas do choque:

- Respiração rápida.
- Pulso rápido, fraco e fino.
- Queda paulatina da pressão arterial.
- Pele fria e pálida no início do quadro, passando para úmida e, depois, pegajosa.
- Cianose de lábios e unhas.
- Diurese concentrada e volume inferior a 30 mL/hora.
- Nível de consciência passando de orientado para confuso e, finalmente, comatoso.

Cuidados de enfermagem:

- Observar continuamente o paciente e monitorar rigorosamente os sinais vitais para detectar precocemente o aparecimento dessa complicação.
- Comunicar imediatamente ao enfermeiro ou ao médico os sinais de choque identificados, para que sejam tomadas as providências necessárias.
- Se não houver contraindicação, colocar o paciente na mesma posição prevista para o controle da hemorragia: decúbito dorsal com as pernas elevadas até um ângulo de 20°, joelhos retos, tronco horizontal e cabeça discretamente elevada.
- Se o paciente não estiver com veia puncionada, providenciar acesso venoso, já que o principal tratamento para o choque hipovolêmico é a reposição do volume circulante.
- Administrar medicamentos, soluções ou produtos sanguíneos de acordo com a prescrição médica.
- Buscar sinais de sangramento no curativo da ferida operatória e nos locais de inserção de drenos.
- Manter o paciente aquecido, mas não excessivamente, para evitar que os vasos cutâneos se dilatem, privando os órgãos vitais de sangue.
- Administrar oxigênio, segundo prescrição médica, por meio de cateter nasal, máscara facial ou ventilação mecânica.
- Monitorar os sinais vitais e a concentração de oxigênio no sangue continuamente até a reversão do quadro.
- Avaliar o nível de consciência e da dor.
- Realizar o balanço hídrico, dando atenção especial ao débito urinário.
- Manter próximo o material para atendimento de emergência.

Hipertensão | A hipertensão é a pressão arterial acima de 140/90 em adulto com mais de 18 anos, medida com a pessoa em repouso de 15 minutos e confirmada em duas ou mais mensurações.

No pré-operatório, essa pode ser uma razão até para se suspender a cirurgia, já que a hipertensão pode provocar diversas complicações, tanto no trans quanto no pós-operatório. Entretanto, mesmo que o paciente não seja portador de hipertensão, ele pode apresentar pressão arterial elevada no pós-operatório, em razão de fatores como dor; medo de realizar respirações profundas, por causa da incisão cirúrgica; hipotermia; aumento da pressão intracraniana; administração de grandes volumes de líquidos durante a cirurgia; curativos compressivos; medicações; retenção urinária; e agitação.

É importante comparar a pressão arterial encontrada com os valores que o paciente apresentou no pré-operatório. Muitas vezes, a hipertensão é passageira e representa uma resposta do organismo ao estresse cirúrgico.

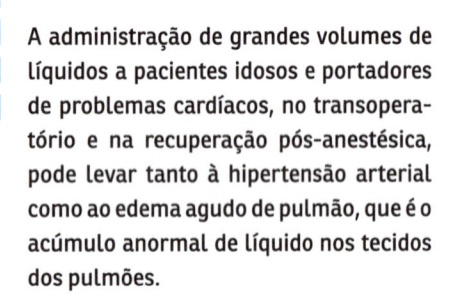

A administração de grandes volumes de líquidos a pacientes idosos e portadores de problemas cardíacos, no transoperatório e na recuperação pós-anestésica, pode levar tanto à hipertensão arterial como ao edema agudo de pulmão, que é o acúmulo anormal de líquido nos tecidos dos pulmões.

Cuidados de enfermagem:
- Se observar aumento da pressão arterial, verificá-la a cada 5 minutos até sua estabilização.
- Controlar frequência e padrão respiratório, administrando oxigênio, se necessário, de acordo com a prescrição médica.
- Verificar se o paciente não apresenta **bexigoma**.*
- Manter acesso venoso e administrar os medicamentos prescritos.
- Observar queixa de dor ou desconforto.
- Verificar nível de consciência e presença de agitação psicomotora.
- Realizar balanço hídrico.

Disritmias cardíacas | São chamadas de disritmias cardíacas as alterações do ritmo do coração. As disritmias são complicações graves porque podem evoluir até a parada cardíaca e a morte.

Na recuperação pós-anestésica, as disritmias mais frequentes são a taquicardia sinusal e a bradicardia sinusal.

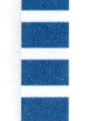

Ritmo sinusal é o dominante no coração normal. Nesse ritmo, a descarga que inicia cada batimento cardíaco origina-se no nó sinusal, situado na parede do átrio direito do coração.

A taquicardia sinusal é uma alteração em que a frequência cardíaca é superior a 100 batimentos por minuto. Suas principais causas são:
- Dor.
- Ansiedade.
- Complicações respiratórias.
- Infecção.
- Algumas drogas.
- Hipotensão.
- Hipertensão.
- Hipercapnia.
- Hipertermia.
- Hipovolemia (como acontece nas hemorragias).

Já a bradicardia sinusal é a frequência cardíaca diminuída, geralmente abaixo de 60 batimentos por minuto. Entre as muitas causas da bradicardia sinusal podemos citar os medicamentos administrados antes ou durante a anestesia e o tipo de anestésico utilizado pelo anestesiologista por ocasião da cirurgia.

Cuidados de enfermagem (são os mesmos tanto para uma complicação quanto para a outra):
- Monitorar os sinais vitais.
- Manter a oximetria de pulso.
- Administrar medicamentos e oxigênio úmido, de acordo com a prescrição médica.
- Providenciar material para atendimento de urgência.

Complicações no pós-operatório imediato, mediato e tardio | Apesar de ter superado a fase mais crítica da experiência cirúrgica, que é a recuperação pós-anestésica, o paciente ainda pode apresentar complicações em qualquer das outras fases do pós-operatório. Vamos abordar as que ocorrem mais frequentemente: atelectasia, pneumonia, trombose venosa profunda e as complicações relativas à ferida operatória – infecção, deiscência de sutura e evisceração.

Atelectasia | A atelectasia é uma condição na qual uma parte do pulmão se torna desprovida de ar e entra em colapso. A principal causa é a obstrução de um brônquio principal, uma das duas ramificações da traqueia que se dirigem diretamente aos pulmões.

Muitos fatores podem causar a obstrução dos brônquios. No pós-operatório, ela geralmente é causada por um tampão de muco. A respiração superficial de pacientes submetidos a cirurgias de tórax e de abdome também pode causar a atelectasia, porque os pulmões não se expandem adequadamente.

Principais sinais e sintomas da atelectasia:

- Dificuldade respiratória de intensidade variável.
- Dor torácica de localização imprecisa.
- Tosse seca.
- Cianose, se estiverem comprometidas grandes áreas do pulmão.
- Febre e frequência cardíaca aumentada, se houver infecção concomitante.

Cuidados de enfermagem:

- O tratamento do paciente com atelectasia consiste em melhorar a ventilação pulmonar e remover as secreções; as medidas adotadas para tratar a atelectasia são as mesmas usadas para preveni-la.
- Mudar o paciente de posição frequentemente.
- Estimular a realização de exercícios de respiração profunda e de tosse, conforme as técnicas ensinadas no pré-operatório, para desalojar os tampões mucosos.
- Ensinar o paciente a utilizar o espirômetro de incentivo.
- Encorajar a deambulação precoce.

Além dos exercícios respiratórios, cabe à enfermagem dispensar os seguintes cuidados ao paciente com atelectasia:

- Administrar analgésicos para a dor, conforme prescrição, e imobilizar a região da incisão cirúrgica – especialmente se a incisão for abdominal ou torácica – para que o paciente possa realizar os exercícios respiratórios e de tosse, sem medo que o esforço provoque a abertura da incisão.
- Administrar oxigênio, conforme prescrito para evitar ou aliviar a **hipoxia**.*
- Realizar aspiração traqueobrônquica, quando indicado.

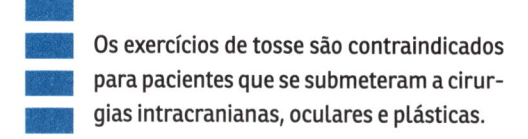

Os exercícios de tosse são contraindicados para pacientes que se submeteram a cirurgias intracranianas, oculares e plásticas.

Pneumonia | Trata-se de uma inflamação de parte ou de todo o pulmão. Há vários tipos de pneumonia. A que se manifesta no pós-operatório acomete mais frequentemente os pacientes idosos e aqueles que já possuíam alguma doença pulmonar, como bronquite, enfermidade causada por infecção dos brônquios, enfisema e doença pulmonar obstrutiva crônica, que se caracteriza pela dilatação excessiva dos alvéolos pulmonares, causando perda da capacidade respiratória e oxigenação insuficiente.

Muitas vezes, os sintomas da pneumonia são vagos: uma discreta elevação da temperatura, do pulso, da frequência respiratória e tosse.

Os sinais e sintomas mais característicos são:

- Calafrios e febre.
- **Taquipneia**.*
- Taquicardia.
- Tosse, que pode ou não ser produtiva, isto é, com expectoração purulenta ou sanguinolenta.

Cuidados de enfermagem:

- Os cuidados são os mesmos da atelectasia, com atenção especial aos primeiros sinais de elevação da temperatura.
- Hidratar adequadamente o paciente.
- Nebulizar, **tapotar*** e promover a drenagem postural do paciente, sempre que indicado pelo médico.
- Administrar antitérmicos e antibióticos, de acordo com a prescrição.
- Observar eventuais sinais e sintomas de hipoxemia.

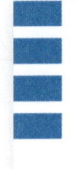

A drenagem postural utiliza-se da ação da gravidade para auxiliar a movimentação das secreções no trato respiratório, direcionando-as para as vias aéreas centrais, onde poderão ser removidas por intermédio da tosse.

Trombose venosa profunda | Trombo significa coágulo sanguíneo, e a trombose é a formação ou desenvolvimento de um trombo. Ela pode ocorrer em uma veia situada na superfície corporal, logo abaixo da pele, sendo chamada de tromboflebite superficial ou simplesmente tromboflebite ou flebite. Quando o trombo se forma em veias profundas, no interior dos músculos, caracteriza a trombose venosa profunda ou TPV.

Em qualquer localização, o trombo irá provocar uma inflamação na veia, podendo permanecer restrito ao local inicial de formação ou se estender ao longo da veia, provocando sua obstrução parcial ou total. Mas o maior problema acontece quando os coágulos ou trombos formados se deslocam e interrompem o fluxo sanguíneo de um órgão vital, como o pulmão, por exemplo.

Quando o trombo obstrui a artéria pulmonar, provoca a embolia pulmonar, uma das complicações mais graves no pós-operatório, podendo, inclusive, levar à morte.

As principais causas da trombose são:
- Existência de distúrbios venosos, como varizes, antes da cirurgia.
- Imobilidade durante a operação e depois dela, principal causa no pós-operatório.
- A posição do paciente durante a cirurgia, principalmente quando os membros ficam dobrados, como em cirurgias ginecológicas, proctológicas e algumas urológicas.
- Hidratação insuficiente.

Alguns cuidados podem minimizar a ocorrência da trombose. São as chamadas medidas profiláticas:
- Colocar um massageador pneumático de membros inferiores ou meias de compressão elástica no paciente, quando indicados, tanto no trans quanto no pós-operatório.

- Incentivar a realização dos exercícios com os membros inferiores, ensinados no pré-operatório.
- Estimular a deambulação precoce.

Os sinais e sintomas da trombose venosa profunda são:
- Dor ou câimbra na panturrilha (pode ser o primeiro sinal).
- Inchação dolorosa de toda a perna, que se apresenta quente e vermelha.
- Calafrios e febre.

Cuidados de enfermagem:
- Elevar o membro inferior afetado.
- Evitar o uso de cobertores enrolados, travesseiros dobrados ou qualquer outra forma de elevação que possa fazer constrição sob os joelhos.
- Oferecer sucos e água durante todo o dia para evitar a desidratação.
- Administrar anticoagulantes, por via subcutânea, assim como os demais medicamentos prescritos.

Complicações relativas à ferida operatória | A ferida cirúrgica também pode apresentar complicações no pós-operatório. As principais complicações são a infecção do sítio cirúrgico (ISC), a deiscência de sutura e a evisceração.

Infecção do sítio cirúrgico (ISC) | Muitos fatores favorecem o aparecimento da infecção do sítio cirúrgico, uma grande complicação para o paciente e um problema para o hospital. Um desses fatores de risco é o potencial de contaminação da cirurgia realizada.

Como já vimos, as cirurgias podem ser classificadas em limpas, quando realizadas em locais em que não haja nenhum processo inflamatório ou infeccioso. Cirurgias potencialmente contaminadas são as realizadas em tecidos que normalmente já possuem alguns micro-organismos. São consideradas cirurgias contaminadas as realizadas em tecidos traumatizados recentemente ou que normalmente possuem grande quantidade de micro-organismos. Finalmente, cirurgias infectadas são aquelas realizadas em tecidos que estão sofrendo processo infeccioso com presença de pus no local, em tecidos já necrosados ou, ainda, que possuam corpos estranhos. É claro que, quanto maior o potencial de contaminação da cirurgia, maiores as chances de ocorrer a ISC.

Outros fatores de risco estão relacionados à condição do paciente, como idade avançada, estado nutricional, obesidade, diabetes, tabagismo, câncer e uso de medicamentos, que diminuem a imunidade.

Existem ainda os fatores relacionados ao procedimento cirúrgico, como o preparo pré-operatório da pele, o preparo da equipe cirúrgica, a técnica empregada pelo cirurgião e o ambiente. Embora as condições para a infecção do sítio cirúrgico ocorram no pré-operatório e no transoperatório, geralmente é no pós-operatório, após o 5º dia da operação, que a infecção da ferida se evidencia. Muitos pacientes recebem alta antes disso, daí a importância da preparação do paciente em relação aos cuidados com a ferida e o acompanhamento após a alta.

Os sinais e sintomas da infecção da ferida podem ser: gerais, como febre, aumento da frequência do pulso, cefaleia, contagem de leucócitos elevada; e locais, como inchação, dor, **hiperemia*** e presença de secreção na ferida.

Cuidados de enfermagem:
- Trocar o curativo, sempre que necessário, nunca deixando as gazes molhadas de secreção.
- Colher a secreção para cultura e antibiograma, de acordo com a solicitação médica.
- Anotar aspecto, quantidade e odor da secreção.
- Administrar antibióticos, analgésicos e antitérmicos, de acordo com a prescrição médica.
- Lavar as mãos antes e após os cuidados com o paciente.

Deiscência de sutura e evisceração | Deiscência de sutura é a separação das bordas de uma ferida já suturada. Esse termo se refere, geralmente, à sutura cutânea da ferida operatória.

Na evisceração, além da separação das bordas da ferida cirúrgica abdominal, há a saída das vísceras, constituindo-se numa emergência cirúrgica.

Principais causas:
- Infecção da ferida.
- Afrouxamento das suturas.
- Rejeição ao fio de sutura.
- Obesidade.
- Desnutrição.
- Idade avançada.
- Doenças como diabetes e anemia.
- Tosse vigorosa.

Principais sinais e sintomas:
- Dor na ferida operatória.
- Queixa do paciente de que "alguma coisa se rompeu".
- Separação das bordas da ferida na deiscência.

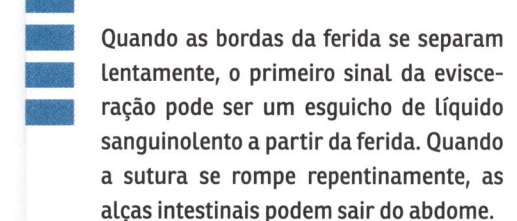

Cuidados de enfermagem:
- Colocar preventivamente uma cinta abdominal nos pacientes com risco de evisceração.
- Orientar o paciente quanto à movimentação e à tosse.
- Na deiscência, fazer curativo oclusivo.

Constatada a evisceração, comunicar o fato imediatamente ao enfermeiro responsável, o qual, depois de prestar os cuidados emergenciais com sua equipe, alertará o cirurgião e providenciará uma sala de operação, pois o paciente terá de ser operado com urgência. Enquanto isso, o profissional de enfermagem deve:
- Acalmar o paciente.
- Nunca tentar recolocar as vísceras para dentro da cavidade abdominal.
- Cobrir as vísceras com compressa ou gaze esterilizada umedecidas em soro fisiológico.

- Enfaixar o abdome suavemente, sem comprimir as vísceras.
- Não alimentar o paciente.

ASSISTÊNCIA DE ENFERMAGEM NO PÓS-OPERATÓRIO TARDIO

O pós-operatório tardio tem início com a alta hospitalar e dura o tempo que o paciente precisar de atenção especial. As instruções a serem dadas ao paciente por ocasião da alta, objetivando seu autocuidado, devem ser bastante detalhadas, especialmente porque os períodos de internação têm sido reduzidos drasticamente na última década.

De modo geral, as orientações relativas aos cuidados no pós-operatório tardio incluem o uso de medicamentos se prescritos; a dieta; como realizar a higiene e o curativo; as atividades recomendadas e as não recomendadas.

Finalmente, é preciso comunicar a data de retorno ao ambulatório do hospital ou consultório para acompanhamento do autocuidado, retirada de pontos e alta.

Entretanto alguns pacientes – como os idosos, aqueles que vivem sós ou não possuem suporte familiar, ou ainda com incapacidades já existentes antes da cirurgia – precisam continuar a receber cuidados no seu domicílio. O planejamento para a alta por parte da enfermagem inclui as providências, ainda durante a hospitalização, relativas aos serviços que se fizerem necessários.

Pacientes de hospitais particulares e que possuem planos de saúde também particulares podem, muitas vezes, contar com serviços de enfermagem domiciliares pagos pelos próprios planos.

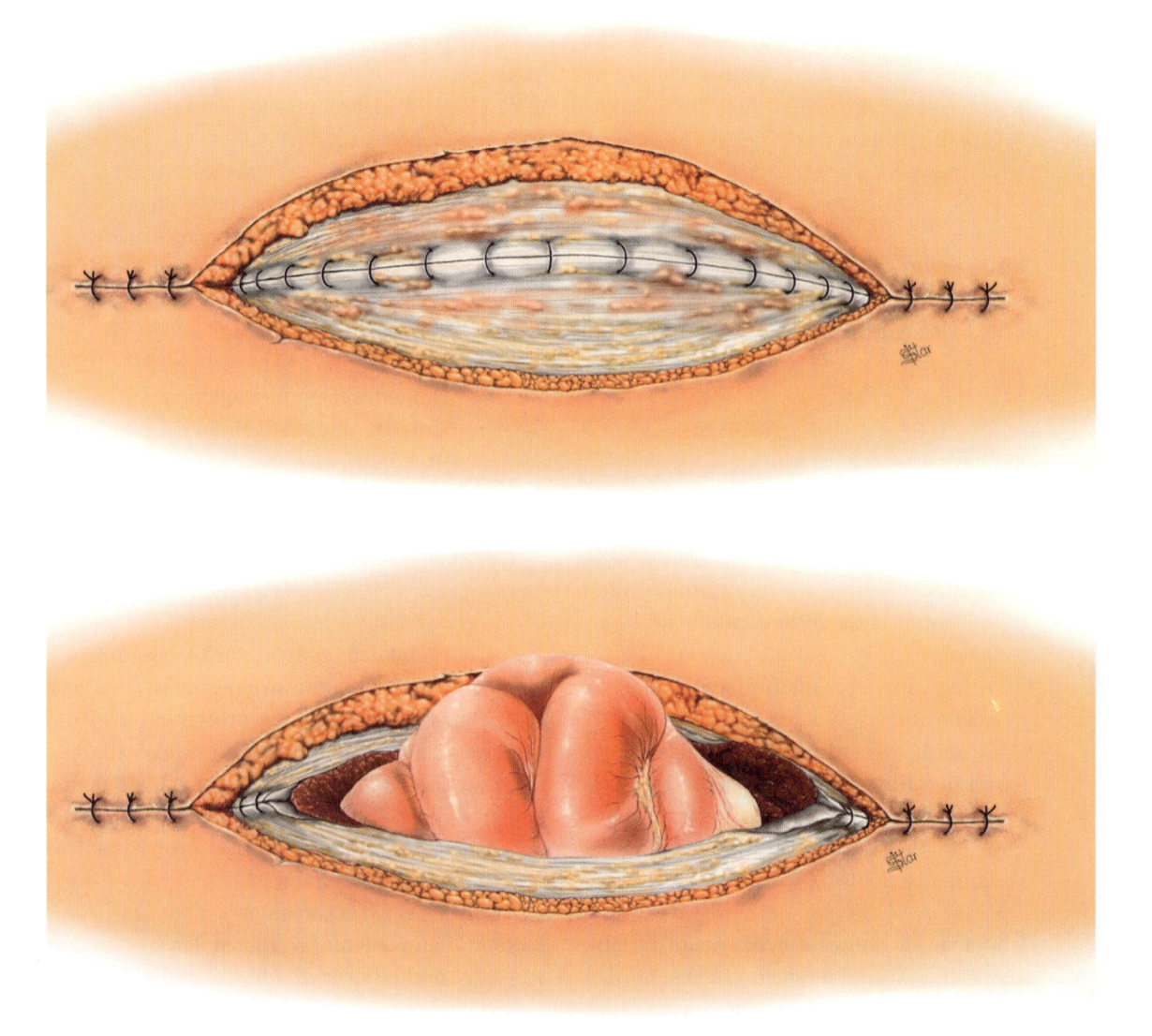

Figura 46 | Deiscência de sutura e evisceração.

Para os pacientes de hospitais públicos, o Ministério da Saúde criou, em 1994, o Programa de Saúde da Família, que tem como um dos objetivos acompanhar a evolução dos pacientes pós--operados na Unidade de Saúde da Família ou no seu domicílio. Infelizmente, essa ainda não é uma realidade na maioria dos municípios brasileiros.

Na situação ideal, durante as visitas domiciliares, a equipe avalia a incisão cirúrgica e a capacidade de a família realizar as trocas de curativo, cuidar dos sistemas de drenagem e de outros aparelhos, assim como administrar os medicamentos prescritos. Devem-se avaliar também as condições respiratórias e cardiovasculares, como o controle da dor, os estados hídrico e nutricional e a evolução do paciente. O treinamento do paciente é reforçado nessas visitas para que tanto ele quanto sua família sejam instruídos em relação aos sinais e sintomas que devem ser relatados ao cirurgião nas consultas de acompanhamento.

Finalmente, a equipe pode fornecer informações sobre os grupos de apoio que o paciente possa querer contatar, como os grupos de apoio a pacientes mastectomizadas.

PARTE 3

Nesta terceira parte do livro, abordaremos as doenças que mais frequentemente exigem algum tipo de tratamento cirúrgico, vinculando-as aos sistemas do corpo humano. Algumas cirurgias, embora não ligadas diretamente a determinado sistema, como as plásticas, as oftalmológicas, as otorrinolaringológicas e as de cabeça e pescoço, também serão contempladas.

Iniciaremos cada capítulo com uma revisão da anatomia e fisiologia do sistema em questão. Em seguida, trataremos da parte clínica da doença, localizando o órgão atingido e explicando qual o tratamento cirúrgico a ser empregado para prevenir as doenças, promover ou recuperar a saúde.

Paralelamente, serão salientados os cuidados de enfermagem específicos a serem dispensados aos pacientes, tanto no pré quanto no pós-operatório dessas cirurgias, assim como as possíveis complicações consequentes ao ato cirúrgico.

DOENÇAS E CIRURGIAS OTORRINOLARINGOLÓGICAS

DOENÇA E CIRURGIA OFTALMOLÓGICA

DOENÇA E CIRURGIA DE CABEÇA E PESCOÇO

CIRURGIAS PLÁSTICAS

DOENÇAS E CIRURGIAS DO SISTEMA CIRCULATÓRIO

DOENÇAS E CIRURGIAS DO SISTEMA RESPIRATÓRIO

DOENÇAS E CIRURGIAS DO SISTEMA NERVOSO

DOENÇAS, IMOBILIZAÇÕES E CIRURGIAS DO SISTEMA MUSCULOESQUELÉTICO

DOENÇAS E CIRURGIAS DO SISTEMA URINÁRIO

DOENÇAS E CIRURGIAS DO SISTEMA REPRODUTOR

DOENÇAS E CIRURGIAS DO SISTEMA DIGESTÓRIO

Intervenções cirúrgicas

CAPÍTULO 1

Doenças e cirurgias do sistema digestório

O sistema digestório é o responsável pelo processamento dos alimentos, pela separação e distribuição dos nutrientes – proteínas, lipídios, carboidratos, vitaminas e sais minerais – que depois serão absorvidos por outros órgãos desse mesmo sistema e utilizados pelo organismo para produzir a energia necessária ao seu funcionamento. Depois de processar os alimentos, ele se encarrega de eliminar, sob a forma de fezes, o que não foi absorvido.

Para realizar todo esse trabalho, o sistema digestório conta com um tubo central composto dos seguintes órgãos: boca, faringe, esôfago, estômago, intestino delgado, intestino grosso e ânus. Além desses órgãos, integram o sistema as glândulas salivares – glândulas sublinguais, parótidas e submandibulares –, o fígado, a vesícula biliar e o pâncreas, que despejam secreções no tubo digestivo para ajudar a transformar os alimentos. A maior parte dos órgãos que fazem parte do sistema digestório fica no abdome.

Deve-se lembrar, no entanto, que, além de abrigar a maior parte do sistema digestório, o abdome possui muitas outras estruturas que com ele se relacionam: o baço, o útero, as tubas uterinas, os ovários, os rins, os ureteres, a bexiga e os vasos sanguíneos (artérias e veias). O abdome é protegido pelo peritônio, uma membrana que forra toda a cavidade abdominal, além da própria parede abdominal, composta por músculos abdominais, principalmente.

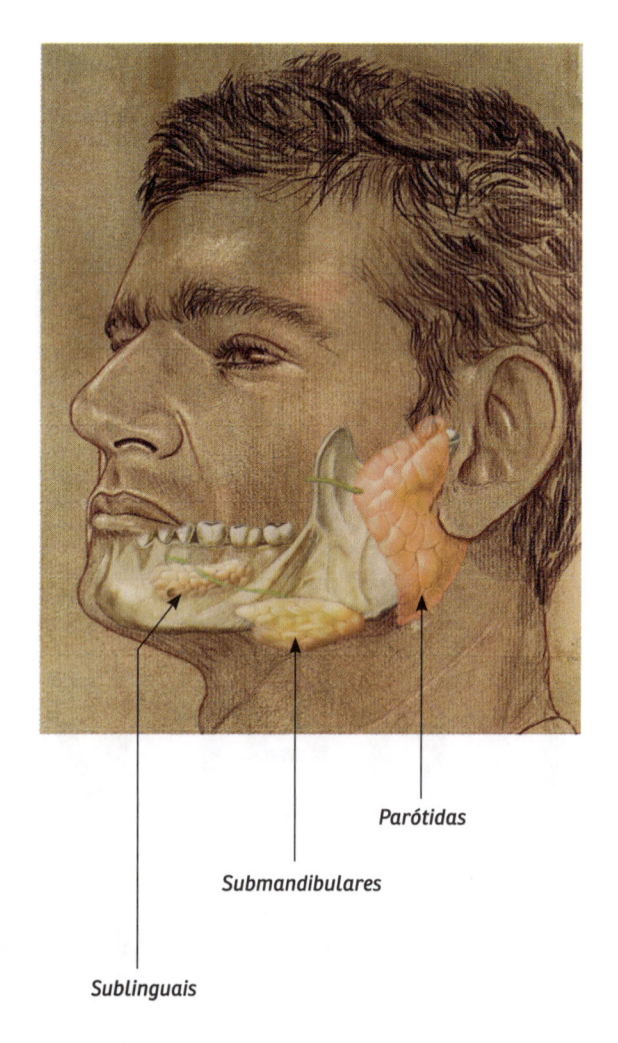

Parótidas

Submandibulares

Sublinguais

Figura 47 | Glândulas salivares.

LAPAROTOMIA

Muitos problemas que ocorrem no interior do abdome, tanto no sistema digestório quanto nos demais órgãos, podem ser diagnosticados clinicamente. Porém, para se estabelecerem alguns diagnósticos, é preciso uma cirurgia para "explorar" o problema, que é chamada de laparotomia.

O termo laparotomia se refere à abertura cirúrgica da parede abdominal para chegar à cavidade abdominal. Ela pode ter como objetivo o diagnóstico de um problema (laparotomia exploradora ou diagnóstica), mas também pode representar a via de acesso para outras cirurgias com fins terapêuticos. A laparotomia exploradora está indicada, na maioria das vezes, quando ocorre uma doença abdominal proveniente de causa desconhecida. Os cuidados pré e pós-operatórios a serem dispensados aos pacientes nas laparotomias exploradoras são os gerais, já abordados nos capítulos anteriores. As laparotomias terapêuticas, contudo, exigem cuidados pré e pós-operatórios específicos, que serão relacionados no detalhamento das cirurgias abdominais, nas quais a laparotomia representa a primeira etapa do procedimento.

Outro procedimento para a exploração de problemas no abdome é a laparoscopia. Com a ajuda de um laparoscópio – diminuto telescópio de fibra óptica – introduzido através de uma pequena incisão, o médico pode observar o interior do abdome. Assim como a laparotomia, a laparoscopia pode ser realizada com objetivos diagnósticos ou terapêuticos. Em alguns casos, é necessária a introdução também de pinças e outros instrumentos que permitem ao médico tratar o problema. É a chamada cirurgia videolaparoscópica.

As vantagens de uma cirurgia laparoscópica bem indicada e bem executada são as pequenas incisões cirúrgicas, menor desconforto no pós-operatório, permanência hospitalar mais curta e recuperação mais rápida. Entretanto, a introdução de gás para distensão do abdome e melhor visualização das estruturas pode causar problemas no pós-operatório e requer que o paciente tenha boas condições para ser submetido à anestesia geral, exigida para a realização desse tipo de cirurgia.

A seguir, apresentamos as indicações mais comuns de laparotomias no sistema digestório e os cuidados de enfermagem específicos requeridos em cada uma delas.

APENDICITE

A última parte do intestino delgado – chamada de íleo – liga-se à primeira porção do intestino grosso – chamado de ceco – por meio da válvula ileocecal. Logo abaixo dela, localiza-se o apêndice cecal, cuja função parece estar relacionada à defesa do intestino contra infecções. O apêndice mede, em geral, cerca de 8 cm e pode, quando inflamado, causar uma condição clínica potencialmente grave chamada de apendicite.

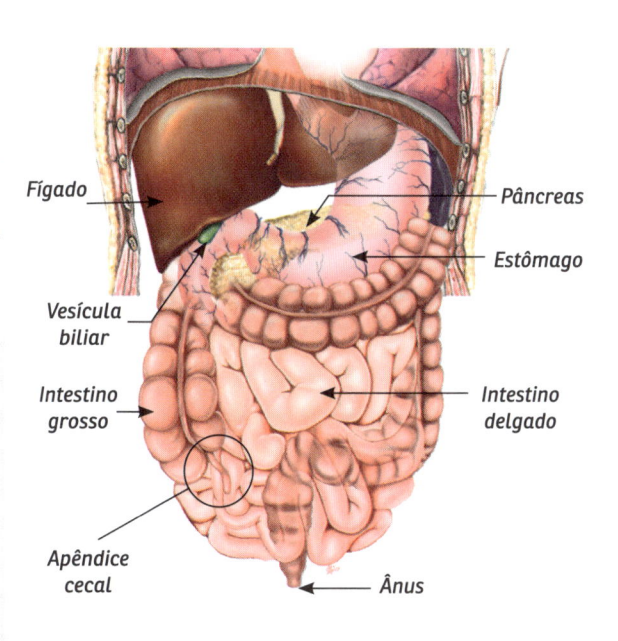

Figura 48 | Abdome: a localização do apêndice cecal.

Sinais e sintomas |

- Dor abdominal ao redor do umbigo, que progride para dor no quadrante inferior direito.
- Febre baixa.
- Náuseas e, às vezes, vômitos.
- Dor muito intensa à pressão na virilha direita.
- Diarreia ou constipação.
- Dependendo de como se comporta o apêndice inflamado, a dor pode ser sentida na região lombar, ao defecar ou ao urinar.
- O hemograma mostra uma contagem elevada de leucócitos.

APENDICECTOMIA

Uma vez realizado o diagnóstico ou havendo a suspeita clínica de apendicite, está indicado o tratamento cirúrgico denominado apendicectomia – remoção cirúrgica do apêndice. A intervenção deve ser realizada logo que possível para evitar o risco de perfuração. Se isso acontecer, a cirurgia é emergencial, porque o apêndice perfurado pode levar à peritonite. A contaminação do peritônio pelo conteúdo do tubo digestivo, provocando a **peritonite***, permite fácil disseminação dos micro-organismos pelo sistema circulatório e pode se transformar em septicemia, ou seja, infecção de vários órgãos, inclusive os vitais.

A apendicectomia pode ser realizada sob anestesia geral, raquianestesia ou peridural, pelo método tradicional ou por laparoscopia.

LEMBRE-SE:
Apesar de ser mais frequente nos jovens e nas crianças, pessoas de qualquer idade podem ter apendicite. Os pacientes idosos exigem atenção especial, pois muitas vezes podem não apresentar os sintomas até que o apêndice se rompa.

Cuidados específicos de enfermagem no pré-operatório | Esses cuidados são simples:

- Instalar infusão venosa para repor a perda de líquidos e promover a função do rim.
- Administrar analgésicos para a dor e antibióticos para evitar a infecção.

LEMBRE-SE:
O preparo intestinal por meio do uso de laxantes, enemas, etc. está totalmente contraindicado, porque pode ocasionar a perfuração do apêndice em virtude do aumento do peristaltismo e consequente maior pressão sobre o local inflamado, que está distendido, mais sensível e frágil.

Cuidados específicos de enfermagem no pós-operatório |

- Colocar o paciente em posição de semi-Fowler para reduzir a tensão sobre a incisão e os órgãos abdominais, diminuindo assim a dor.
- Manter hidratação venosa nos pacientes que se encontravam desidratados no pré-operatório.
- Fornecer líquidos orais e alimentos, de acordo com a tolerância do paciente.

Complicações | A principal complicação não só da apendicite, mas também da própria apendicectomia, é a perfuração do apêndice e a peritonite. Quando existe possibilidade de peritonite, o paciente retorna da cirurgia com um dreno na incisão cirúrgica.

A peritonite se manifesta por dor abdominal forte e febre e, algumas vezes, exige reoperação. Pacientes que correm risco de desenvolver uma peritonite precisam ficar internados por vários dias e ser monitorados para identificar os sinais de:

- incapacidade de o conteúdo intestinal fluir normalmente, provocando vômito persistente que pode levar à desidratação e à distensão abdominal;
- hemorragia secundária;
- abscessos secundários, que provocam aumento da temperatura, da frequência do pulso e da contagem de leucócitos.

COLECISTITE E COLELITÍASE

Uma das várias funções do fígado é produzir a bile, que fica armazenada na vesícula biliar e é despejada para dentro do duodeno para ajudar na digestão das gorduras.

A inflamação da vesícula biliar, denominada colecistite, pode estar relacionada à presença de cálculos biliares, quadro chamado de colelitíase. Os cálculos ou pedras biliares variam muito em tamanho, forma e composição e são formados a partir dos constituintes sólidos da bile. Incomuns em crianças e adultos jovens, a partir dos 40 anos tornam-se cada vez mais frequentes, principalmente nas mulheres. Entre as pessoas com mais de 70 anos, a incidência da patologia chega a 50%.

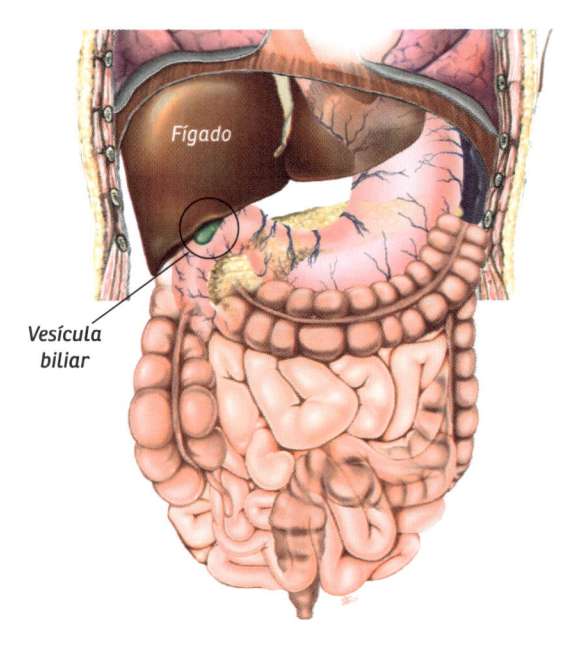

Fígado

Vesícula biliar

Figura 49 | Abdome: a ocalização da vesícula biliar.

Sinais e sintomas | Os cálculos biliares, muitas vezes, não produzem dor e são identificados apenas acidentalmente, por meio de um exame de rotina como raios X de coluna.

Os sintomas causados pelos cálculos biliares podem surgir de forma aguda ou gradualmente, caracterizando um quadro crônico. Quando o problema é decorrente do adoecimento da própria vesícula biliar, e não como consequência da presença de cálculos, a enfermidade é crônica, e os sintomas geralmente aparecem depois de uma refeição rica em alimentos fritos e gordurosos. As principais manifestações são distensão abdominal e dor vaga no quadrante superior direito do abdome. Outro sinal é a icterícia, uma coloração amarelada que a pele e as mucosas adquirem – principalmente o branco dos olhos –, quando a bile produzida pela vesícula biliar não pode ser despejada dentro do intestino e vai para a corrente sanguínea.

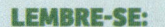

LEMBRE-SE:
Alguns pacientes apresentam icterícia acompanhada de prurido acentuado na pele e alteração na cor das fezes e da urina: as fezes ficam esbranquiçadas ou acinzentadas, como massa de vidraceiro, enquanto a urina fica com coloração mais escura.

A colelitíase aguda é provocada pela obstrução súbita das vias biliares por um dos cálculos. A vesícula biliar fica distendida, inflamada e, depois, infectada.

Os principais sinais e sintomas são:
- Febre.
- Massa abdominal que se pode perceber pela palpação.
- Dor muito forte no quadrante superior direito do abdome que se irradia para as costas ou o ombro direito.
- Náuseas e vômitos.
- Agitação, porque o paciente não consegue encontrar nenhuma posição confortável.

Os sintomas da colecistite aguda costumam se apresentar sob forma de cólica, geralmente depois de uma refeição pesada, mas, em alguns pacientes, a dor é constante.

Se o cálculo obstruir o ducto cístico por muito tempo, pode causar abscesso, necrose, perfuração e peritonite generalizada.

LEMBRE-SE:
Os pacientes idosos podem ser vítimas frequentes da colecistite aguda e, em vez de apresentarem os sintomas típicos, muitas vezes apresentam oligúria*, hipotensão, taquicardia, taquipneia e alteração do estado mental.

A colelitíase e a colecistite podem ser tratadas de muitas maneiras, e nem sempre a indicação é cirúrgica. Aqui, enfatizaremos apenas o tratamento cirúrgico, que consiste na remoção da vesícula biliar, ou seja, a colecistectomia.

COLECISTECTOMIA

A cirurgia visa aliviar os sintomas, retirar a causa da cólica biliar e tratar a colecistite aguda. Dependendo das condições do paciente, a colecistectomia pode ser uma cirurgia de urgência ou de emergência.

Da mesma forma que a apendicectomia, a colecistectomia pode ser realizada por laparoscopia ou pelo método tradicional, com incisão abdominal.

Cuidado específico de enfermagem no pré-operatório |

- Administrar o antibiótico de acordo com a prescrição médica (geralmente antes do início da operação nas colecistites agudas).

Cuidados específicos de enfermagem no pós-operatório | O paciente pode chegar à SRPA com uma sonda nasogástrica. Nesse caso:

- Ligar a sonda nasogástrica a um frasco, colocando-o em nível mais baixo do que o paciente para que a drenagem se faça por ação da gravidade (sifonagem).
- Evitar a obstrução da sonda, lavando-a frequentemente.

Demais cuidados:

- Conectar o dreno de Kher ou dreno em T (caso o paciente retorne da sala de operação com ele) a um frasco estéril, para depois medir e anotar, no prontuário do paciente, a bile expelida.
- Trocar o curativo de acordo com a necessidade, caso tenha sido colocado um dreno de Penrose (que drena para dentro do curativo).
- Fazer o balanço hídrico.
- Observar diariamente e anotar a coloração das fezes, já que a alteração na coloração pode indicar complicações.
- Observar e anotar sinais de distensão abdominal (principalmente se a cirurgia foi laparoscópica), drenagem biliar ao redor de qualquer dreno, icterícia, náuseas e vômitos.

A principal complicação é a icterícia decorrente de problemas clínicos ou obstrução do colédoco.

HÉRNIA ABDOMINAL

As vísceras abdominais são contidas dentro da cavidade abdominal graças à presença dos vários tipos de tecidos – principalmente musculares – que formam a parede abdominal. Entretanto, essa parede tem pontos fracos naturais e adquiridos, e são esses pontos que permitem a formação de hérnias. As hérnias abdominais se manifestam como abaulamentos na parede do abdome, con-tendo estruturas que saem de dentro de sua cavidade – geralmente alças do intestino delgado. Existem vários tipos:

- Hérnia inguinal que, como o nome diz, se localiza na região inguinal (virilha). É a mais frequente das hérnias abdominais.
- Hérnia umbilical (na região do umbigo), incidência maior no recém-nascido. A hérnia umbilical geralmente fecha espontaneamente, mas o ponto permanece fraco e, através dele, pode se formar uma hérnia na vida adulta.
- Hérnia epigástrica (na parte superior do abdome).
- Hérnia incisional (em locais previamente operados).

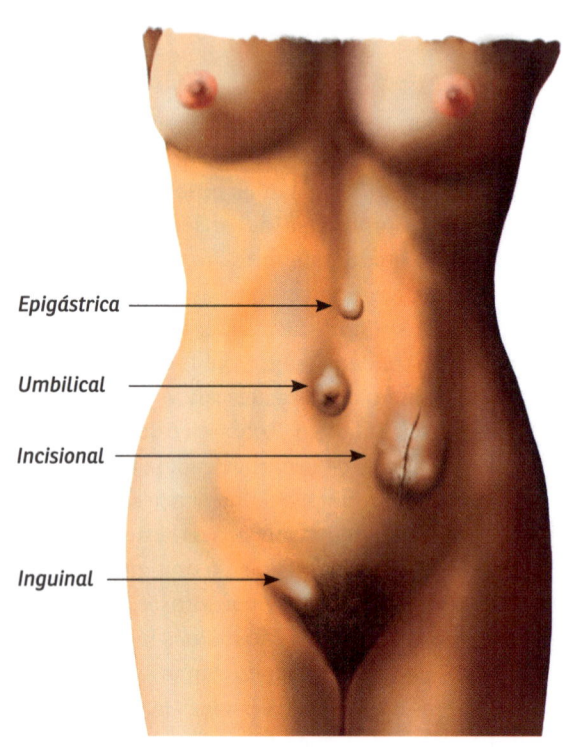

Figura 50 | Tipos de hérnia.

Sinais e sintomas |

- Um abaulamento localizado – chamado de protusão herniária – que parece uma bexiga que se enche aos esforços – por exemplo, ao erguer objetos pesados, tossir, urinar, evacuar ou quando se fica muito tempo em pé – e esvazia quando a pessoa está em repouso.
- Dor que pode ser aguda, do tipo queimação, ou contínua e que piora ao final do dia.
- Dor contínua no local da hérnia com aumento de volume e vermelhidão local podem ser sinais de que a hérnia está encarcerada.

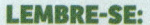

HERNIOPLASTIA

A quase totalidade das hérnias precisa ser corrigida por meio de uma cirurgia chamada hernioplastia ou herniorrafia. Quando a hérnia não apresenta qualquer complicação, a cirurgia é eletiva, mas, quando ocorre o estrangulamento da hérnia, ela passa a representar risco para a vida do paciente, e, nesse caso, a cirurgia precisa ser de emergência.

A hernioplastia pode ser realizada pelo método tradicional, com incisão na parede abdominal, mas, dependendo do tamanho da hérnia e das condições dos tecidos, o cirurgião pode utilizar uma tela especial para reforçar a área e impedir que a hérnia volte. Nesses casos, a anestesia geralmente é peridural.

Outra técnica para a hernioplastia é a laparoscopia, feita através de pequenos orifícios na parede abdominal por onde são introduzidas as cânulas. A cirurgia é realizada com o auxílio do monitor de vídeo, e a anestesia é a geral.

De acordo com o local da hérnia, pode ser necessária a tricotomia no pré-operatório.

Cuidados específicos de enfermagem no pós-operatório |

- Observar a formação de edema da bolsa escrotal em pacientes do sexo masculino submetidos a hernioplastia para correção de hérnia inguinal.

- Atentar para o surgimento de distensão abdominal em pacientes submetidos a cirurgia videolaparoscópica, em virtude de injeção de gás carbônico no abdome durante a cirurgia.
- Prevenir a retenção urinária e a distensão vesical, comuns nas hernioplastias, estimulando o paciente a urinar espontaneamente.
- Evitar que o paciente faça esforço físico que solicite a musculatura abdominal, principalmente no pós-operatório de hernioplastias de hérnias epigástricas.

Complicações |

- Reaparecimento da hérnia.
- Reação de corpo estranho sobre a tela, causando o endurecimento da região.

ÚLCERAS GÁSTRICAS E DUODENAIS

Úlcera é a ferida formada pela destruição de pele, mucosa ou membrana. Pode ocorrer em diversas partes do organismo e ficar inflamada ou infectada. Quando se localiza na mucosa do estômago, é chamada de úlcera gástrica. Se aparece no piloro, que é a abertura entre o estômago e duodeno, ou no próprio duodeno, que é a primeira porção do intestino delgado, recebe o nome de úlcera duodenal. Todos esses tipos recebem a denominação geral de úlceras pépticas (figura 51). Úlcera esofágica é a que surge no esôfago e é mais rara, por isso não será abordada neste livro.

Antigamente, acreditava-se que as causas das úlceras gástricas e duodenais fossem o estresse e a ansiedade. Hoje sabemos que, além do estresse, as causas são várias: fatores genéticos, uso prolongado de medicamentos, como a aspirina e os anti-inflamatórios, e a infecção causada por uma bactéria chamada *Helicobacter pylori*. Mesmo com causas variadas, as úlceras realmente costumam se desenvolver, com mais frequência, nas pessoas tensas. Isso acontece porque o estresse parece estar associado a uma ação mais agressiva do ácido clorídrico e das enzimas produzidas pela mucosa gástrica e pela primeira porção do duodeno, ou a uma diminuição na capacidade protetora do revestimento gástrico, o muco. A ingestão de leite, bebidas cafeinadas e álcool, assim como o tabagismo, também podem funcionar como irritantes da mucosa gástrica e, consequentemente, aumentar a possibilidade de a pessoa desenvolver úlceras pépticas.

O tratamento clínico com medicamentos que reduzem a produção de secreções gastroduodenais ou neutralizam seu efeito corrosivo, assim como com produtos que eliminam ou controlam o H. pylori, como os antibióticos, diminuiu em muito a incidência de cirurgias. Hoje, a cirurgia do estômago só é utilizada nos casos de úlceras intratáveis clinicamente, de hemorragia com risco para a vida do paciente, de perfuração e obstrução pilórica.

A perfuração é a erosão da úlcera através da parede do estômago ou do intestino para dentro da cavidade peritoneal, requerendo cirurgia de emergência, já que isso acontece de repente. A obstrução pilórica acontece quando o esfíncter pilórico se fecha, não permitindo a passagem dos alimentos do estômago para o intestino.

Sinais e sintomas |
- Dor em aperto ou "queimação" no estômago ou nas costas que melhora com a alimentação e piora quando o estômago está vazio.
- Azia (pirose) muitas vezes acompanhada de arrotos (eructações).
- Vômito ou **hematêmese*** que acontece depois de uma crise de dor intensa.
- Constipação ou diarreia.
- Fezes na cor de "piche" em consequência de sangramento gástrico (melena).
- Desmaio, abdome dolorido e rígido, usualmente descrito como "abdome em tábua".
- Hipotensão e taquicardia que evolui para choque, quando acontece a perfuração.

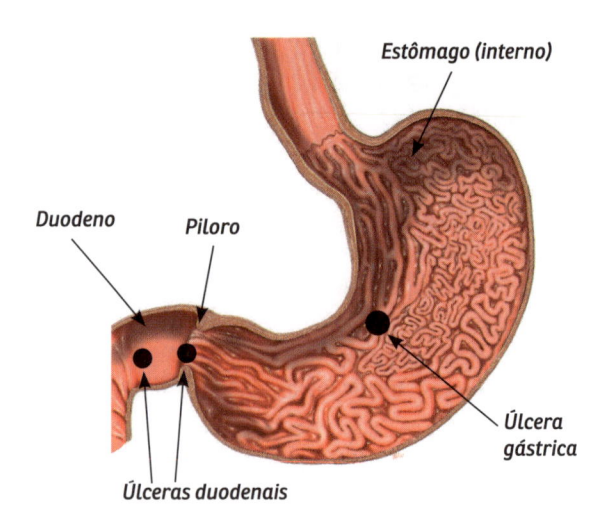

Figura 51 | Localização das úlceras pépticas.

TRATAMENTO CIRÚRGICO DA ÚLCERA GÁSTRICA

As opções cirúrgicas para os pacientes que sofrem de úlcera gástrica são várias: vagotomia, que consiste em "desconectar" os nervos que estimulam a secreção ácida do estômago; piloroplastia, abertura do piloro, em geral feita junto com alguns tipos de vagotomia; e a gastrectomia parcial ou total do estômago, que é a retirada de parte ou de todo o estômago.

Abordaremos os cuidados de enfermagem pré e pós-operatórios relativos à gastrectomia somente ao final do próximo tópico.

CÂNCER DE ESTÔMAGO

O câncer de estômago, também denominado câncer gástrico, é a doença em que células malignas são encontradas nos tecidos do estômago.

Vários estudos têm demonstrado que a dieta pobre em frutas e vegetais, carnes e peixes, porém rica em alimentos defumados, enlatados, com corantes ou conservados no sal, é um fator preponderante para o aparecimento do câncer de estômago. Mas existem outros fatores também, e entre eles podemos citar: a má conservação dos alimentos, o fumo, a ingestão de bebidas alcoólicas e, inclusive, as infecções gástricas causadas pela mesma bactéria (H. pylori) que provoca a úlcera.

O câncer pode acontecer em qualquer parte do estômago. Em geral, o tumor se infiltra na parede do estômago e se espalha para os órgãos vizinhos de forma que o fígado, o pâncreas, o esôfago e o duodeno geralmente também são acometidos pela doença.

Sinais e sintomas |

- A dor inicial se assemelha à das úlceras (afecções benignas) porque também pode ser aliviada com o uso de antiácidos.
- Constipação, náuseas e vômitos e, às vezes, hematêmese.
- Perda de peso e anorexia, isto é, falta de apetite.
- Fadiga e desconforto abdominal persistente.

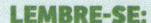

LEMBRE-SE:
O aparecimento de uma massa palpável na parte superior do abdome, o aumento do tamanho do fígado, a presença de linfonodos (íngua) na região inferior do pescoço e de nódulos ao redor do umbigo indicam estágio avançado da doença.

GASTRECTOMIA

A gastrectomia e a retirada de linfonodos próximos já atingidos pela doença, para reduzir a possibilidade de que células cancerosas passem para outros órgãos através do sistema linfático, constituem o principal tratamento para o câncer de estômago. A radioterapia e a quimioterapia são consideradas tratamentos secundários que, associados à cirurgia, podem determinar melhores resultados no combate à doença.

Cuidados específicos de enfermagem

no pré-operatório | Os cuidados de enfermagem no pré-operatório de gastrectomias podem incluir a colocação de uma sonda nasogástrica, que poderá ficar em sifonagem, ou de uma sonda enteral para alimentar o paciente que estiver desnutrido. O paciente nessa situação também poderá ser alimentado por via parenteral, forma em que os nutrientes são fornecidos por via endovenosa. Se necessário, deve-se realizar a tricotomia no local da futura incisão cirúrgica.

Cuidados específicos de enfermagem
no pós-operatório |

- Colocar o paciente submetido à gastrectomia parcial na posição de Fowler, para promover conforto, facilitar o esvaziamento do estômago e os movimentos respiratórios, que podem ser superficializados em consequência da dor provocada pela retração da pele sobre o abdome operado.
- Observar e anotar o aspecto do líquido drenado pela sonda nasogástrica, que deve permanecer aberta, em sifonagem.
- Observar e anotar a aceitação da dieta após a retirada da sonda nasogástrica, quando o paciente começa a receber líquidos em pequenas quantidades.
- Observar também o retorno do funcionamento intestinal.

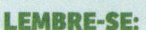

LEMBRE-SE:
Normalmente, o líquido que drena do estômago, após a cirurgia gástrica, é de coloração castanha em decorrência do sangue digerido. Qualquer alteração na cor da drenagem, principalmente o aparecimento de sangue vivo, deve ser comunicada imediatamente ao enfermeiro responsável, pois é indicação de hemorragia que pode levar ao choque.

Complicações |

- Hemorragia.
- Distensão abdominal.
- Prejuízo no estado nutricional.

GASTROSTOMIA

Existem situações em que as pessoas não podem mais se alimentar pela boca. O exemplo clássico é o do paciente que se encontra em fase final de câncer de esôfago. Mas há outros: pessoas, muitas vezes crianças, que ingeriram água sanitária ou outra substância corrosiva com lesão grave do esôfago; pacientes extremamente debilitados e que não têm indicação de sondagem enteral ou que já utilizaram a sonda por tempo demasiadamente longo; pacientes comatosos, etc.

A gastrostomia é o procedimento em que é feita uma abertura no estômago para introduzir uma sonda ou uma prótese com a finalidade principal de alimentar e hidratar o paciente. Serve também para aspirar secreções estomacais. O procedimento pode ser realizado por via endoscópica ou cirúrgica, utilizando-se uma das várias técnicas existentes. Dependendo do problema do paciente, a gastrostomia será temporária ou permanente.

Cuidados específicos de enfermagem

no pré-operatório | Os cuidados pré-operatórios específicos para a gastrostomia incluem a orientação ao paciente e a seus familiares com relação às consequências do procedimento, já que, temporária ou permanentemente, a alimentação dele não representará uma função fisiológica e social normal.

É preciso também avaliar as condições da pele onde será realizada a incisão cirúrgica e, principalmente em pacientes homens, realizar a tricotomia restrita à região supraumbilical, se necessário.

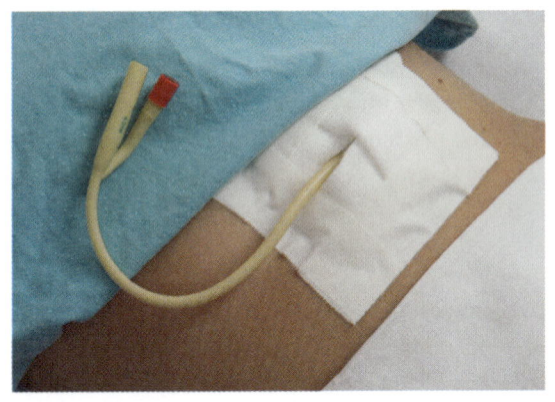

Figura 52 | Paciente com gastrostomia.

Cuidados específicos de enfermagem
no pós-operatório |

- Observar se há vazamento do suco gástrico pela incisão; em caso positivo e sempre que necessário, trocar o curativo, limpando e secando bem a área ao redor da sonda.
- Proteger a pele com as pomadas prescritas pelo médico para prevenir irritação e feridas que podem ser causadas pelo suco gástrico.
- Manter a sonda da gastrostomia na posição, colocando uma fina faixa de fita adesiva ao redor da sonda e prendendo-a em seguida, firmemente, no abdome.
- Avaliar a pele ao redor da gastrostomia diariamente em relação a sinais de irritação, escoriação e presença de drenagem ou extravasamento gástrico.
- Fazer a higiene oral com frequência para evitar mau hálito e infecções bucais, uma vez que o paciente não pode ingerir alimentos pela boca.
- Observar os cuidados relativos à alimentação e iniciar dieta líquida, assim que o médico permitir.

LEMBRE-SE:
A alimentação líquida geralmente é introduzida pela sonda da gastrostomia com o auxílio de uma seringa e, inicialmente, em pequenas quantidades. É importante que a temperatura do alimento seja igual à do corpo, porque alimentos frios ou quentes provocam dor.

- Evitar a entrada de ar pela sonda durante a alimentação, interrompendo-a ao menor sinal de vômito ou regurgitação.
- Introduzir água pela sonda, após a alimentação, tanto para hidratar o paciente quanto para evitar a obstrução da sonda; fechá-la em seguida.
- Pedir ao paciente que relate qualquer tipo de desconforto após a alimentação.
- Abrir a sonda, antes de introduzir nova alimentação, para certificar-se de que a anterior foi digerida. Se houver retorno do alimento, o paciente não deve receber a dieta, e o fato deve ser comunicado ao enfermeiro para que este tome as providências necessárias.
- Observar o funcionamento intestinal para ver se não há sangue nas fezes e para certificar-se de que a dieta está sendo bem tolerada, pois podem ocorrer diarreia e constipação.
- Controlar o peso do paciente diariamente para saber se as necessidades nutricionais estão sendo supridas adequadamente.

Preparo para a alta | O paciente que tem alta com uma gastrostomia, assim como seus familiares, deve ser orientado e treinado para atuar efetivamente no domicílio, independentemente de o procedimento ser provisório ou definitivo. Paciente e familiares precisam aprender como manipular e administrar a dieta por essa via, diminuindo os riscos de complicações. Dessa forma, estarão mais bem preparados para enfrentar, satisfatoriamente, uma situação que traz consigo repercussões na vida familiar, social e profissional.

Complicações |

- Acúmulo de alimentos no interior do estômago – a estase gástrica.
- Regurgitação, vômito e, em consequência, broncoaspiração.
- Sangramento originário do local de inserção da sonda no estômago.
- Abscessos na parede abdominal.

OBESIDADE MÓRBIDA

A obesidade é o resultado do acúmulo excessivo de gordura no corpo. É reconhecida pela Organização Mundial de Saúde como uma epidemia que acomete milhões de pessoas no mundo todo, inclusive no Brasil. Trata-se, sem dúvida, de um importante problema de saúde pública, uma vez que traz graves consequências, como problemas sociais e de saúde, a um número cada vez maior de pessoas.

É interessante lembrar que, apesar de o problema estético aparecer com maior evidência, a presença de gordura excessiva em órgãos, como coração, fígado, e na circulação sanguínea constitui o verdadeiro risco de morte imediato, mesmo quando elementos externos (como a "barriga") não são tão evidentes. Alguns denominam essa condição como "gordura escondida".

As causas da obesidade são muitas. Problemas genéticos, metabólicos, comportamentais e culturais contribuem de diferentes formas para o aparecimento desse distúrbio. Porém, qualquer que seja a causa, a obesidade tem como fator determinante a ingestão de quantidade de alimento maior do que aquela que o organismo pode metabolizar e utilizar, levando ao acúmulo desse excesso na forma de gordura.

Um dos métodos mais utilizados no meio científico para avaliar a obesidade é o chamado índice de massa corporal, ou simplesmente IMC, que é calculado assim: peso (em quilos) dividido pela altura (em metros) multiplicada por ela mesma.

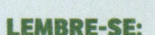

$$IMC = \frac{peso\ (em\ kg)}{altura \times altura\ (em\ metros)}$$

Por meio desse índice, podemos classificar os diferentes graus de obesidade:

IMC (kg/m²)	Classificação
20 – 25	Faixa de peso ideal
25 – 30	Excesso de peso
30 – 35	Obesidade moderada ou obesidade grau I
35 – 40	Obesidade importante ou obesidade grau II
40 – 50	Obesidade mórbida ou obesidade grau III
>50	Superobesidade

LEMBRE-SE:
IMC maior do que 40 caracteriza a chamada obesidade mórbida.

Os indivíduos com obesidade mórbida têm mais chance de desenvolver doenças, como diabetes mellitus tipo 2, hipertensão arterial, infarto do miocárdio, elevação do colesterol e dos triglicérides, problemas respiratórios, colelitíase, problemas nas articulações por causa do excesso de peso, trombose nas pernas, embolia pulmonar, irregularidade menstrual e dificuldade de engravidar. Obesos mórbidos têm também maior risco de desenvolver alguns tipos de câncer, como o de intestino, ovários, mama, útero e próstata. Quando o peso é o dobro do ideal, a possibilidade de morte súbita também dobra em relação aos não obesos.

Além disso, a incidência de depressão na população obesa é 30% maior do que entre os não obesos. Finalmente, os obesos mórbidos podem ter problemas psicológicos, além de dificuldades sociais, como andar de ônibus e até mesmo arrumar um emprego.

O tratamento conservador dessa doença consiste em colocar a pessoa em uma dieta de perda de peso, juntamente com uma mudança de comportamento e exercícios, mas os resultados não têm sido muito animadores.

Outras formas de tratamento são o uso de medicamentos, acupuntura e hipnose. Quando essas tentativas falham, é indicado o tratamento cirúrgico, que pode ser realizado pelo método tradicional ou por videolaparoscopia. Essa cirurgia é chamada de bariátrica.

CIRURGIAS BARIÁTRICAS

Existem vários tipos de cirurgias bariátricas:

- Cirurgias restritivas, em que o tamanho útil do estômago é diminuído, causando uma limitação física para a ingestão de grandes quantidades de alimento. O sucesso desse tipo de cirurgia depende muito da cooperação do paciente em mudar seus hábitos alimentares no pós-operatório.
- Cirurgias desabsortivas, em que uma parte do tubo digestivo é desviada, fazendo com que a absorção dos alimentos seja incompleta. A parte não absorvida é eliminada pelas fezes. Pode causar diarreia, aumento na produção de fezes e de gases intestinais malcheirosos, capazes de causar constrangimento social ao indivíduo.
- Cirurgias mistas, que são uma combinação dos dois tipos: uma restrição na ingestão de alimentos e em sua absorção pelo tubo digestivo. Parece ser o tipo preferido pela maioria dos cirurgiões do país.

Se o paciente tiver alguma dúvida ou resistência em relação ao tratamento cirúrgico, aos seus riscos e benefícios ou à mudança no estilo de vida após a cirurgia, ela não será indicada. A pessoa precisa estar disposta a mudar seus hábitos alimentares e cumprir um longo acompanhamento clínico, para que o tratamento seja bem-sucedido. Da mesma forma, a cirurgia está contraindicada para os indivíduos que têm índice de massa corporal menor do que 30, que sofrem de alcoolismo ou qualquer tipo de dependência química, pacientes portadores de cirrose hepática e de distúrbios psiquiátricos.

Depois da perda de peso, o paciente pode precisar de cirurgia plástica para remover os depósitos de tecido adiposo e o excesso de dobras cutâneas no abdome.

Pré-operatório | Todo paciente que vai se submeter a qualquer tipo de operação precisa de uma avaliação pré-operatória. No caso da cirurgia de obesidade mórbida, essa avaliação é especialmente importante, porque grande parte dos candidatos à cirurgia tem outras doenças – como diabetes, cardiopatia e aumento do colesterol – além da obesidade. Dessa forma, são feitos vários exames para verificar se existem doenças que possam representar complicação para a cirurgia e o ato anestésico, avaliando-se os riscos e benefícios da intervenção cirúrgica e, até mesmo, se é possível a sua realização naquele momento. A avaliação é sempre personalizada e feita por equipe multidisciplinar, incluindo vários profissionais da área de saúde: cirurgião, clínico geral, enfermeiro, fisioterapeuta, psicólogo, nutricionista.

Cuidados específicos de enfermagem no pós-operatório |

- Atentar para os episódios de vômito e diarreia, que podem ser frequentes e causar desidratação.
- Oferecer seis pequenas refeições líquidas por dia, depois que os sons intestinais reaparecerem, esquema que precisa ser mantido durante o primeiro mês.
- Verificar frequentemente a respiração dos pacientes enquanto estiverem sonolentos.
- Atentar para as condições patológicas individuais, que também aumentam os riscos de complicações no pós-operatório.

Complicações |

- Abertura das suturas com perfuração do estômago ou intestino e vazamento do seu conteúdo para a cavidade abdominal, causando peritonite ou abscesso.
- Tromboembolismo pulmonar, que é o deslocamento de trombos das pernas para os pulmões, impedindo a respiração.
- Pneumonia.
- Infecção da incisão cirúrgica.
- Hérnia na parede abdominal.
- Cicatrização imperfeita.
- Anemia.
- Queda de cabelo.

CÂNCER COLORRETAL

O intestino grosso, que é a continuação do intestino delgado, divide-se em ceco, cólon – que é a maior parte do intestino grosso – e reto. O cólon recebe as sobras dos alimentos que foram digeridos no intestino delgado e os elimina pelo ânus, na forma de fezes.

Nesse tipo de câncer, as células que revestem o cólon e o reto começam a crescer de forma anormal e descontrolada, e podem surgir pequenas elevações na superfície interna do intestino.

Segundo o Instituto Nacional de Câncer (Inca), homens e mulheres são igualmente afetados, e os principais fatores de risco são: idade acima de 50 anos, história familiar de câncer de cólon, história pessoal pregressa de outro tipo de câncer, obesidade e sedentarismo. Entretanto, dependendo do tipo de tumor e da profundidade da lesão, a enfermidade é considerada tratável e frequentemente curável, desde que localizada apenas no intestino, ou seja, não tenha atingido outros órgãos (metástases).

O problema é que muitas pessoas ficam assintomáticas por longos períodos e, por isso, só procuram os serviços de saúde quando percebem uma alteração nos hábitos intestinais ou sangramento retal. Daí a importância de as pessoas com mais de 50 anos realizarem o exame de pesquisa de sangue oculto nas fezes anualmente e, no caso de ser detectado sangue, submeterem-se a uma colonoscopia, exame do cólon por meio de um instrumento munido de uma lâmpada e espelho – o colonoscópio – introduzido pelo ânus.

Sinais e sintomas |

- Alteração dos hábitos intestinais.
- Dor abdominal.
- Massa abdominal.
- Sangue nas fezes (vermelho-vivo, preto ou muito escuro).
- Diarreia ou constipação.
- Anorexia.
- Fadiga e fraqueza.
- Perda de peso sem dieta.
- Náuseas e vômitos.
- Sensação de que o intestino não se esvazia completamente.
- Estreitamento das fezes (com a espessura de um lápis).
- Anemia de origem indeterminada, comprovada por hemograma, em indivíduos com mais de 50 anos.

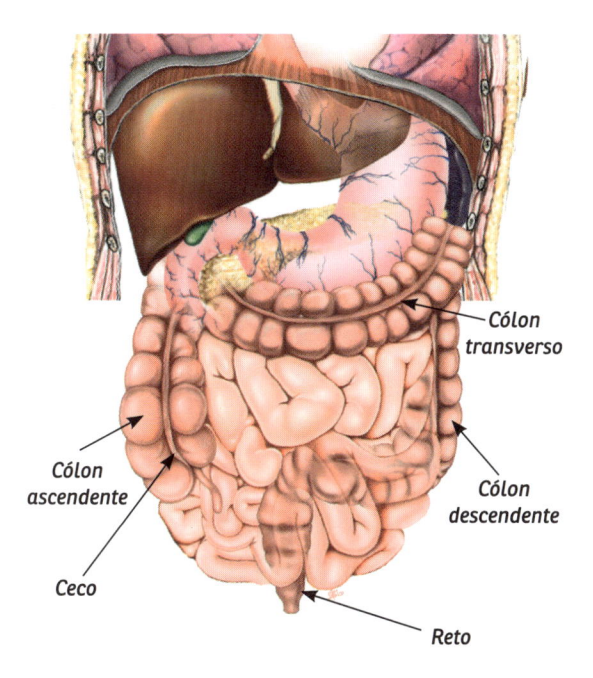

Figura 53 | Abdome e partes do intestino grosso.

Cólon transverso

Cólon ascendente

Cólon descendente

Ceco

Reto

COLECTOMIA

A cirurgia é o principal tratamento para a maioria dos casos de câncer colorretal. O procedimento é comumente complementado pela radioterapia associada ou não à quimioterapia, para evitar a recidiva, ou seja, a possibilidade de o tumor voltar.

O tratamento cirúrgico pode ser curativo ou paliativo, e o tipo de cirurgia depende do tamanho do tumor, da profundidade da invasão e da disseminação na superfície, da extensão do envolvimento dos linfonodos (gânglios linfáticos) e da presença ou ausência de metástases. Varia desde a retirada de pólipos e tumores limitados a um local, por meio do colonoscópio, passando pela colotomia, que é a abertura do cólon, até a colectomia, ou seja, a retirada de parte do intestino grosso.

Nas cirurgias de ressecção de parte do intestino, muitas vezes é necessário realizar uma colostomia, que consiste na exteriorização do intestino grosso através da parede abdominal para a eliminação de gases e fezes. As colostomias podem ser temporárias ou permanentes e feitas em vários pontos do intestino grosso. Dependendo da localização da colostomia, as fezes serão sólidas, semimacias, macias ou líquidas.

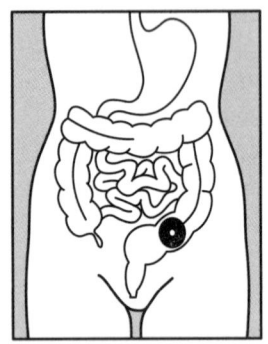
Fezes sólidas

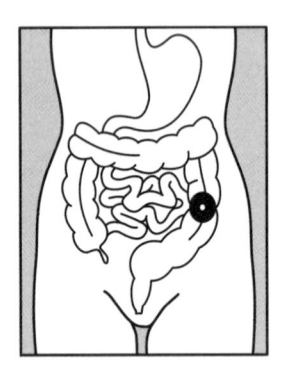
Fezes semimacias

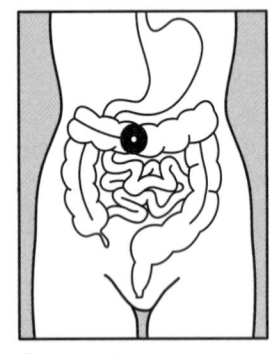
Fezes macias

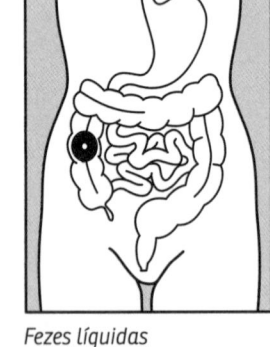
Fezes líquidas

Figura 54 | Possíveis localizações da colostomia.

Pré-operatório | Entre os cuidados específicos de pré-operatório está o apoio emocional ao paciente e à sua família, considerando a operação e as alterações que ela irá produzir no modo de viver dessas pessoas, principalmente se o paciente permanecer com uma colostomia.

É preciso também atentar para a dieta prescrita, visto que, por vários dias, ela pode ser rica em calorias, proteínas e carboidratos e pobre em resíduos. No período de 24 a 48 horas que antecedem a cirurgia, a dieta deve ser líquida e, dependendo das condições do paciente, poderá ser necessária uma nutrição parenteral para repor nutrientes, vitaminas e minerais perdidos.

Cuidados específicos de enfermagem no pré-operatório |

- Administrar os antibióticos, que geralmente são prescritos na véspera da cirurgia, com o objetivo de reduzir o número de bactérias intestinais.
- Administrar os laxativos ou realizar enemas ou irrigações do intestino, segundo prescrição, na noite anterior e na manhã da cirurgia para limpar o intestino.
- Registrar a ingestão de alimentos e as perdas, como o vômito, por exemplo.
- Se prescrito, passar uma sonda nasogástrica no paciente a fim de drenar líquidos acumulados e evitar a distensão abdominal.
- Monitorar o abdome em relação à distensão abdominal, ausência de sons intestinais, dor e rigidez, uma vez que esses sinais podem indicar obstrução ou perfuração do intestino.
- Observar e anotar a presença dos sinais de hipovolemia, como taquicardia e hipotensão; da mesma forma, o estado nutricional que o paciente apresenta, se suas mucosas estão secas e a urina, concentrada.

Cuidados específicos de enfermagem no pós-operatório | Em pacientes que retornam da SO sem uma colostomia, os cuidados específicos visam monitorar o aparecimento de determinadas complicações e são os seguintes:

- Avaliar frequentemente o abdome em relação à diminuição ou à mudança dos sons intestinais e ao aumento da circunferência, para detectar possível obstrução intestinal.
- Identificar os sinais que podem indicar um processo infeccioso abdominal: aumento da temperatura, do pulso e dos movimentos respiratórios, assim como pressão arterial diminuída.

- Comunicar imediatamente ao enfermeiro caso seja detectado sangramento retal.
- Identificar possível presença de distensão e rigidez abdominal aliada à elevação de temperatura e sinais de choque, que indicam complicação interna e exigem reparação cirúrgica emergencial; nesse caso, cabe à equipe de enfermagem tomar todas as medidas necessárias para que o paciente seja reoperado com a maior brevidade possível.

Quando o paciente retorna da cirurgia com colostomia, os cuidados são:
- Atentar para o fato de que, geralmente, o paciente apresenta dois curativos: um na incisão cirúrgica e outro no **estoma***, para evitar a contaminação do primeiro pelo segundo.
- Observar o estoma em relação à edema, coloração (um estoma saudável é róseo ou avermelhado), secreção (uma pequena quantidade de exsudato é normal) e sangramento (sinal anormal).
- Tomar cuidados especiais com a pele ao redor do estoma, pois a drenagem fecal é altamente irritante, principalmente quando as fezes são líquidas, e a escoriação ou ulceração da pele pode se desenvolver rapidamente; após higiene rigorosa da pele, e como medida preventiva, devem ser usadas pomadas ou pastas especiais sobre a pele antes de fixar a bolsa de colostomia.
- Impedir que as fezes entrem em contato com a pele do paciente, utilizando apenas bolsas cujo orifício se ajuste perfeitamente ao redor do estoma.
- Controlar o funcionamento da colostomia, anotando o volume e o aspecto das fezes que forem eliminadas.
- Orientar o paciente quanto à dieta, no sentido de evitar alimentos que fermentem e provoquem odor desagradável, como feijão, cebola e repolho.
- Prender a bolsa com esparadrapo antialérgico, quando o paciente for tomar banho de chuveiro.
- Trocar a bolsa quando estiver com um terço ou um quarto da sua capacidade para evitar que o peso do conteúdo a solte; para remover o dispositivo, o paciente deve ficar de pé ou sentado,

e a sua pele deve ser tracionada para baixo enquanto se puxa, delicadamente, a bolsa para cima e para longe do estoma, evitando que se traumatize a pele e impedindo que o conteúdo fecal derrame.

LEMBRE-SE:
Se o paciente apresentar alergia à cola da bolsa coletora, com consequente lesão na pele e aparecimento de infecções oportunistas por fungos, interromper o uso da bolsa, deixando a pele em repouso até que se torne íntegra outra vez. Durante esse período, usar apenas as pomadas ou pastas indicadas pelo médico e curativos absorventes.

- Incentivar o paciente colostomizado a participar ativamente de todos os cuidados com a colostomia, dando-lhe condições de cuidar de si mesmo em casa e preparando-o para a alta hospitalar.

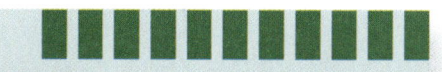

LEMBRE-SE:
Os familiares, especialmente o cônjuge, também devem participar da fase de adaptação a essa nova condição, de modo que a reintegração à vida familiar e social se faça com rapidez e sucesso. Convém encaminhar o paciente e sua família a um grupo de apoio a pacientes colostomizados, no qual poderão trocar experiências, conviver com outras pessoas na mesma situação, o que certamente ajudará o paciente na sua reabilitação física e psicológica.

Complicações da colostomia |
- **Prolapso*** do estoma, com a exteriorização de uma parte do cólon.
- Constipação ou diarreia, conforme a tolerância ou adaptação à dieta.
- Infecção da pele ao redor do estômago.

Hemorroidas são porções dilatadas das veias do canal anal. São muito comuns e apresentam dois tipos:

internas | as que se localizam acima do esfíncter interno; e

externas | as que aparecem fora do esfíncter externo.

Não existe uma causa específica para o aparecimento das hemorroidas. É comum os pacientes se referirem a uma alimentação pobre em fibras e, em consequência, a intestino preso. Além disso, relatam hábitos sedentários, como sentar em frente ao computador por muitas horas seguidas e não fazer exercícios físicos.

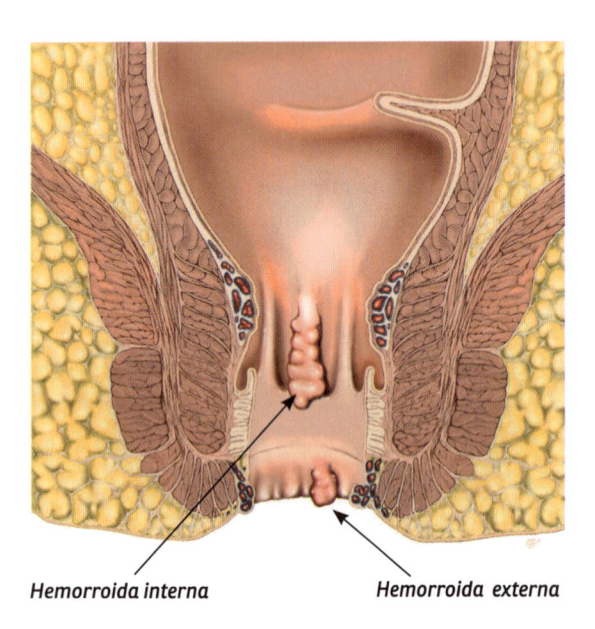

Hemorroida interna   *Hemorroida externa*

Figura 55 | Vista interna do reto.

Sinais e sintomas |
- Prurido (coceira) anal.
- Dor local, que pode ser intensa nas hemorroidas externas.
- Sangramento vermelho vivo durante a defecação.
- **Trombose*** nas hemorroidas externas.
- Prolapso do reto, quando as hemorroidas internas ficam aumentadas.

Existem vários tratamentos não cirúrgicos para as hemorroidas. Muitas cirurgias podem ser evitadas por meio da mudança dos hábitos de vida e tratamento clínico. Da mesma forma, existem várias técnicas cirúrgicas para o tratamento das hemorroidas, inclusive utilizando o laser. Entretanto, hemorroidas com trombose avançada precisam ser tratadas por meio de uma cirurgia mais extensa, a hemorroidectomia, que consiste na remoção das hemorroidas.

Cuidados específicos de enfermagem no pré-operatório |
- Fazer a tricotomia da região perianal.
- Administrar os laxantes ou enemas prescritos, se o paciente já estiver hospitalizado.

Cuidados específicos de enfermagem no pós-operatório |
- Na medida do possível, colocar o paciente em decúbito lateral e, até mesmo, em decúbito ventral.
- Dar banhos de assento mornos, principalmente após episódios de evacuação, para aliviar a dor e o edema.
- Orientar a alimentação no sentido de ingerir alimentos ricos em fibras, para facilitar a evacuação.
- Administrar laxantes ou enemas somente se prescritos pelo médico.
- Estimular o paciente a evacuar, pois muitas vezes ele evita fazê-lo por causa da dor, atitude essa que contribui para a formação de fezes mais duras posteriormente.
- Limpar a região anal com gaze e água após cada evacuação.
- Orientar o paciente para continuar a fazer os banhos de assento, mesmo depois da alta.

A complicação mais comum é a hemorragia.

CAPÍTULO 2

Doenças e cirurgias do sistema reprodutor

Na espécie humana, a reprodução é do tipo sexuada. Assim, para que a reprodução aconteça, é necessário que duas células especiais – os gametas –, uma proveniente do homem e a outra da mulher, se juntem. São os gametas que contêm parte do código genético do pai e da mãe. A produção dos gametas e dos hormônios sexuais, assim como a manutenção da vida do produto da fecundação – o concepto, futuro bebê –, são funções do sistema reprodutor.

Existem dois sistemas reprodutores: o masculino e o feminino. Inicialmente, abordaremos o sistema reprodutor feminino, que possui uma diferença essencial em relação ao masculino: além de produzir gametas e hormônios sexuais, ele possui um órgão – o útero – onde o concepto fica alojado por um período de nove meses, até ter condições de se adaptar ao mundo externo.

O sistema reprodutor feminino é constituído pelos genitais externos e pelos genitais internos, que ficam no interior do corpo da mulher. Os órgãos genitais externos formam um conjunto

Figura 56 (A e B) | Órgãos genitais da mulher.

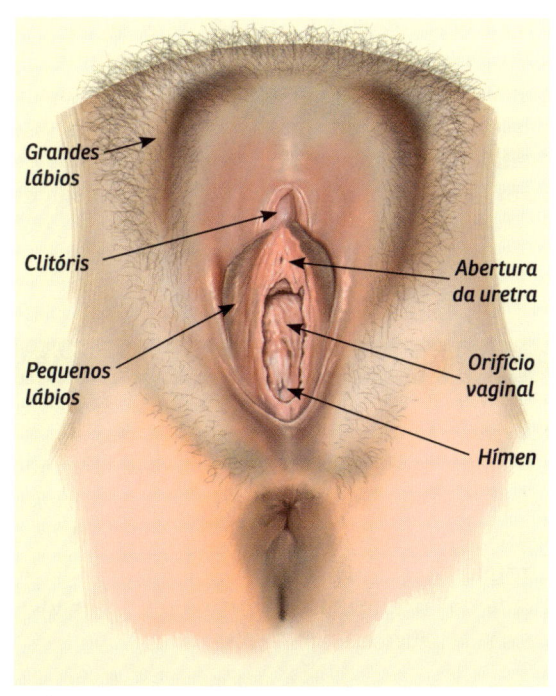

A | Órgãos genitais externos (vulva).

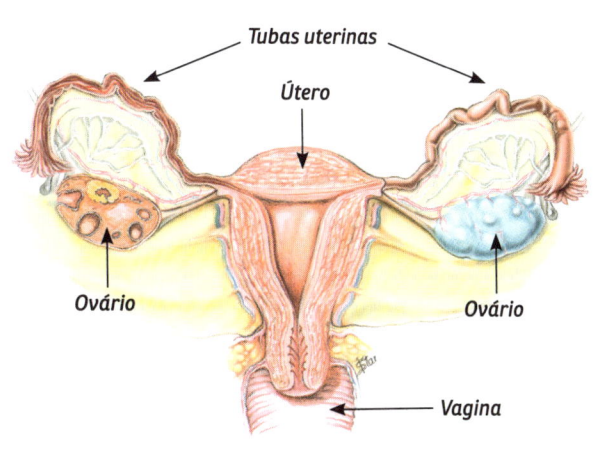

B | Órgãos genitais internos.

chamado de vulva, que reúne: grandes e pequenos lábios, clitóris, hímen, glândulas vestibulares ou glândulas de Bartholin – uma em cada lado do orifício vaginal – e a abertura da uretra. Já os genitais internos são o útero, a vagina, as tubas uterinas e os ovários.

Existem várias patologias que acometem os órgãos do sistema reprodutor feminino. Como nos demais sistemas, algumas delas podem ser tratadas clinicamente, enquanto outras necessitam de cirurgia. A seguir, serão apresentados os tratamentos cirúrgicos para as principais patologias do sistema reprodutor feminino e os respectivos cuidados pré e pós-operatórios.

TUMORES E CISTOS DE OVÁRIO

Nos ovários, são produzidos e desenvolvidos os óvulos, ou gametas femininos, as células reprodutoras da mulher responsáveis pela fecundação. A menina, quando nasce, já traz consigo todos os óvulos de sua vida reprodutiva; no entanto, eles só amadurecem na puberdade, pela ação de determinados hormônios. A cada ciclo menstrual, o óvulo amadurece dentro do folículo ovariano. Quando o óvulo está maduro, o folículo se rompe, liberando-o para dentro da tuba uterina; esse fenômeno é conhecido como ovulação. Eventualmente, o folículo pode crescer e não romper, dando origem a um cisto ovariano conhecido como cisto funcional. Esse é o mais comum dos cistos ovarianos e tende a regredir naturalmente.

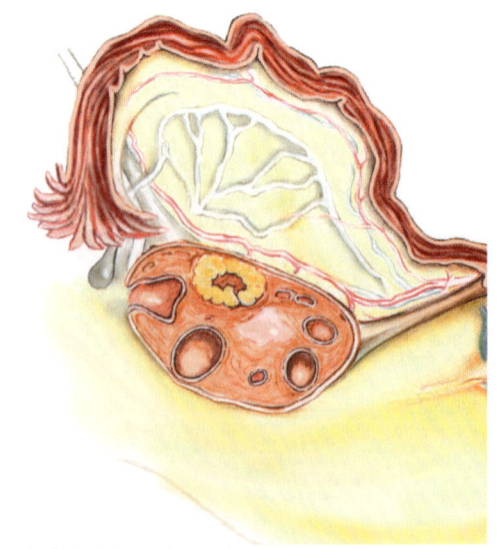

Figura 57 | Ovário e tuba uterina.

Entretanto, além dos cistos funcionais, existem cistos de diferentes etiologias, tanto benignas quanto malignas. A maior parte dos cistos que acometem as mulheres jovens é benigna. Mas existem outros tipos de cistos, consequentes ao crescimento desordenado das células do órgão. Cerca de 1% dos cistos de ovário são malignos, ou seja, cânceres de ovário, podendo aparecer em qualquer idade, apesar de serem mais frequentes em mulheres com mais de 50 anos.

Sinais e sintomas | A maioria dos cistos não causa sintomas. Algumas mulheres, entretanto, relatam:

- Dor de baixa intensidade na parte inferior do abdome, geralmente só de um lado, que incomoda durante vários dias e melhora com analgésicos comuns.
- Aumento do abdome e alteração do ciclo menstrual.
- Os cistos e tumores podem ser diagnosticados pelo exame clínico – o toque vaginal –, quando o médico percebe o ovário aumentado de tamanho ou, principalmente, por meio da ultrassonografia pélvica e transvaginal.

O tratamento dependerá das características do cisto, observadas no exame de ultrassonografia. Os cistos pequenos e estáveis, que não apresentam crescimento e que aparecem em mulheres jovens podem desaparecer nos ciclos menstruais subsequentes e, por isso, são apenas acompanhados clinicamente. A pílula anticoncepcional pode ser uma opção de tratamento nesses casos, porque deixa o ovário em repouso, facilitando a regressão do cisto. Se o conteúdo do cisto for líquido, ainda existe a possibilidade de o médico aspirá-lo.

EXÉRESE DE CISTO DE OVÁRIO

É a retirada do cisto por meio de cirurgia convencional aberta ou videolaparoscópica. Quando houver suspeita de câncer, a paciente precisa ser avisada pelo médico sobre a possibilidade de a cirurgia ter que ser radical, inclusive com a retirada dos ovários, do útero e de outros tecidos, caso seja necessário.

Cuidado específico de enfermagem no pré-operatório | Resume-se ao preparo intestinal, quando prescrito pelo médico.

Cuidados específicos de enfermagem no pós-operatório |

- Atentar para a dor no ombro, característica das cirurgias videolaparoscópicas. Essa dor, que ocorre pela distensão do abdome, causada pelo uso do gás carbônico, é considerada normal no pós-operatório.
- Observar se a paciente elimina gases e fezes e se não há uma grande distensão abdominal que piora com o tempo – o íleo paralítico.
- Estimular a paciente a deambular e a mobilizar o pulmão precocemente, principalmente nas cirurgias videolaparoscópicas.

LEMBRE-SE:
Íleo paralítico é uma condição clínica em que cessam temporariamente os movimentos contráteis normais do intestino, o que provoca distensão abdominal, e o paciente não consegue eliminar as fezes. O quadro pode evoluir com vômitos e piora do estado geral.

Complicações |

- Hemorragia intra-abdominal.
- Íleo paralítico.
- Embolia pulmonar.
- Problemas pulmonares e hematomas nos locais de colocação dos instrumentos utilizados na cirurgia videolaparoscópica.

CÂNCER DE OVÁRIO

Quando existe o crescimento desordenado de células malignas no ovário, formando tumores, temos o câncer de ovário. Sua causa ainda não foi determinada, mas a hereditariedade pode ser fator importante no aparecimento da doença, uma vez que se observa que algumas famílias apresentam genes específicos que as predispõem ao câncer.

Sinais e sintomas | O grande problema desse tipo de câncer é que, na maior parte das vezes, ele é silencioso e sem sintomas específicos. Alguns deles são iguais aos causados pelos cistos:

- Aumento da cintura e do abdome devido ao acúmulo de líquido.
- Pressão e dor pélvica.
- Distensão abdominal.
- Indigestão.
- Ovário palpável em mulher que entrou na menopausa.
- Dor na perna.

LEMBRE-SE:
A flatulência e a plenitude gástrica depois de uma refeição leve podem ser sintomas significativos. Por essa razão, qualquer mulher com sintomas gastrintestinais persistentes, sem um diagnóstico conhecido e com aumento de ovário, precisa ser avaliada por um ginecologista.

OOFORECTOMIA

A remoção cirúrgica do ovário, ampliada ou não, é a opção de tratamento para os tumores benignos ou malignos do ovário. É no intraoperatório que o cirurgião decidirá pela ampliação ou não da cirurgia caso a malignidade do tumor seja confirmada.

Em alguns casos, apenas o ovário afetado é removido, permanecendo o útero e o outro ovário. Em outras ocasiões, são retirados os dois ovários, as tubas uterinas e o útero, além de outros tecidos. O restante do tratamento (quimioterapia e radioterapia) vai depender do estadiamento clínico.

LEMBRE-SE:
Estadiamento é uma classificação que se baseia no tamanho do tumor, tipo de câncer, presença ou não de linfonodos acometidos e a presença ou não de metástases próximas ou a distância. O estadiamento ajuda a mensurar a extensão da enfermidade e as possibilidades de tratamento.

Cuidados específicos de enfermagem

no pré-operatório | Os cuidados de pré-operató-
rio são semelhantes aos de outras cirurgias
abdominais.

Cuidados específicos de enfermagem

no pós-operatório | As cirurgias radicais com
função de tratamento oncológico acarretam
pós-operatórios mais difíceis, pois, além de
serem mais extensas e longas, estão também
mais sujeitas a complicações inerentes aos
procedimentos.

Principais cuidados:

- Mobilizar os membros inferiores e administrar os anticoagulantes usualmente
prescritos para prevenção da trombose
venosa profunda.
- Monitorar com atenção a temperatura,
pois os estados febris, comuns no pós-
-operatório, também podem indicar infecção.

Complicações |

- Íleo paralítico.
- Lesões intestinais e de bexiga durante
a cirurgia.
- Sangramentos intra-abdominais.
- Infecções da ferida operatória ou intra-
-abdominal.

MIOMA

Como já explicamos, o útero é o órgão do sistema reprodutor feminino onde o futuro bebê
fica alojado durante toda a gravidez. Entretanto,
com certa frequência, desenvolve-se um tipo de
tumor na parede muscular do útero que pode
crescer dentro da musculatura em si – chamado
de mioma intramural –; na parte mais externa
da parede uterina – mioma subseroso –; ou mesmo para dentro da cavidade do útero – mioma
submucoso intracavitário. O subseroso pode
crescer para fora do útero, ficando ligado a ele
por um pedículo – mioma pediculado. Os miomas, apesar de se desenvolverem lentamente em
mulheres entre 25-40 anos e serem benignos,
podem crescer muito e causar vários sintomas.
Em geral, os miomas desaparecem ou regridem
durante a menopausa.

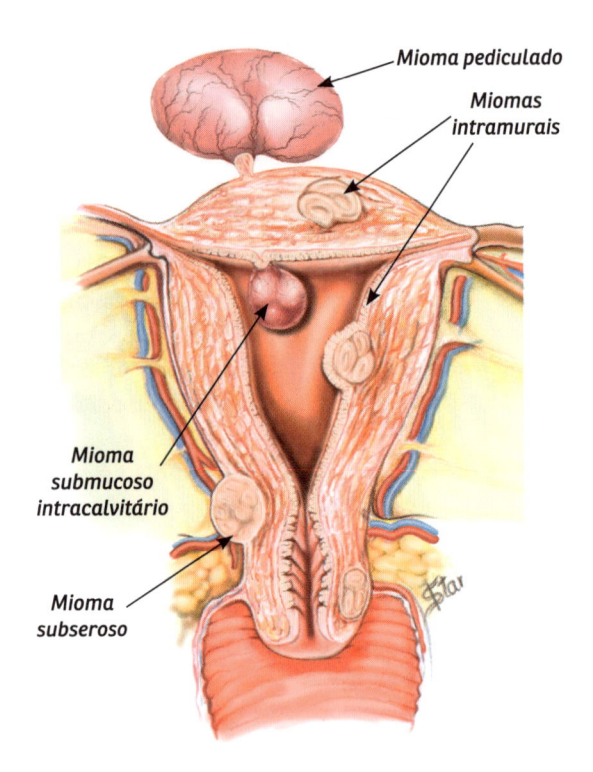

Figura 58 | Localizações preferenciais dos miomas.

Sinais e sintomas | O sinal mais característico é o
sangramento vaginal, que pode ser de difícil
controle, além de irregular. Geralmente, é o
que leva a mulher a procurar ajuda médica.

Os demais sintomas são decorrentes da
pressão que o útero exerce sobre os órgãos
circunvizinhos, em razão do aumento de
volume do mioma, e incluem dor lombar,
constipação e problemas urinários. Raramente, os miomas podem estar associados
a dor durante a relação sexual.

O tratamento de escolha depende, em
grande parte, do tamanho, dos sintomas e
da localização desses tumores. Quando os
sintomas são mínimos, e a mulher planeja
ter filhos, o tratamento é o mais conservador possível. Entretanto, por causarem pressão sobre outros órgãos, em geral os grandes
miomas são removidos cirurgicamente.

MIOMECTOMIA

A miomectomia é a retirada cirúrgica de mioma.
Essa cirurgia pode ser realizada da forma convencional ou por meio da utilização de uma entre as
várias técnicas laparoscópicas existentes. A histerectomia – retirada do útero – também pode ser
escolhida como tratamento cirúrgico de miomas
caso a paciente não deseje mais ter filhos.

Pré-operatório | Muitos cirurgiões optam por reservar sangue para a paciente que vai ser submetida à miomectomia, pois existe a possibilidade de sangramento mais abundante em alguns casos. A solicitação de sangue obedece a critérios clínicos, mas cabe à enfermagem verificar com antecedência se será necessário fazer a reserva ou não. Nos casos de histerectomia, a reserva de sangue é menos frequente, mas também pode ser necessária em alguns casos.

O preparo intestinal deve ser realizado quando prescrito pelo cirurgião, pois não se trata de procedimento-padrão nesse tipo de cirurgia.

Cuidados específicos de enfermagem no pós-operatório |

- Observar cuidadosamente se há distensão abdominal importante – pode ser sinal de sangramento intra-abdominal.
- Retirar cateter vesical precocemente – geralmente os cirurgiões optam pela retirada do cateter vesical com cerca de 6 horas após o término do procedimento; no entanto, é fundamental verificar qual a rotina estabelecida no serviço e se houve lesão vesical, pois, nesse caso, a sondagem vesical de demora se faz necessária.

Complicações |

- Lesão vesical, uretral ou intestinal durante a cirurgia.
- Sangramento da ferida operatória ou intra-abdominal.
- Infecção da ferida.
- Íleo paralítico.
- Infecção urinária.

ENDOMETRIOSE

É uma doença benigna em que uma ou mais lesões com células semelhantes às do **endométrio*** crescem de forma aberrante fora do útero. Podem atingir ovário, colo uterino e superfície externa do útero, apêndice, intestino, bexiga e umbigo, entre outros órgãos. A endometriose tem sido diagnosticada principalmente com o uso da laparoscopia.

Existem muitas teorias para explicar por que algumas mulheres desenvolvem essa condição e outras não. A doença é encontrada principalmente em mulheres sem filhos, com idade entre 25 e 35 anos, e pode estar associada à infertilidade.

Sinais e sintomas |

- Dismenorreia, ou seja, menstruação dolorosa.
- Dispareunia, que é a dor durante o ato sexual.
- Dor ou desconforto pélvico.
- Dor durante evacuações.
- Dor que se irradia para as costas ou pernas.
- Depressão.
- Infertilidade.

O tratamento da endometriose costuma associar cirurgia ao uso de medicações. A combinação dos dois tratamentos tem como objetivo aliviar a dor e possibilitar a gravidez, quando isso for do interesse da paciente.

LAPAROSCOPIA DIAGNÓSTICA E SALPINGO-OOFORECTOMIA

É por meio da laparoscopia diagnóstica que o cirurgião poderá cauterizar focos abdominais e pélvicos da doença ou retirar tumorações inteiras de endometriose.

Em alguns casos, é necessária a ressecção de todo o ovário acometido ou, ainda, das tubas uterinas – neste caso, a cirurgia é chamada de salpingo-ooforectomia. Raramente retira-se o útero, mas esse procedimento também pode ser a opção para pacientes que não mais desejem engravidar.

Os cuidados específicos de pré e pós-operatórios da salpingo-ooforectomia e da histerectomia são os mesmos e serão relacionados quando abordarmos o tema câncer de útero. Os cuidados específicos da laparoscopia diagnóstica já foram abordados nos tópicos cistos de ovário e câncer de ovário.

Complicações | A endometriose é uma doença que pode ter um comportamento bastante agressivo. Em alguns casos, invade órgãos próximos e, apesar de ser benigna, pode ter comportamento parecido com o de um tumor maligno. Assim sendo, em alguns casos, pode haver lesões de órgãos na tentativa de se ressecar as lesões.

CÂNCER DE ÚTERO

Como já explicamos, quando as células de determinada parte do corpo crescem de forma anormal, existe a possibilidade de desenvolvimento do câncer. No útero, o câncer pode ocorrer no endométrio e no colo, que é a parte inferior do útero e onde a doença aparece mais frequentemente. A seguir, abordaremos o câncer de colo do útero e, em paralelo, o do endométrio.

O câncer de colo uterino, ou câncer **cervical***, costuma apresentar crescimento lento e pode surgir em qualquer idade, mas especialmente em mulheres com 30 a 45 anos.

Existem vários fatores de risco que aumentam a possibilidade de a doença aparecer, muitos deles relacionados ao estilo de vida da mulher. O fator de risco mais importante é a infecção por um vírus chamado papilomavírus, o HPV. Esse vírus é transmitido de uma pessoa para a outra, principalmente pela relação sexual. As chances de adquirir a doença são maiores quando a atividade sexual é iniciada precocemente, quando a mulher tem muitos parceiros ou mantém relações com um homem que teve muitas parceiras ou, ainda, quando o parceiro sexual apresenta verrugas no pênis – sinal de infecção pelo HPV – ou outra doença sexualmente transmissível.

A incidência do câncer de colo de útero também é maior em mulheres fumantes e naquelas que estiverem com o sistema imunológico deprimido pelo uso de determinados medicamentos, ou por estarem infectadas pelo vírus HIV.

Diferentemente do câncer do colo, os fatores de risco para o câncer de endométrio são: a idade (acima dos 55 anos), a obesidade (principalmente no tronco), menopausa tardia (depois de 52 anos), nunca ter tido filhos e terapia com hormônios.

Sinais e sintomas | No câncer de endométrio, o sinal mais característico é o sangramento após a menopausa. No câncer de colo de útero, os sintomas variam de acordo com o estágio de evolução da doença. No câncer precoce, pode ser apenas uma fina secreção vaginal aquosa notada depois da relação sexual, mas a paciente pode também não apresentar qualquer sintoma, daí a necessidade de se realizar anualmente o exame colpocitológico, também conhecido como preventivo do colo do útero, ou Papanicolau.

Em estágio mais avançado da doença, os sintomas são:

- Sangramento irregular, ou depois da relação sexual, que aumenta e se torna persistente.
- Aumento da secreção vaginal aquosa, que vai se tornando escura com odor fétido.
- Dor na perna.
- Disúria, que é a dor ao urinar.
- Sangramento retal.
- Edema dos membros.

No estágio bem avançado:

- Dor muito forte nas costas e nas pernas.

HISTERECTOMIA

O tratamento do câncer do colo do útero depende da classificação (ou estadiamento), da idade e da saúde geral da paciente. Em estágios mais precoces, a remoção cirúrgica do colo do útero é suficiente, não sendo necessária a utilização de outros tratamentos adjuvantes. Em casos mais avançados, pode-se proceder à histerectomia, ou seja, à retirada do útero. Em alguns casos, a rádio e a quimioterapia também podem ser usadas. Entretanto, dependendo do grau de invasão do tumor, a cirurgia precisa ser mais radical, com a remoção não só do útero, como também de ovários, tubas uterinas, vagina próxima e linfonodos existentes na região.

O tratamento inicial do câncer de endométrio consiste na histerectomia e na salpingo-ooforectomia bilateral com amostragem de linfonodos: alguns linfonodos são retirados e analisados minuciosamente. O resultado do exame dos linfonodos é que orientará os demais tratamentos.

Como vimos, a histerectomia, ao remover o útero e o colo, representa uma opção importante de tratamento tanto para a endometriose quanto para o câncer de útero. A cirurgia pode ser realizada pelas vias abdominal ou vaginal, sendo que alguns médicos optam pela laparoscopia.

Cuidados específicos de enfermagem no pré-operatório |

- Apoiar psicologicamente a paciente e seus familiares, esclarecendo as dúvidas que estiverem ao seu alcance.
- Se solicitada pelo cirurgião, realizar a tricotomia da metade inferior do

abdome e das regiões pubiana e perineal, se a operação prevista for por via abdominal; ou só a tricotomia pubiana e perineal, se a operação for por via vaginal.

Cuidados específicos de enfermagem no pós-operatório |

- Evitar colocar a paciente em posição de Fowler alta.
- Manter a sonda vesical conectada à bolsa coletora estéril de sistema fechado, controlando rigorosamente o volume urinário, assim como as infusões venosas.
- Monitorar e relatar, por escrito, a ocorrência de sangramento pela ferida operatória ou pela vagina, pois são complicações que podem ocorrer depois da histerectomia.
- Mudar frequentemente a paciente de posição e promover a circulação das pernas por meio de exercícios, para prevenir o risco de trombose profunda, uma complicação que pode ocorrer em decorrência do posicionamento durante a cirurgia.
- Retirar o tamponamento vaginal após 24 horas, se houver, seguindo orientação médica; trocar o absorvente perineal, sempre que necessário, monitorando as perdas de sangue.
- Realizar a higiene externa e os curativos perineais, utilizando técnica asséptica.
- Observar sinais de distensão abdominal.
- Estimular a diurese espontânea após a retirada da sonda vesical, para evitar a retenção urinária.

Complicações |

- Hemorragia.
- Trombose venosa profunda.
- Retenção urinária.

- Infecção urinária causada pelo uso prolongado da sonda vesical ou consequente aos cateterismos de alívio realizados em função da retenção urinária.

CURETAGEM DO ÚTERO

Trata-se de um procedimento cirúrgico de pequeno porte muito utilizado na clínica ginecológica, pois aborda a cavidade uterina e possibilita a investigação e o tratamento de uma série de patologias. Nesse procedimento, o canal cervical é alargado com o auxílio de dilatadores, e o endométrio, raspado com uma cureta.

A curetagem do útero é realizada com finalidade diagnóstica e terapêutica. É diagnóstica quando tem o objetivo de colher amostras de tecido para detectar, o mais precocemente possível, o câncer de endométrio e para investigar possíveis causas de hemorragia, infertilidade, etc. É terapêutica quando, por exemplo, é retirado tecido fetal ou placentário em abortos tanto provocados quanto espontâneos. É da mesma forma terapêutica quando usada como meio de tratar sangramentos irregulares ou remover pólipos endometriais.

Cuidados específicos de enfermagem no pré-operatório |

- Apoiar psicologicamente a paciente, informando-a a respeito do sangramento pós-operatório.
- Realizar a tricotomia do períneo somente se for rotina do serviço, ou a pedido do cirurgião.
- Encaminhar a paciente para urinar antes do procedimento.

Cuidados específicos de enfermagem no pós-operatório |

- Observar e relatar a ocorrência de sangramento abundante.
- Caberá ao médico informar à paciente quando a relação sexual poderá ser retomada com segurança.

Complicações |

- Perfuração da parede uterina.
- Hemorragia excessiva.
- Infecção com dor e febre.

NÓDULOS E CÂNCER DE MAMA

Embora rigorosamente a mama não faça parte do sistema reprodutor feminino, em nossa cultura e na maior parte das demais, ela desempenha um papel significativo na sexualidade e na própria identificação da mulher, além de contribuir para a nutrição do recém-nascido.

As mamas são idênticas nos homens e nas mulheres até o início da puberdade, quando estrogênios e outros hormônios iniciam o desenvolvimento da mama nas mulheres. Esse desenvolvimento, em geral, se inicia aos 10 anos e continua até os 16 anos, embora alguns autores acreditem que ele só se complete após o parto e a amamentação.

As mamas femininas são estruturas complexas, constituídas por uma dezena de glândulas mamárias produtoras de leite, com o propósito de nutrir a prole, que nasce em estado relativamente imaturo e dependente. As mamas sofrem grandes variações fisiológicas nas diversas fases do ciclo evolutivo da mulher: durante a ovulação, gestação, na amamentação e, finalmente, na menopausa.

Como podemos perceber, são várias as funções das mamas. Além de constituírem um diferencial em relação ao homem e de nutrirem o filho, as mamas desempenham papel relevante na sexualidade feminina.

É inegável, portanto, o peso que uma doença mamária, mesmo que benigna, representa para a mulher. O efeito é ainda mais devastador quando o diagnóstico é de um câncer, especialmente porque o tratamento que se segue, na maioria das vezes, é mutilador. Nessa situação, são afetados os âmbitos físico, sexual e psicossocial da mulher.

As mamas podem ser alvo de lesões benignas e malignas. São vários os tipos de lesões benignas, algumas dependentes dos hormônios, como os cistos, que ficam maiores no período pré-menstrual, menores no período pós-menstrual e que geralmente desaparecem depois da menopausa, por exemplo. Outro tipo são os fibroadenomas, tumorações firmes, arredondadas e móveis que, normalmente, afetam as mulheres do final da adolescência até os 40 anos. Embora algumas características das lesões, como a mobilidade e a consistência, deem um indício para o diagnóstico de fibroadenoma, a biópsia geralmente é necessária para confirmar se o nódulo é benigno ou maligno.

O câncer de mama é o segundo tipo de câncer mais frequente no mundo e o mais comum entre as mulheres. No Brasil, é a principal causa de morte em mulheres, porque geralmente é diagnosticado em um estágio em que a doença já está muito avançada. Daí a importância da detecção precoce, pois quanto mais cedo for diagnosticado, maiores as chances de cura. A detecção precoce deve ser feita utilizando-se o exame mamográfico anual, para mulheres com mais de 40 anos sem história familiar de câncer de mama (ou, no mínimo, a cada dois anos), e o exame clínico das mamas anualmente em todas as mulheres, independentemente da faixa etária. Mulheres com história familiar de câncer de mama em parentes de primeiro grau devem fazer exame clínico de mama e mamografia anualmente a partir de 35 anos.

Além disso, apesar de não substituir a mamografia, é fundamental que a mulher faça o autoexame das mamas. Esse exame constitui ainda uma ferramenta útil para o diagnóstico precoce do câncer, pois muitas vezes é ela, a mulher, que nota a presença de uma tumoração mamária. Assim sendo, cabe aos médicos e enfermeiros encorajar as mulheres a examinarem suas próprias mamas, ensinando-as a reconhecer as alterações que devem ser objeto de preocupação.

Existem vários fatores de risco para o desenvolvimento do câncer de mama. A história familiar é um deles, especialmente se a mãe ou a irmã foram acometidas antes dos 50 anos. Entretanto, segundo o Inca, o câncer de mama de caráter familiar corresponde apenas a 10% do total de casos de cânceres de mama. A idade é outro importante fator de risco: quanto maior a idade, maior também a incidência. Além desses fatores, podemos citar: menarca precoce, menopausa tardia (após os 50 anos), gravidez após os 30 anos, ausência de filhos, terapia de reposição hormonal, dietas ricas em gordura, a ingestão de álcool mesmo em quantidade moderada e exposição a radiações ionizantes em idade inferior a 35 anos.

Sinais e sintomas |

- Nódulo ou tumor palpável no seio, acompanhado ou não de dor mamária; geralmente único, com formato irregular ou estrelado e consistência firme e rígida.
- Alterações na pele que recobre a mama, do tipo abaulamentos, retrações ou aspecto semelhante a uma casca de laranja.
- Nódulos palpáveis na axila.

Uma vez constatada a presença de algum nódulo na mama, dependendo de suas características, ele deverá ser acompanhado de perto pelo médico. Se apresentar crescimento, mesmo com características de benignidade, poderá ser extirpado cirurgicamente e encaminhado para exame histopatológico, que é o exame microscópico dos tecidos retirados do corpo humano com o objetivo de avaliar se apresentam células malignas. Em tumores com características de malignidade, está indicada a biópsia.

Confirmado o diagnóstico de câncer de mama, o tratamento local e regional indicado é a cirurgia isolada e/ou a radioterapia. Além disso, podem ser indicados um tratamento sistêmico, isto é, do corpo como um todo, quimioterapia e hormonioterapia, que visa destruir células com potencial metastático.

MASTECTOMIA

Os diferentes tipos de cirurgia são indicados de acordo com a condição clínica e o tipo de tecido que o tumor apresenta. Dessa forma, temos as chamadas cirurgias conservadoras, como a quadrantectomia, na qual é retirada somente uma parte (um quadrante) da mama, e as cirurgias não conservadoras, como a mastectomia, que consiste na retirada de toda a mama, assunto deste tópico. Dependendo do quadro apresentado pela paciente, por ocasião da mastectomia retiram-se ou não todos os gânglios axilares – esvaziamento axilar ganglionar – e os músculos peitorais.

É importante ressaltar que, dependendo das indicações clínicas, existe a possibilidade de realizar a reconstrução da mama na mesma cirurgia em que ela foi retirada. Essa cirurgia será tratada juntamente com as cirurgias plásticas e reconstrutoras.

Cuidados específicos de enfermagem no pré-operatório | Cabe à equipe de enfermagem, por estar em contato permanente e constante com a paciente, a tarefa de apoiá-la psicologicamente, levando em consideração o caráter mutilante do procedimento em um órgão tão ligado à feminilidade.

É preciso ter uma atitude de compreensão quanto aos inevitáveis temores vividos pela paciente nessa fase, esclarecendo as dúvidas que forem levantadas e que estiverem ao seu alcance. É importante ter em mente que algumas pacientes desejam ter o máximo de informações sobre a doença, enquanto outras não o desejam.

Alguns exercícios importantes para a recuperação da paciente podem ser realizados desde os primeiros dias de pós-operatório, de acordo com a rotina da equipe cirúrgica. Portanto, precisam ser treinados ainda no pré-operatório. Na ausência da equipe de fisioterapia, a enfermagem assume essa tarefa. Os exercícios iniciais consistem em flexionar e estender os dedos e abrir e fechar a mão. Depois, deve-se incentivar a paciente a flexionar e elevar gradualmente o braço somente até a altura dos ombros e a realizar vários outros exercícios, como os que são recomendados pelo Núcleo de Ensino, Pesquisa e Assistência na Reabilitação de Mastectomizadas (Rema), do Departamento de Enfermagem Materno-Infantil e Saúde Pública da Escola de Enfermagem de Ribeirão Preto – USP, e apresentados na Figura 60. A sequência pode ser executada sentada ou em pé, começando devagar e aumentando paulatinamente até repetir 10 vezes cada exercício.

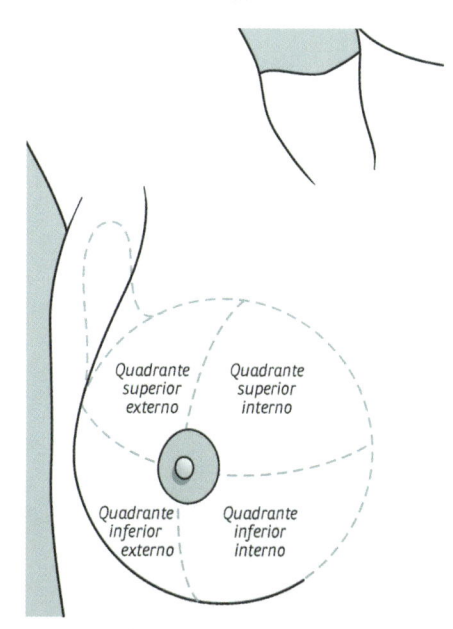

Figura 59 | Áreas da mama.

Figura 60 (A a D) | Exercícios para o pós-operatório imediato de mastectomia.

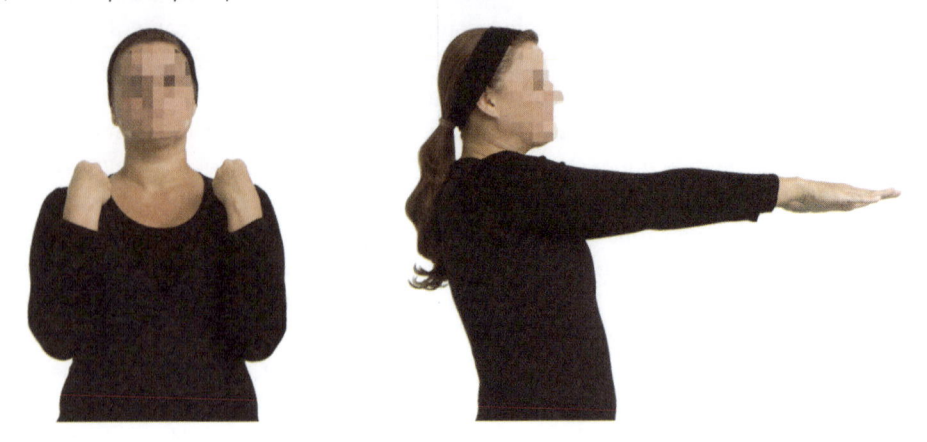

A | Abra e feche as mãos várias vezes enquanto estica os braços para frente.

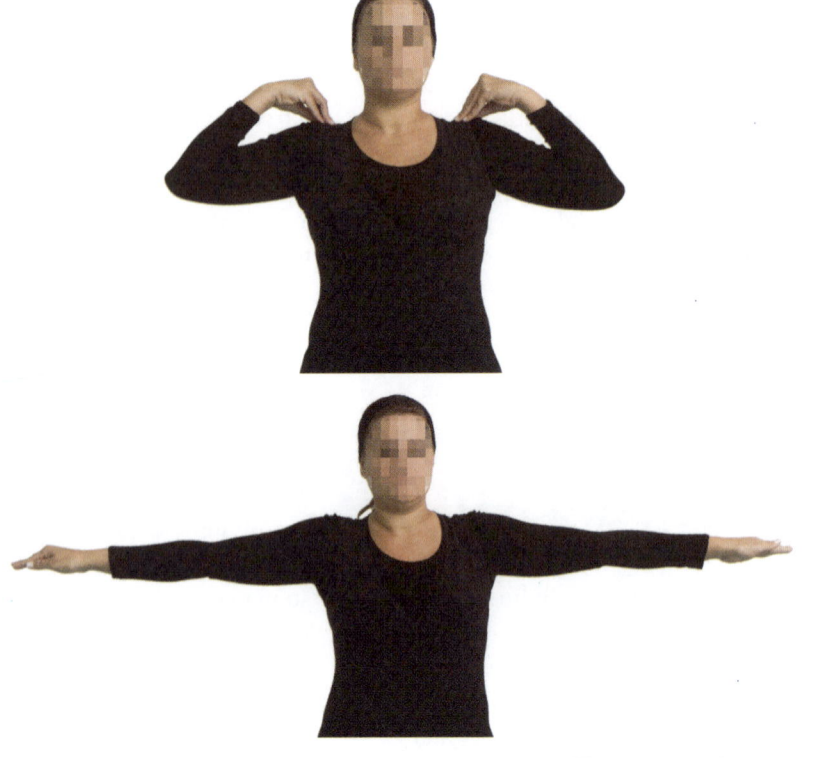

B | Agora, leve as mãos até os ombros e depois estique os braços. Atenção! Tanto no primeiro quanto no segundo exercício os braços, por enquanto, sobem somente até a altura dos ombros.

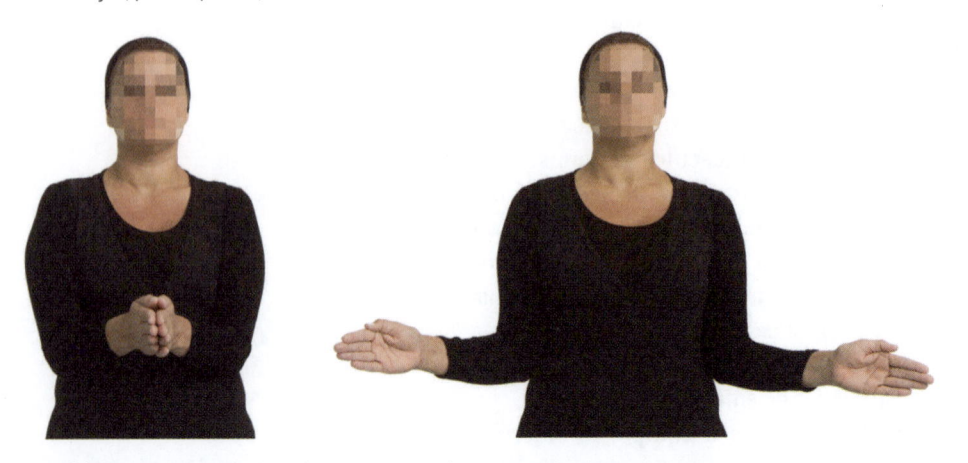

C | Abra as mãos e os antebraços mantendo os cotovelos junto ao corpo.

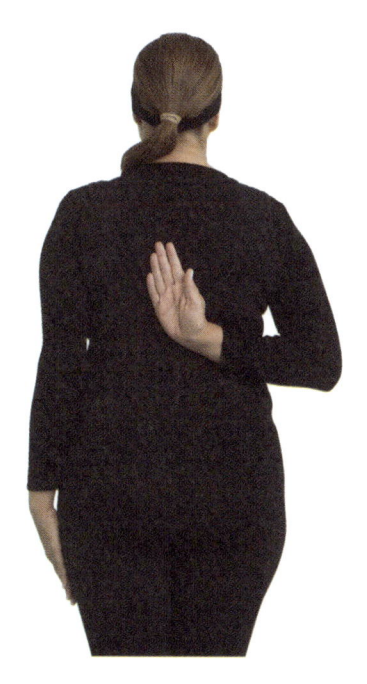

D | Leve primeiramente uma das mãos e, depois, a outra até a metade das costas, como se fosse abotoar o sutiã, mantendo-a nessa posição por um instante.

Cuidados específicos de enfermagem

no pós-operatório | A maior parte das pacientes retorna da sala de operação com dreno de pressão negativa. O dreno tem a finalidade de retirar sangue e outras secreções que se acumulam no local da cirurgia, evitando a formação de hematoma e edema e facilitando, dessa forma, a cicatrização da ferida operatória. Assim, cabe à enfermagem medir e anotar o aspecto e o volume do líquido drenado. Se o dreno for retirado quando a paciente ainda estiver hospitalizada, é importante observar a cicatriz cirúrgica, pois pode haver formação de hematoma.

Outros cuidados específicos:

- Verificar os sinais vitais e realizar as punções que se fizerem necessárias somente no braço oposto ao do lado operado.
- Colocar a paciente em posição semissentada, assim que possível.
- Manter o braço do lado operado em elevação e apoiado, para evitar a formação de edema.
- Estimular a deambulação no primeiro dia de pós-operatório.
- Iniciar a realização dos exercícios treinados no pré-operatório 24 horas após a cirurgia, de acordo com as orientações médicas; nas pacientes submetidas a esvaziamento ganglionar, os exercícios mais importantes são os de braços (os exercícios devem ser realizados com os dois braços), para prevenir o aparecimento de sequelas imediatas ou tardias, como a dificuldade de movimentar o ombro e o braço do lado que foi operado e o **linfedema*** do braço.
- Orientar a paciente em relação aos cuidados que deve ter para evitar todo e qualquer traumatismo no braço do lado operado, a fim de prevenir o surgimento do linfedema; assim, não retirar cutículas; não usar anéis, pulseiras, relógios; não carregar bolsas e objetos pesados; não expor o braço ao calor – sol (entre 10 e 16 horas), água quente, forno, ferro de passar roupa; evitar dormir sobre o braço operado; evitar picadas, arranhões, mordidas, acupuntura, tatuagem.
- Explicar também que, se o braço ficar quente, inchado e vermelho, deve mantê-lo elevado, fazer compressas frias e avisar o médico imediatamente.
- Recomendar que a paciente procure manter sempre uma boa postura, pois são frequentes os problemas posturais após a mastectomia.

Além de todos esses cuidados, é importante também fornecer à paciente os endereços dos grupos de apoio existentes na localidade, pois, além de acolherem a mulher em uma fase tão complexa, esses centros proporcionam a troca de informações e vivências com outras pacientes. Alguns desses grupos têm, inclusive, fôlderes com orientações gerais, figuras com os exercícios recomendados e as instruções relativas à autodrenagem manual, uma massagem simplificada realizada pela própria mulher, com o objetivo de prevenir e tratar o linfedema.

Quando a reconstrução da mama não é feita no mesmo tempo cirúrgico da mastectomia, o médico ou o enfermeiro podem orientar a paciente em relação aos recursos estéticos – próteses externas, por exemplo – disponíveis no mercado. É muito importante que algum familiar, especialmente o marido ou o companheiro, esteja presente durante as orientações para que a paciente se sinta mais apoiada.

- Hemorragia.
- Hematomas.
- Infecção da ferida.
- Edema no braço do lado operado.

A partir deste ponto, iremos tratar do sistema reprodutor masculino.

No homem, vários órgãos fazem parte tanto do sistema urinário quanto do sistema reprodutor. Dessa maneira, os problemas nos órgãos reprodutores masculinos podem interferir também nas funções do sistema urinário. Por essa razão, as doenças do sistema reprodutor masculino são tratadas por médicos urologistas.

O sistema reprodutor masculino é formado pelos testículos, epidídimos, ductos deferentes, vesículas seminais, ductos ejaculatórios, próstata e pênis.

Os testículos, que ficam dentro da bolsa escrotal, são responsáveis pela produção do principal hormônio masculino, a testosterona, que atua no desenvolvimento das características sexuais masculinas e na formação dos gametas masculinos, os espermatozoides.

Os espermatozoides são armazenados nos epidídimos e conduzidos pelos ductos deferentes, uma estrutura tubular firme que se dirige para cima, atravessa o canal inguinal, entra na cavidade abdominal, estendendo-se em seguida para baixo, em direção à base da bexiga.

As vesículas seminais são bolsas externas aos ductos deferentes mas que com eles se comunicam, produzem uma secreção viscosa que constitui a maior parte do sêmen e têm a função de proteger e nutrir os espermatozoides.

Os ductos deferentes se juntam e formam o ducto ejaculatório, o qual, por sua vez, penetra na próstata, uma glândula situada na porção inferior da bexiga, e que secreta outro componente do sêmen – o líquido prostático. O ducto ejaculatório desemboca na primeira porção da uretra.

A uretra, um tubo que se estende desde a bexiga, atravessa a próstata e vai até a extremidade distal do pênis, tem uma dupla função: tanto pode conduzir a urina como o sêmen durante a ejaculação.

O pênis é constituído anatomicamente pela glande, pelo corpo e pela raiz. A glande é a porção arredondada e macia que fica na ponta do pênis. É coberta naturalmente por uma pele chamada de prepúcio, que pode ser retraída para expor a glande. O corpo do pênis é composto por tecidos capazes de se encher de sangue, tornando-se maiores e mais rígidos durante a ereção.

Você pode visualizar os diversos órgãos que compõem o sistema reprodutor masculino na figura a seguir.

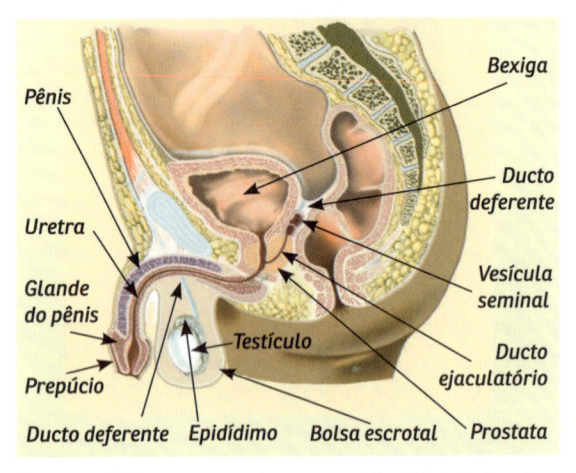

Figura 61 | Sistema reprodutor masculino (vista lateral).

FIMOSE

É um estreitamento da pele do prepúcio que dificulta ou mesmo impede a exposição da glande. Ao nascer, cerca de 90% dos meninos apresentam o prepúcio aderido à glande e não retrátil – é a fimose fisiológica –, como uma forma de proteção natural da glande. Aos 3 anos, os números se invertem, pois desaparecem 90% das fimoses fisiológicas. Por essa razão, o prepúcio imaturo (antes dos 3 anos) não deve ser retraído para realizar a higiene ou por qualquer outra razão.

Existem vários graus de fimose, desde o estreitamento mais leve, no qual é possível expor a glande, embora com dificuldade e dor, até o grau em que há impossibilidade total de retração. Quando o prepúcio é forçado a deslizar sobre a glande em pessoas com fimose, pode ser difícil fazê-lo voltar à posição anterior. A glande, então, aumenta de volume pela constrição, o que dificulta ainda mais o retorno do prepúcio. O quadro chamado de parafimose pode exigir, inclusive, tratamento cirúrgico de emergência, se houver risco de necrose da glande.

Segundo alguns autores, a fimose possui uma relação estreita com o câncer de pênis.

Sinais e sintomas |

- Acúmulo de secreção na região da glande.
- Dificuldade de urinar.
- Infecções locais repetidas.

POSTECTOMIA

Quando os sintomas se tornam persistentes, a cirurgia – postectomia – é o tratamento mais tradicional para o problema.

Em adultos, a postectomia pode ser feita sob anestesia local, ambulatorialmente. Já em crianças, precisa ser realizada sob anestesia espinhal ou geral, em hospital. Essa cirurgia não requer cuidados específicos de pré-operatório.

LEMBRE-SE:
A postectomia, também chamada de circuncisão, é realizada rotineiramente em recém-nascidos de algumas religiões.

Cuidados específicos de enfermagem no pós-operatório |

- Orientar o paciente no sentido de que o curativo após a alta seja feito com gaze vaselinada e trocado com frequência e que guarde repouso relativo por 1 a 3 dias.
- As crianças deverão evitar jogar bola, lutar e andar de bicicleta durante o primeiro mês, e que os adultos só poderão manter relações sexuais após 1 mês.

Complicação | A única complicação dessa cirurgia é a hemorragia.

HIPERTROFIA BENIGNA DA PRÓSTATA E CÂNCER DE PRÓSTATA

Essas duas doenças, por suas características e procedimentos terapêuticos comuns, serão abordadas em paralelo.

A hipertrofia benigna da próstata é a doença mais comum do homem, principalmente a partir dos 50 anos, sendo caracterizada pelo crescimento da glândula. Quando a próstata aumenta de tamanho, a uretra fica comprimida, o que causa obstrução mecânica do fluxo da urina e consequente dificuldade para urinar.

Já o câncer de próstata é a multiplicação sem controle das células que constituem os tecidos da próstata, formando um tumor. As células cancerígenas podem se espalhar para outras partes do corpo (metástases), especialmente nos ossos e linfonodos. Felizmente, na maioria dos casos, o tumor apresenta crescimento lento, levando aproximadamente 15 anos para atingir 1 centímetro cúbico, segundo informações do Inca. Assim como a hipertrofia, o câncer de próstata acomete homens com mais de 50 anos. Sua origem é desconhecida, mas presume-se que alguns fatores possam influenciar seu desenvolvimento. Entre eles podemos citar:

- Idade, responsável tanto pela incidência quanto pela mortalidade, que aumentam muito após os 50 anos.
- História familiar de pai ou irmão com câncer de próstata antes dos 60 anos.
- Hábitos alimentares (ainda incerto).

Sinais e sintomas | Os sintomas da hipertrofia benigna da próstata são estes:

- Sintomas decorrentes da obstrução ao fluxo urinário, tais como: diminuição da força do jato urinário, esforço para urinar, interrupção do jato durante a micção, gotejamento e sensação de esvaziamento incompleto da bexiga.
- Sintomas devidos à irritabilidade da bexiga: urgência para urinar, dor no baixo ventre, **nictúria***; diversas micções em um curto espaço de tempo, com saída de pequena quantidade de urina em cada uma delas.
- Sangramento junto com a urina.
- Infecção urinária recorrente.
- Retenção urinária e insuficiência renal.
- Sintomas gerais, como fadiga, anorexia, náuseas, vômitos e desconforto epigástrico.

O câncer da próstata em sua fase inicial tem evolução silenciosa. Muitos pacientes não têm nenhum sintoma ou apresentam sintomas semelhantes aos da hipertrofia benigna de próstata. Quando o tumor é suficientemente grande, pode ocasionar obstrução urinária e volume urinário reduzido. Numa fase mais avançada da doença, os sintomas são decorrentes das metástases e incluem: dor nas costas e no quadril, desconforto perineal e retal, anemia e perda de peso.

O diagnóstico das duas patologias é feito por meio dos seguintes métodos:

- Exame clínico (toque retal).
- Dosagem do antígeno prostático específico (PSA) no sangue.
- Ultrassonografia.
- Biópsia.

PROSTATECTOMIA

A prostatectomia, cirurgia em que se retira parcial ou totalmente a próstata, pode ser indicada como uma forma de tratamento tanto para o paciente com hipertrofia benigna da próstata quanto para o que tem diagnóstico de câncer de próstata. No primeiro caso, em geral, só é retirado o tecido obstrutivo. Já no câncer, o cirurgião remove a próstata e, dependendo do quadro, também as vesículas seminais e linfonodos pélvicos.

A cirurgia de próstata pode ser "fechada" ou "aberta". É chamada de fechada quando o instrumento cirúrgico é introduzido diretamente na próstata através da uretra. Nesse caso, a cirurgia é chamada de prostatectomia transuretral. Quando há necessidade de uma incisão cirúrgica no abdome, a cirurgia é aberta. A escolha da técnica a ser utilizada depende do problema, da idade e do estado físico do paciente.

Existem várias outras maneiras de tratar as duas patologias. A hipertrofia benigna da próstata pode ser tratada, por exemplo, utilizando-se o laser orientado por ultrassom. Esse tipo de tratamento pode ser feito em ambiente ambulatorial e causa menor sangramento pós-operatório que uma prostatectomia cirúrgica tradicional.

Cuidados específicos de enfermagem no pré-operatório |

- Verificar se os exames de sangue estão completos, principalmente os que se referem ao tempo de coagulação, uma vez que a hemorragia é uma complicação importante da cirurgia de próstata.
- Tentar reduzir a ansiedade do paciente fornecendo-lhe as informações solicitadas; ele pode ficar sensível e embaraçado ao discutir problemas relacionados com sua genitália e sexualidade.

- Monitorar se o paciente está urinando e se não há distensão da bexiga.
- Medir e registrar a quantidade e a densidade da urina do paciente que tiver sido sondado em virtude de retenção urinária.
- Controlar a temperatura, porque esses pacientes tendem a apresentar infecção urinária.
- Aplicar um enema na noite anterior da cirurgia, se prescrito, para evitar que o paciente faça esforço para defecar no pós-operatório, o que pode causar sangramento.

LEMBRE-SE:
Se a posição a ser utilizada durante a cirurgia for a de litotomia, as meias de compressão elástica estão indicadas antes mesmo do procedimento, como forma de prevenir a trombose venosa profunda.

Cuidados específicos de enfermagem no pós-operatório |

Após a prostatectomia, o paciente retorna da sala de operação com uma sonda uretral de três vias e um sistema de irrigação contínua. Uma das vias da sonda serve apenas para insuflar o balonete que fixa a sonda dentro da bexiga. A solução de irrigação, geralmente soro fisiológico, entra por uma das duas outras vias, lava a bexiga e sai, junto com a urina e o sangue, pela terceira via da sonda, que está conectada a uma bolsa coletora estéril de sistema fechado. Você pode observar o sistema de irrigação vesical contínua na Figura 62.

A irrigação contínua tem a finalidade de evitar a formação de coágulos que obstruem a sonda, causam muita dor e, às vezes, determinam a necessidade de nova intervenção cirúrgica para sua retirada. Por essa razão, é de fundamental importância que o profissional de enfermagem siga os seguintes procedimentos:

- Fixar o equipo de drenagem da sonda na perna ou no abdome do paciente, para ajudar a diminuir a tensão sobre a sonda e evitar a irritação da bexiga.
- Deixar a irrigação correr em gotejamento rápido, entre 50 e 80 gotas por minuto,

principalmente nas primeiras horas após a cirurgia, quando o sangramento é mais intenso.

- Monitorar o débito urinário e a quantidade de líquido usado para a irrigação de forma a verificar se o débito urinário está adequado e compatível com o volume da irrigação.
- Registrar na folha de balanço hídrico, os líquidos administrados e eliminados pelo paciente, tanto em infusões venosas quanto na irrigação da bexiga; essa medida ajuda a avaliar o estabelecimento do choque hipovolêmico, uma complicação frequente no pós-operatório imediato de prostatectomia.

- Conectar a sonda da **cistostomia***, se ela existir, em bolsa estéril, trocando o curativo do local sempre que necessário.
- Monitorar o paciente em relação a aumento de pressão, confusão mental e alterações respiratórias, comuns nesse tipo de cirurgia, principalmente em pacientes idosos, avisando o cirurgião se esses sinais forem detectados.
- Colocar o paciente sentado com as pernas para fora do leito, ainda no dia da cirurgia, e ajudá-lo a deambular no dia seguinte, para prevenir o estabelecimento da trombose venosa profunda.

Complicações imediatas |
- Hemorragia.
- Choque.
- Obstrução da sonda e parada da drenagem.
- Trombose venosa profunda.

Complicações mediatas |
- Infecção.
- Disfunção sexual.

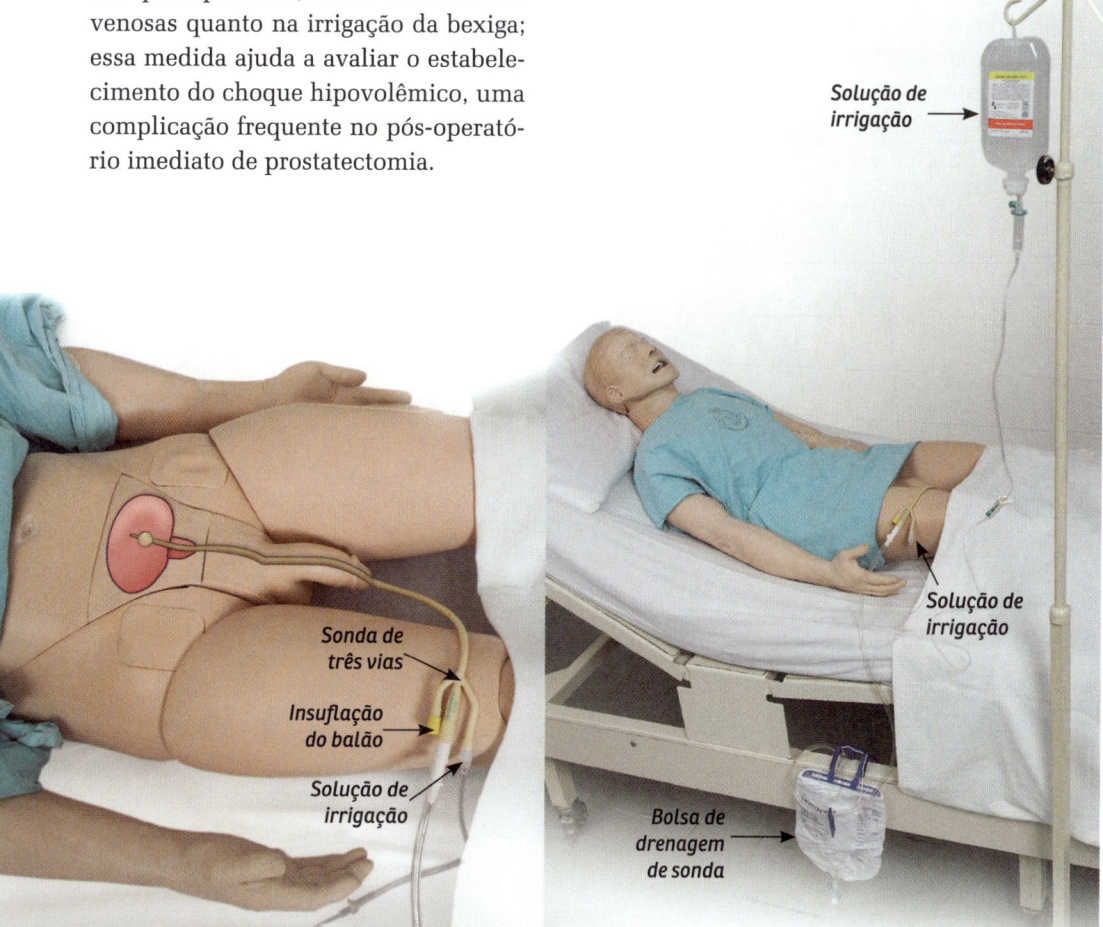

Figura 62 | Sistema de irrigação vesical contínua.

CAPÍTULO 3

Doenças e cirurgias do sistema urinário

Quando estudamos o sistema digestório, vimos que ele tem a função de transformar parte dos alimentos em nutrientes que depois serão absorvidos pela mucosa do intestino delgado. É dessa forma que os nutrientes passam para a corrente sanguínea e são distribuídos a todas as células do corpo. Os nutrientes são utilizados no metabolismo celular, que é o conjunto de reações químicas responsáveis pelo crescimento e pela reprodução das células – a base da vida.

Entretanto, o processo do metabolismo celular produz também várias substâncias nocivas ao organismo, como o gás carbônico, a ureia, a creatinina e o ácido úrico, por exemplo. Essas toxinas vão para a corrente sanguínea para depois serem eliminadas do nosso organismo. O gás carbônico é eliminado pelo sistema respiratório, e as demais toxinas, pelo sistema urinário, por meio da urina.

O sistema urinário é formado pelos rins e por um sistema coletor constituído pelos cálices renais, pelve renal, ureteres, bexiga e uretra, conforme você pode ver na Figura 63.

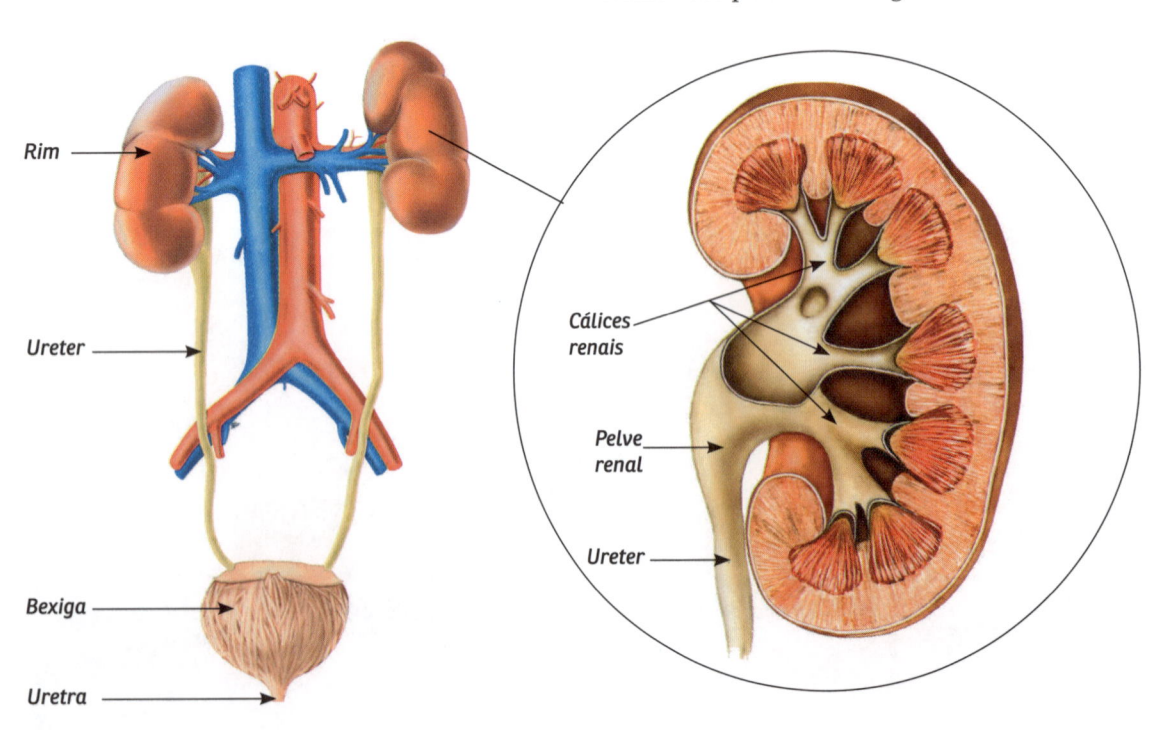

Rim

Ureter

Bexiga

Uretra

Cálices renais

Pelve renal

Ureter

Figura 63 | Sistema urinário. No detalhe, corte transversal do rim.

Os dois rins fazem uma espécie de coleta seletiva, desprezando as toxinas e reabsorvendo o que pode ser reaproveitado, como a água e os sais minerais. A urina é formada nos rins pelo excesso de água e pelos produtos que, dissolvidos, não são mais necessários ao organismo. Muitos medicamentos são excretados dessa forma. Os ureteres conectam os rins à bexiga e, num movimento próprio, transportam a urina até a bexiga, onde ela será armazenada até ser expelida pela uretra.

UROLITÍASE

A urolitíase ou os cálculos renais, popularmente chamados de pedras no rim, são formações sólidas de sais minerais e uma série de outras substâncias, como o oxalato de cálcio e o ácido úrico.

Os cálculos podem ser encontrados em qualquer ponto do sistema urinário, a partir do rim até a bexiga, e ter um tamanho que varia desde minúsculas partículas, como se fossem areia, até cálculos maiores de bexiga, que podem atingir o tamanho de uma laranja.

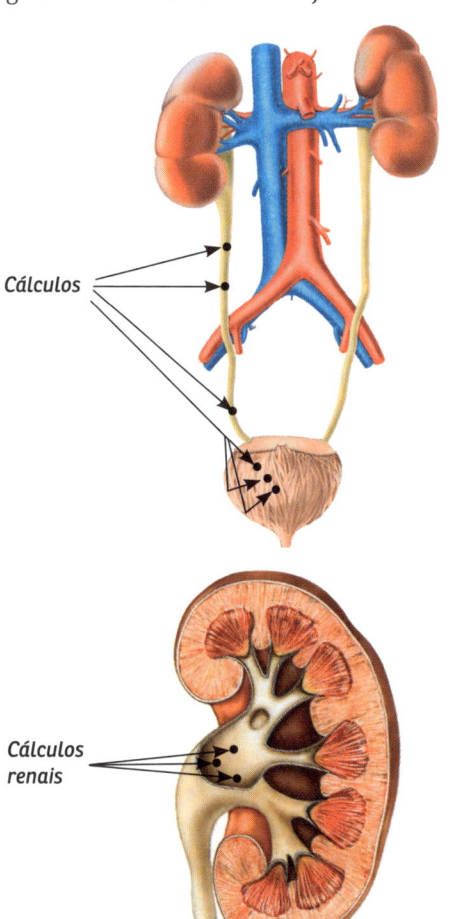

Cálculos

Cálculos renais

Figura 64 | Possíveis localizações de cálculo.

Não se sabe o que causa a formação de cálculos, mas existem alguns fatores de risco, entre os quais podemos citar: a imobilização prolongada, determinadas dietas – como as ricas em proteína e sal – e a baixa ingestão de líquido.

Sinais e sintomas | Se o cálculo estiver localizado no rim mas não causar obstrução, na maioria das vezes não haverá sintoma algum. Entretanto, se o cálculo estiver localizado no ureter e obstruir a passagem da urina para a bexiga, pode haver cólica renal, que é uma contração do ureter numa tentativa de se livrar do cálculo. A dor em cólica pode ser muito intensa e, geralmente, localiza-se na região lombar do lado obstruído. A pessoa fica agitada porque a dor não melhora em nenhuma posição. Alguns pacientes apresentam náuseas e vômitos em decorrência da dor. A intensidade pode ser tal que a pessoa precise ser hospitalizada. Se o cálculo já estiver junto à bexiga, os sintomas podem ser semelhantes aos de uma **cistite***.

Muitas vezes, a pessoa não percebe que tem cálculo renal porque a pedra, de tão pequena, é expelida naturalmente junto com a urina. Se o cálculo não for eliminado espontaneamente ou se ocorrerem complicações, o tratamento poderá incluir a cirurgia ou uma série de outros procedimentos.

O mais utilizado deles é a litotripsia extracorpórea, que consiste em submeter o paciente a ondas de choque que quebram os cálculos dentro do rim, facilitando sua eliminação pela urina.

NEFROLITOTOMIA

A intervenção cirúrgica chamada de nefrolitotomia – que consiste na incisão no rim com remoção do cálculo – está indicada quando a patologia não responde a outras formas de tratamento. A cirurgia também pode ser realizada para corrigir anormalidades anatômicas e melhorar a drenagem urinária. Se o rim deixar de funcionar em virtude de algum tipo de problema adicional, como infecção, por exemplo, talvez seja necessária a realização de uma nefrectomia, que consiste na remoção parcial ou total do rim.

Os cálculos que estiverem na pelve renal são removidos cirurgicamente por uma pielolitotomia, os do ureter, por uma ureterolitotomia e os da bexiga, por cistostomia.

Serão abordados somente os cuidados de enfermagem específicos de pré e pós-operatório de nefrectomia, que é a cirurgia indicada não somente para alguns casos de cálculos, como também para o câncer de rim, que estudaremos a seguir.

CÂNCER DE RIM

É o tumor maligno que acomete, principalmente, homens com idade variando entre 50 e 70 anos. Pode ser encontrado tanto no rim – geralmente em apenas um deles – como no seu sistema coletor. Esse tumor pode gerar metástases precocemente para o rim não afetado (contralateral), pulmões, ossos, fígado e cérebro.

As causas do câncer de rim ainda não são totalmente conhecidas. Alguns estudos apontam o fumo como um importante fator de risco. Entre outros fatores, podemos citar o contato com o chumbo e com produtos petroquímicos utilizados em indústrias.

Sinais e sintomas | Na fase inicial, o câncer de rim não costuma apresentar sintomas. Por essa razão, grande parte dos tumores é detectada por acaso: o paciente é levado a fazer exames como ultrassom, tomografia computadorizada ou ressonância magnética por outro motivo, quando então se descobre o tumor no rim. Quando diagnosticado e tratado precocemente, o câncer renal tem grandes chances de cura.

Geralmente a **hematúria*** é um dos primeiros sinais causados pelo câncer de rim. Outros sinais podem ser:
- Dor nas costas por compressão do ureter.
- Dor em cólica quando um coágulo ou a massa de células do tumor avança para baixo no ureter.
- Às vezes, os sintomas causados pelas metástases representam a primeira manifestação do tumor renal. Podem incluir:
  - perda de peso inexplicada;
  - inchaço abdominal;
  - fraqueza;
  - anemia.

NEFRECTOMIA

Conforme já explicamos, a nefrectomia – retirada parcial ou total do rim – representa uma possibilidade de tratamento para os cálculos renais e costuma ser o tratamento de escolha para os tumores localizados, ou seja, restritos à área do rim.

Como acontece nos cânceres que se desenvolvem em outros órgãos, o tratamento cirúrgico pode ser complementado por diversos outros tratamentos, como a radioterapia, embora não haja consenso em relação ao uso da quimioterapia no câncer renal.

Cuidados específicos de enfermagem no pré-operatório |
- Estimular a ingestão de líquidos a fim de aumentar a excreção de detritos por meio da urina.
- Se prescrita, fazer a tricotomia da região lombar do lado onde será feita a cirurgia.

Cuidados específicos de enfermagem no pós-operatório |
- Conectar a sonda vesical à bolsa coletora estéril, de sistema fechado, monitorando o funcionamento da sonda, de forma a manter o trato urinário permeável.
- Realizar a medição exata do débito urinário, verificando e anotando a cor e a densidade da urina.
- Estimular a ingestão de líquidos assim que possível.
- Administrar medicação analgésica seguindo prescrição médica, para amenizar a dor intensa em virtude da localização da incisão cirúrgica e da posição em que o paciente foi mantido durante a cirurgia.

Complicações | A complicação específica em nefrectomia é o pneumotórax – entrada de ar na cavidade pleural do pulmão – devido à perfuração acidental da pleura durante a cirurgia. O sintoma que caracteriza o pneumotórax é uma dispneia acentuada.

INSUFICIÊNCIA RENAL CRÔNICA

A insuficiência renal crônica é a deterioração progressiva e irreversível da função renal em ambos os rins, provocada por várias doenças, como o diabetes – a causa principal –, hipertensão arterial, infecções nos rins, doenças hereditárias – como rim com cistos – e obstrução do trato urinário, por exemplo.

À medida que a função renal diminui, as toxinas, que em condições normais são eliminadas pela urina (principalmente a ureia), acumulam-se no sangue, prejudicando todos os sistemas do organismo e causando um quadro grave chamado uremia. É por essa razão que a insuficiência renal crônica é uma doença grave, com alta mortalidade. Quanto maior for o acúmulo das toxinas, mais graves serão os sintomas.

Sinais e sintomas |

- Hipertensão arterial – pode ser a causa e também a consequência da doença renal.
- Diabetes.
- Pele seca com cor cinza-acobreada e prurido intenso.
- Edema por todo o corpo.
- Anemia.
- Fraqueza, cansaço, dificuldade para se concentrar.
- Náuseas, vômitos e soluços.
- Cheiro desagradável na boca, pelo aumento da ureia no sangue.
- Falta de menstruação nas mulheres.
- Câimbras musculares, perda da força muscular.
- Escarro espesso e viscoso.

No início da doença, dieta e medicamentos podem ajudar, mas, se a doença continuar destruindo os rins, chegando a atingir 90% de sua atividade, os 10% restantes muito pouco poderão fazer para manter a saúde do paciente. A partir desse estágio da doença, torna-se necessário o uso da diálise ou o transplante renal para que o paciente possa continuar vivendo.

Diálise | Processo de filtração artificial usado para retirar as toxinas acumuladas no organismo pela insuficiência renal. Existem dois tipos de diálise: a peritoneal e a hemodiálise.

Na diálise peritoneal, a função de filtro é exercida pelo peritônio, membrana que reveste toda a cavidade abdominal do nosso corpo. Por meio de um cateter introduzido na cavidade abdominal, é injetada a solução de diálise, que irá permitir a drenagem das toxinas que, aos poucos, passam através das paredes dos vasos sanguíneos da membrana peritoneal para a solução de diálise. Depois de algumas horas, a solução é drenada do abdome pelo próprio cateter. Esse processo é repetido para completar a purificação do sangue. O cateter é colocado alguns dias antes da primeira diálise, por meio de uma pequena cirurgia, e fica instalado permanentemente.

A hemodiálise também requer, inicialmente, um procedimento cirúrgico, para unir uma artéria e uma veia, geralmente do antebraço do paciente. Essa união, chamada de fístula arteriovenosa, é feita algumas semanas antes da primeira sessão de hemodiálise. Ela permitirá a colocação de duas agulhas por onde o sangue sairá para o **dialisador*** e depois será devolvido para a pessoa.

Após ser retirado do paciente pelo segmento arterial da fístula e filtrado no dialisador, o sangue "limpo" das toxinas é devolvido ao paciente pelo segmento venoso.

TRANSPLANTE RENAL

O tratamento cirúrgico da insuficiência renal crônica é o transplante renal, que consiste na substituição do rim doente por um saudável, oriundo de um doador vivo ou de um cadáver humano compatível. Após o transplante, o novo rim deve assumir todo o trabalho que os dois rins doentes já não podem mais realizar.

Essa cirurgia, entretanto, só pode ser realizada se o sangue e os tecidos do doador forem compatíveis com os da pessoa que vai receber o rim. Um laboratório faz os testes necessários para descobrir se existe compatibilidade entre o doador e o receptor. Esses testes têm como objetivo ajudar a impedir que o sistema imunológico do organismo do receptor rejeite o novo rim, uma vez que a rejeição é o maior risco do transplante.

O problema é que, em nosso país, o paciente pode ficar anos na lista de espera para um rim oriundo de cadáver humano, pois não existem doadores em quantidade suficiente. Quando há compatibilidade e disposição, o doador pode ser também um membro da família, o que possibilita que o transplante seja realizado mais rapidamente, com maior chance de sucesso.

Os pacientes optam pelo transplante renal para não mais depender da diálise – esse tratamento leva várias horas e precisa ser feito, em média, três vezes por semana – e também pelo desejo de melhorar sua condição de saúde e voltar a ter uma vida normal.

Por ocasião da cirurgia, o novo rim é colocado entre a parte superior da coxa e o abdome. Se os rins doentes não estiverem causando infecção ou hipertensão, eles podem permanecer no seu lugar.

Se o transplante for realizado a partir de um doador vivo, as duas cirurgias serão realizadas simultaneamente, de preferência em salas de operação geminadas, com comunicação interna, para facilitar a assistência não só ao receptor como também ao doador. É importante lembrar que o doador será submetido a uma nefrectomia, devendo receber os cuidados relativos a essa cirurgia tanto no pré quanto no pós-operatório.

Cuidados de enfermagem no pré-operatório | A maior preocupação dos profissionais de saúde em relação ao paciente que vai ser submetido a um transplante de rim consiste em verificar se ele está livre de toda e qualquer infecção no momento da cirurgia, o que inclui avaliar até se existem doenças de gengiva e cáries dentárias. Tal preocupação se deve ao fato de que, após a cirurgia, o pa-

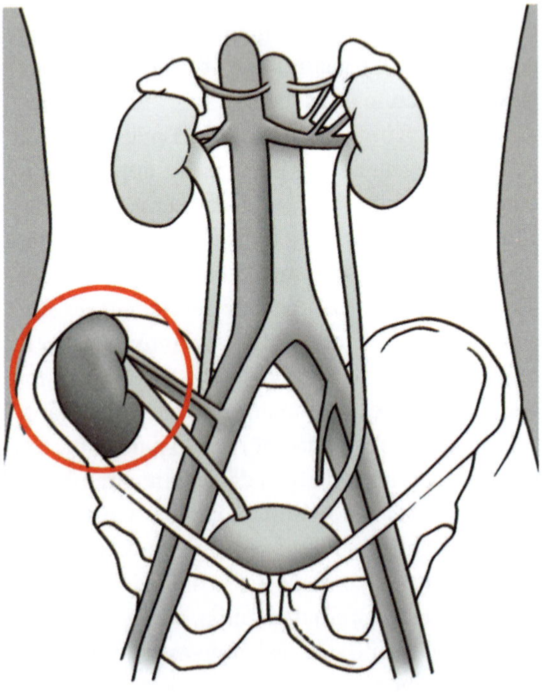

Figura 65 | Localização do rim doador transplantado.

ciente receberá medicamentos para evitar a rejeição do órgão transplantado, os quais suprimem a resposta imune, deixando-o vulnerável a infecções.

Se o paciente já estiver fazendo sessões de diálise, deve ser realizada uma sessão no dia anterior à cirurgia para otimizar seu estado físico.

Os cuidados de enfermagem nesse tipo de cirurgia são semelhantes aos das demais cirurgias abdominais. Por ocasião da orientação pré-operatória, deve ser enfatizada a importância dos exercícios respiratórios, as opções de tratamento para a dor, a restrição da dieta, as infusões venosas, as sondas vesical e nasogástrica, que provavelmente serão usadas, e a deambulação precoce.

Como muitos pacientes aguardam meses e até anos para conseguir o transplante, eles ficam muito ansiosos em relação à cirurgia, a uma possível rejeição e consequente necessidade de retornar para a diálise. Se o doador for um parente vivo, o paciente pode se preocupar em saber como este irá tolerar o procedimento cirúrgico. É importante que a enfermagem ajude o paciente a lidar com essas preocupações.

Cuidados de enfermagem no pós-operatório | A grande preocupação com o paciente transplantado está relacionada com a rejeição ao novo rim, o que pode ocorrer dentro de 24 horas, no prazo de 3 a 14 dias ou até mesmo depois de muitos anos, ainda que a rejeição ocorra frequentemente durante o primeiro ano após o transplante.

Para superar ou minimizar o mecanismo de defesa do corpo, precisam ser administrados os medicamentos chamados de imunossupressores. Mesmo assim, às vezes, essas drogas não impedem o organismo de rejeitar o novo rim.

É papel da enfermagem monitorar o paciente, após o rim transplantado, em busca dos sinais e sintomas de rejeição, como:
- Oligúria.
- Edema.
- Febre.
- Hipertensão.
- Ganho de peso.
- Dor.

Em razão do uso dos medicamentos imunossupressores, o paciente se torna mais propenso a adquirir infecções. Cabe à enfermagem proteger o paciente daquelas que possam ser ocasionadas pela equipe do hospital, visitantes e outros pacientes com infecções ativas. Nesse sentido, e de acordo com as precauções-padrão já estudadas, a higiene cuidadosa das mãos é fundamental. Máscaras faciais podem ser usadas pela equipe do hospital e visitantes para diminuir o risco de infecção.

Entretanto, é importante saber que a infecção pode ser introduzida num paciente imunossuprimido por meio do trato urinário, respiratório, incisão cirúrgica ou outras formas. Assim, qualquer tipo de drenagem na ferida deve ser vista como uma fonte potencial de infecção, já que a drenagem é um excelente meio de cultura para as bactérias.

De acordo com a orientação médica, devem-se tomar os cuidados necessários para manter permeável a fístula arteriovenosa, que é o acesso vascular para a hemodiálise, uma vez que esta pode ser necessária no período pós-operatório até que o rim transplantado esteja funcionando bem. Em geral, um rim de doador vivo pode funcionar imediatamente após a cirurgia, enquanto o rim oriundo de um doador cadáver pode demorar de duas a três semanas para começar a funcionar.

Para verificar se o rim está funcionando, a enfermagem deve fazer o controle horário rigoroso do débito urinário a partir da sonda vesical conectada a um sistema de drenagem fechada. Os líquidos intravenosos serão administrados de acordo com a prescrição médica, que usará como base de cálculo, entre outros dados, o volume urinário medido pela enfermagem.

A possibilidade de rejeição e os efeitos colaterais da medicação imunossupressora – que são mudanças na aparência, como rosto em formato de lua cheia, ganho de peso, surgimento de acne ou pelos faciais – e as possíveis complicações consequentes ao uso dessa medicação representam uma grande preocupação para o paciente e sua família e são a causa de grande estresse psicológico para todos. Uma importante função da enfermagem é avaliar o nível do estresse e a forma como o paciente e os seus familiares estão enfrentando essa nova situação, encaminhando para acompanhamento psicológico os casos que dele necessitarem.

A dieta para os pacientes transplantados é menos limitante do que para os pacientes em diálise – que, inclusive, precisam reduzir drasticamente a ingestão de água. Mesmo assim, a ingestão de proteínas e de comidas salgadas precisa ser limitada.

Devem ser reforçadas as estratégias usuais para promover a recuperação cirúrgica e a prevenção de complicações, como a prática dos exercícios respiratórios, a deambulação precoce e os cuidados com a incisão cirúrgica.

Complicações | A mais grave delas é a rejeição do rim transplantado. Outras complicações que podem ocorrer são:

- Infecção.
- Diabetes.
- Fragilidade capilar.
- Osteoporose decorrente do uso de corticoides.
- Ulceração e sangramento do trato gastrintestinal.
- Colonização por fungos decorrente dos medicamentos imunossupressores ou uso de antibióticos.

CAPÍTULO 4

Doenças, imobilizações e cirurgias do sistema musculoesquelético

O sistema musculoesquelético é composto de ossos, cartilagens, articulações, músculos, tendões e ligamentos do corpo.

O conjunto dos ossos e das articulações forma o esqueleto, ou sistema esquelético. O esqueleto tem uma série de funções, entre as quais podemos citar a de sustentar o peso de todas as partes do corpo e dar forma a elas. Outra importante função é proteger órgãos vitais como cérebro, coração e pulmões, que ficam dentro de "caixas" ósseas.

Os ossos acumulam 98% do cálcio corporal, contribuindo para criar uma estrutura de tal forma vigorosa que não só sustenta as demais partes do corpo, como também participa de vários processos realizados pelo organismo.

As articulações e os ligamentos mantêm os ossos presos uns aos outros, enquanto os músculos, ao se contraírem, movimentam os ossos e produzem calor, o que ajuda a manter a temperatura corporal.

Os problemas relacionados ao sistema musculoesquelético são muito comuns e afetam todos os grupos etários. Provocados por acidentes ou por doenças, alguns deles são tratados clinicamente, enquanto outros necessitam também de imobilização do local afetado e de tratamento cirúrgico.

Neste capítulo, veremos algumas das doenças que podem ter repercussão no sistema musculoesquelético, estudando as formas de imobilização utilizadas nos tratamentos ortopédicos, os procedimentos cirúrgicos e os cuidados gerais de enfermagem a serem dispensados aos pacientes antes e depois das imobilizações e, também, no pré e no pós-operatório das cirurgias.

OSTEOPOROSE

Os ossos são órgãos vivos, portanto possuem nervos, vasos sanguíneos e linfáticos, da mesma forma que os outros órgãos. E, como o restante do corpo, vão se modificando quando submetidos a situações especiais e à medida que envelhecemos. Assim é que, em torno dos 40 anos, em consequência de vários fatores, verificam-se um gradual e, a partir daí, constante aumento da porosidade e uma redução da massa dos ossos, distúrbio conhecido como osteoporose.

Em virtude da osteoporose, os ossos ficam frágeis e sofrem fraturas por ação de impactos que não quebrariam ossos sadios. A incidência de fraturas, principalmente a de quadril, e a incapacidade associadas à osteoporose vêm aumentando na mesma proporção que a população envelhece.

Fazem parte do tratamento de fraturas, consequentes ou não à osteoporose, as imobilizações e as cirurgias ortopédicas, cujos cuidados específicos serão apresentados ao longo do capítulo.

OSTEOARTRITE

Em condições normais, as articulações se movimentam com facilidade, porque são submetidas a um pequeno nível de fricção e, assim, não se desgastam. Mas, em decorrência de determinadas infecções, feridas, deformidades ou uso excessivo, a superfície lisa e regular da articulação se torna áspera e irregular, e o movimento, difícil e doloroso.

A osteoartrite – também chamada de artrose, artrite degenerativa e doença degenerativa das articulações – é uma doença crônica que se caracteriza por uma degeneração progressiva da cartilagem e do osso mais próximo. Ela afeta homens e mulheres, especialmente por volta dos 70 anos, embora não deva ser considerada inevitavelmente uma doença das pessoas idosas, porque, mesmo sem causar sintomas, também pode acometer pessoas mais jovens e causar incapacidades significativas.

Sinais e sintomas | De modo geral, afeta inicialmente uma ou várias articulações dos dedos das mãos, do hálux – dedo grande do pé –, do pescoço, da coluna, do quadril e principalmente do joelho. Os sintomas se desenvolvem gradualmente, sendo a dor articular o primeiro deles. Observam-se então:

- Rigidez ao acordar ou depois de qualquer outra forma de inatividade, que desaparece alguns minutos depois de a pessoa começar a movimentar a articulação.
- Rigidez completa da articulação, muitas vezes numa posição incorreta, causando deformidades.
- Aumento de tamanho da articulação, que passa a ranger ou crepitar ao movimento, porque a cartilagem está áspera.
- Aparecimento de pequenos nódulos, principalmente nas articulações das pontas dos dedos.
- Distenção da articulação do joelho atingido de tal maneira que não sustenta mais o peso da pessoa.
- Entorpecimento, sensações estranhas, dor e fraqueza em um braço ou em uma perna por compressão dos vasos sanguíneos que chegam ao cérebro (artrose no pescoço).

Tratamento |

- Realizar exercícios de alongamento e fortalecimento da postura correta.

- Usar cadeiras com costas retas, colchões duros ou estrados de madeira por baixo do colchão.
- Manter a atividade física, fazer fisioterapia.
- Dar banhos quentes na articulação afetada.
- Proteger as articulações com talas e suportes durante atividades que gerem dor.
- Utilizar medicamentos prescritos pelo médico.

A cirurgia pode ser útil quando a dor persiste apesar dos outros tratamentos. Algumas articulações, sobretudo o quadril e o joelho, podem ser substituídas por uma articulação artificial (prótese), o que, em geral, dá bons resultados: melhora a mobilidade e o funcionamento, diminuindo a dor de forma notória.

IMOBILIZAÇÃO COM GESSO

Diversos problemas do sistema musculoesquelético exigem a imobilização parcial ou total da área afetada, e os tratamentos ortopédicos incluem várias formas de imobilização. A mais comum é o aparelho gessado. Atualmente, existem aparelhos de imobilização construídos com materiais diferentes do gesso, que são mais leves, resistentes à água e duráveis. Por serem mais porosos, diminuem os problemas cutâneos. Entretanto, o aparelho de imobilização tradicional, por ser mais barato, é feito com gesso.

O aparelho gessado consiste em um dispositivo rígido que tem como objetivo imobilizar uma região do corpo para manter alinhados os fragmentos de osso que tenha sofrido alguma lesão, corrigir deformidades, aplicar pressão uniforme sobre os tecidos moles próximos à região, permitir o repouso das estruturas lesadas e a deambulação precoce.

Cuidados específicos de enfermagem anteriores à imobilização |

- Avaliar as condições circulatórias da região do corpo do paciente a ser imobilizada e a existência de escoriações ou de outras lesões cutâneas; a pele lesionada deve ser coberta com curativo esterilizado, de acordo com a prescrição médica.
- Lavar a região a ser imobilizada com água e sabão, cuidando para que fique bem seca.

- Informar ao paciente que o gesso, ao ser aplicado, sofre uma reação que libera calor, mas que esta desaparece aproximadamente 15 minutos depois da aplicação.
- Cobrir o paciente para que não se espalhe gesso sobre pontos não envolvidos pelo aparelho.
- Posicionar e apoiar o membro ou região a ser imobilizada com o aparelho gessado, de acordo com orientação médica, mantendo-o na posição indicada durante todo o procedimento.

Cuidados específicos de enfermagem após a imobilização |

- Manter o aparelho gessado, recentemente aplicado, descoberto e exposto ao ar ambiente para secar.
- Evitar pressionar o aparelho gessado por 24 a 72 horas, que é o tempo necessário para sua secagem completa, dependendo da sua espessura e das condições do ambiente; durante esse tempo, o aparelho gessado só pode ser manuseado com as palmas das mãos, pois, caso contrário, podem ser criadas áreas de pressão sobre a pele.
- Apoiar o aparelho sobre uma superfície lisa e firme, e manter o membro gessado elevado, para prevenir edemas; observar, entretanto, que não fique acima do nível do coração.
- Controlar frequentemente as extremidades expostas de um membro gessado, a fim de detectar eventual sintoma de deficiência circulatória, como cianose e impossibilidade de mover os dedos, por compressão do gesso.
- Comunicar imediatamente ao médico a dor de um paciente com aparelho gessado que não é aliviada com doses usuais de analgésicos, porque pode indicar possível paralisia e necrose.
- Monitorar os sinais de hemorragia, se o paciente tiver sido operado.
- Diferenciar o cheiro característico das regiões gessadas do odor fétido decorrente de infecção.
- Prevenir escaras nas regiões de atrito com o gesso, protegendo essas regiões.
- Ensinar o paciente a contrair os músculos sob o gesso para reduzir a atrofia muscular.

- Orientar o paciente no sentido de cobrir o gesso com plástico quando for tomar banho, para que não seja molhado.
- Orientar o paciente quanto ao uso adequado de tipoias, evitando edema de membros superiores.
- Reforçar as orientações dadas pela equipe de fisioterapia quanto à forma de andar com o aparelho gessado, evitando posturas inadequadas e repetitivas que provocam dor e possíveis danos na coluna vertebral e nas articulações do quadril.

LEMBRE-SE:
É comum a região gessada apresentar prurido. É preciso orientar o paciente para nunca introduzir algo dentro do gesso, como agulhas de tricô, por exemplo, pois existe o risco de ocasionar escoriações na pele. Além disso, a peça pode quebrar durante o processo e ficar presa no aparelho. Finalmente, o paciente deve ser orientado para não tentar consertar sozinho um gesso quebrado acidentalmente, mas, sim, procurar o médico.

Cuidados de enfermagem específicos após a retirada do gesso |

- Lavar e secar suavemente a região que ficou imobilizada.
- Lubrificar a pele com loção emoliente.
- Evitar que o paciente coce o local e provoque ferimentos na pele, já que o prurido pode ser intenso.
- Colaborar com o fisioterapeuta no ensino acerca da maneira como o paciente pode retomar, gradualmente, o uso ativo da região que esteve imobilizada.
- Orientar o paciente que apresenta edema após a remoção do aparelho gessado a continuar elevando o membro até que o tônus muscular seja restabelecido e ele possa usar o membro normalmente.

FIXADOR EXTERNO

É um tipo de imobilização empregado no tratamento de fraturas complicadas de úmero, antebraço, fêmur, tíbia e pelve, em que o osso foi esmagado ou estilhaçado e ainda houve lesão dos tecidos moles. Esse tipo de fixador propicia um suporte adequado às fraturas, ao mesmo tempo em que permite o tratamento constante dos tecidos moles que foram lesados.

Nesse tipo de tratamento, a fratura é reduzida, alinhada e imobilizada por uma série de pinos inseridos no osso. Os pinos são mantidos na posição desejada por meio de uma estrutura portátil, como mostra a Figura 66.

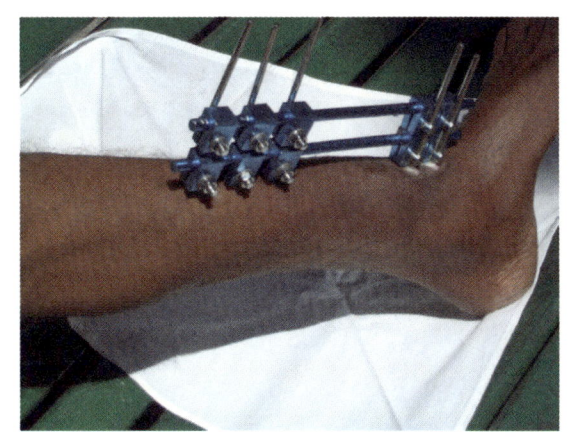

Figura 66 | Paciente com fixador externo.

Cuidados específicos de enfermagem no uso de fixador externo |

- Preparar o paciente psicologicamente para aceitar o aparelho, muito feio e estranho, enfatizando que o desconforto provocado é mínimo e que permite a mobilização precoce.
- Manter o membro elevado após a aplicação do aparelho para reduzir o edema.
- Proteger os pontos afilados do aparelho para evitar outras lesões.
- Limpar a região de cada pino em separado, de acordo com a prescrição médica, evitando a formação de crostas e de infecção no local e no osso.
- Monitorar constantemente a região de cada pino quanto a rubor, dor, hipersensibilidade, drenagem serosa, relatando, por escrito, a ocorrência desses sinais e sintomas. Fazer o mesmo se perceber afrouxamento de algum pino.
- Ficar alerta em relação a problemas que possam ser causados pela pressão do aparelho sobre a pele, os nervos e vasos sanguíneos.
- Ajudar o paciente a se movimentar dentro dos limites prescritos de sustentação do peso, quando o edema diminuir.

É a aplicação de uma **força tensora*** em uma região do corpo. A tração é feita com vários objetivos:

- Alinhar os ossos fraturados, imobilizando-os.
- Minimizar espasmos musculares.
- Reduzir a deformidade e aumentar o espaço entre as superfícies ósseas.

Para alcançar os efeitos terapêuticos desejados, a tração precisa ser aplicada na direção adequada, utilizando-se a força correta. Esse tipo de imobilização geralmente é usado antes de outras formas de tratamento. Há dois tipos de tração: a cutânea e a esquelética.

A tração cutânea é utilizada para controlar espasmos musculares e imobilizar uma área antes da cirurgia. Pode ser usada uma bota de espuma. O peso aplicado à extremidade do aparelho puxa a pele e, com ela, as estruturas musculoesqueléticas. Por essa razão, a quantidade de peso aplicado não pode exceder a tolerância da pele: de 2 a 3 quilos e meio em um membro. Na Figura 67, você pode ver um exemplo de tração cutânea para alinhar o membro inferior. A tração é aplicada pelo peso que pende livremente.

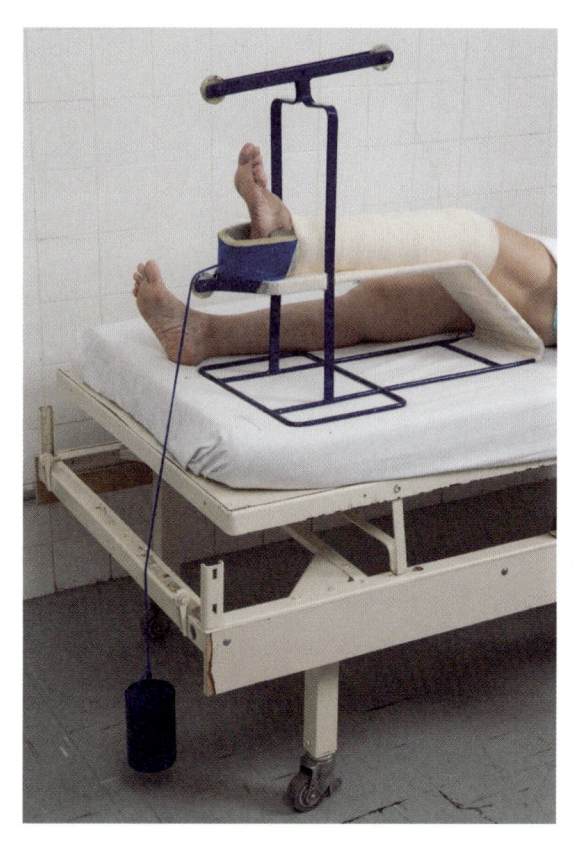

Figura 67 | Paciente sob tração cutânea.

A tração esquelética é aplicada diretamente no osso. Utilizando técnica asséptica, o cirurgião ortopédico faz uma pequena incisão na pele do paciente e perfura o osso distal à fratura com um pino ou fio esterilizado, tendo o cuidado de evitar nervos, vasos sanguíneos, músculos, tendões e articulações. Depois da inserção, são instalados roldanas, pesos e suportes que fazem parte do aparelho.

Esse tipo de tração é utilizado frequentemente nas fraturas de fêmur, tíbia e coluna cervical, e são necessários de 7 a 12 quilos para conseguir o efeito terapêutico desejado.

Quando esse efeito é atingido, a tração esquelética é suspensa pelo médico, que corta e remove os pinos, encaminhando o paciente para o tratamento complementar: cirurgia ou colocação de aparelhos gessados, por exemplo. Durante o procedimento de retirada dos pinos, como os pesos são removidos, o membro precisa ser sustentado suavemente.

Cuidados específicos de enfermagem com o paciente em tração |

- Manter o alinhamento do corpo do paciente de forma a se obter uma linha de tração efetiva.
- Proteger as áreas de apoio dos membros sob tração.
- Cobrir inicialmente a ferida, no local de inserção do pino – nos casos de tração esquelética –, com curativo esterilizado, conforme prescrição médica.

LEMBRE-SE:

O local de inserção do pino deve depois ser mantido sempre limpo, sem crosta, para evitar o desenvolvimento de **osteomielite***.

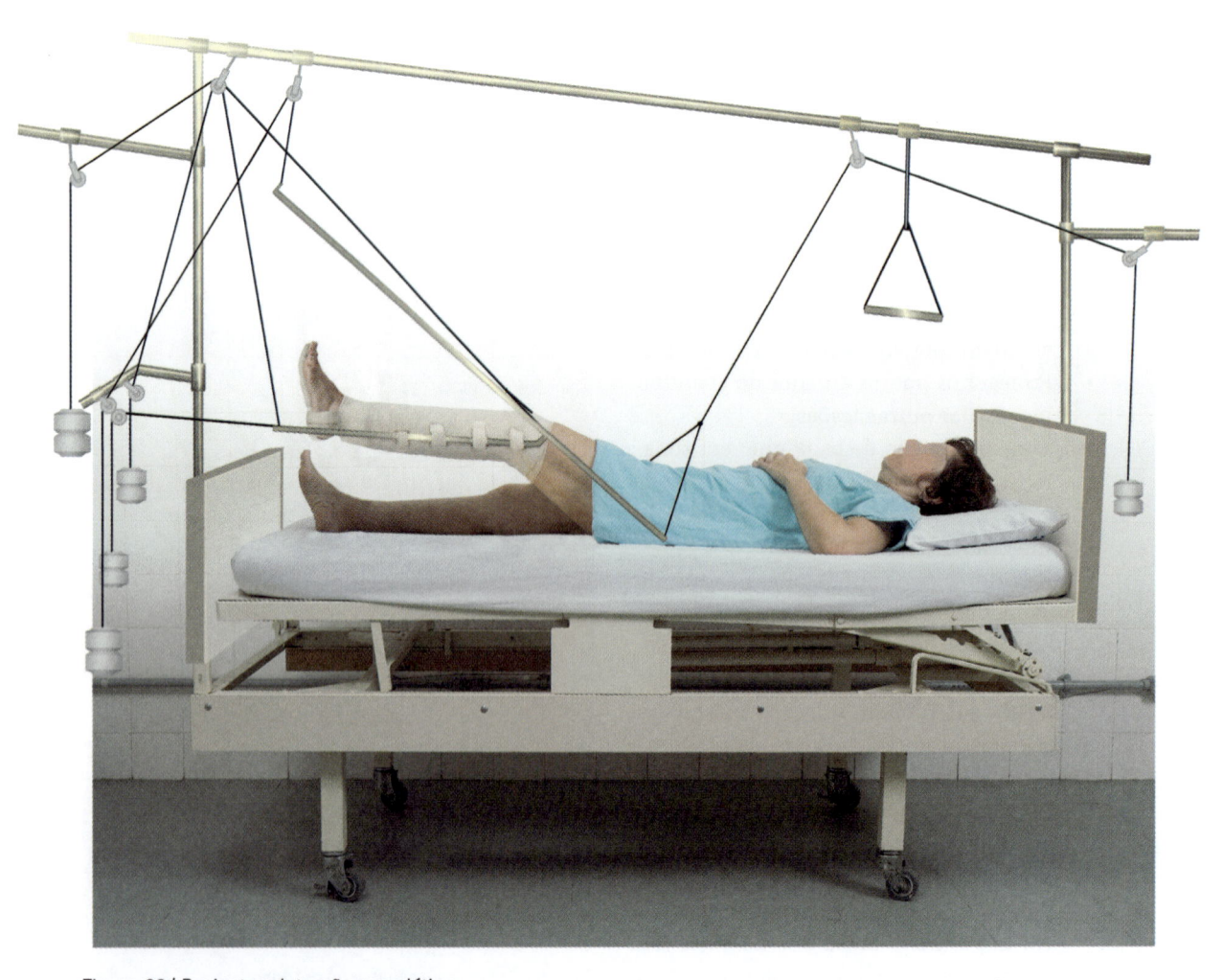

Figura 68 | Paciente sob tração esquelética.

- Proporcionar cuidados especiais em relação às costas e às proeminências ósseas do paciente e manter o leito seco, livre de rugas e dobras, para evitar a formação de escaras de decúbito, uma vez que o paciente não pode virar para o decúbito lateral.
- Estimular o paciente a movimentar os membros e as articulações não envolvidos na tração para melhorar a circulação sanguínea.
- Orientar o paciente a comunicar qualquer perda de sensibilidade ou movimento, uma vez que a trombose venosa profunda representa um risco significativo para o paciente imobilizado.

Complicações consequentes ao uso de imobilizações |

- Úlceras de pressão, conhecidas também como escaras.
- Pneumonia.
- Trombose venosa profunda.
- Infecção no local dos pinos, nos casos de tração esquelética, e escoriações na pele, nos casos de tração cutânea.
- Deformidades.
- Constipação intestinal.
- Infecção urinária.

REDUÇÃO ABERTA COM FIXAÇÃO INTERNA E ARTROPLASTIA

Alguns dos procedimentos ortopédicos cirúrgicos mais frequentes incluem a redução aberta com fixação interna, a artroplastia, para reparação de problemas articulares, tanto de joelho quanto de quadril, e a amputação, para os problemas graves de membros, muitas vezes consequentes à diabetes. Você poderá entender melhor a relação entre a diabetes e a amputação

estudando o texto sobre diabetes que será apresentado mais adiante.

A redução aberta com fixação interna é um tipo de operação em que primeiramente o cirurgião expõe a fratura. Em seguida, os fragmentos ósseos são reposicionados em seu alinhamento normal e fixados por meio de placas, parafusos, grampos e pinos metálicos.

A artroplastia é um procedimento cirúrgico cuja finalidade é corrigir problemas das articulações. Pode ser realizada por meio de uma cirurgia aberta ou com a ajuda de um aparelho introduzido na articulação, chamado de artroscópio. Nessa cirurgia, pode-se substituir uma parte ou toda uma superfície articular por próteses de materiais metálicos ou sintéticos, como acontece na substituição total de quadril ou de joelho. A Figura 69 mostra dois exemplos de próteses utilizadas nesse tipo de cirurgia.

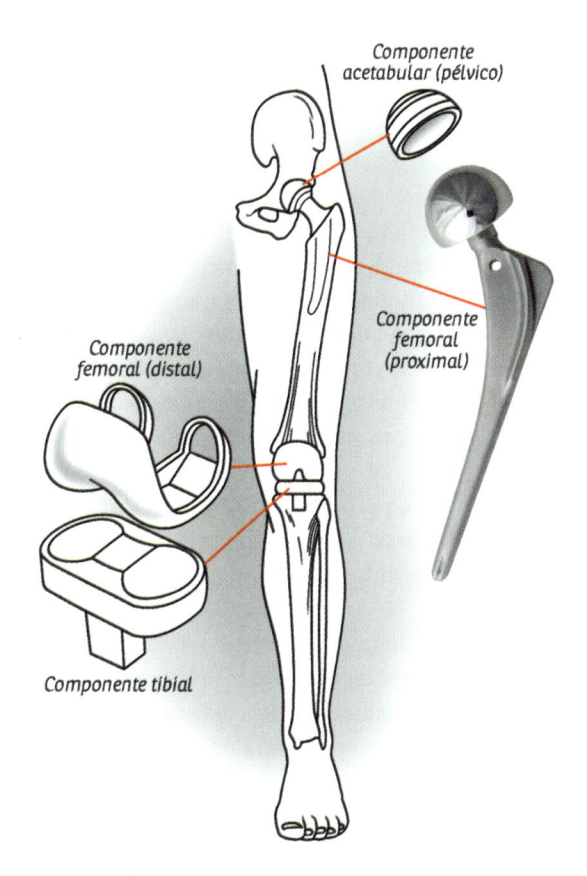

Figura 69 | Exemplos de próteses para quadril e joelho.

Cuidados de enfermagem específicos de pré-operatório | Um dos maiores problemas do paciente ortopédico é a dor aguda relacionada com fratura, edema ou inflamação. Assim, um dos primeiros objetivos do cuidado de enfermagem já no pré-operatório desses pacientes é aliviar a dor, utilizando para isso as mais diferentes estratégias que deverão ser adaptadas a cada paciente:

- Manter o membro, já imobilizado, elevado e devidamente apoiado para evitar e/ou diminuir o edema.
- Aplicar gelo, quando prescrito, para reduzir o edema e a estimulação nervosa e, consequentemente, a dor.
- Administrar os analgésicos prescritos.
- Utilizar os métodos alternativos de controle da dor, propiciando um ambiente tranquilo, massageando as costas do paciente ou criando formas de distração.

Outros cuidados:

- Monitorar a ingestão de líquidos, o débito urinário e as queixas de queimação à micção, já que, pela dificuldade de se movimentar, muitos pacientes diminuem a ingesta de líquidos.
- Realizar o preparo da pele do paciente de forma meticulosa e suave na véspera da cirurgia, repetindo-o no dia da cirurgia; se a cirurgia for eletiva, o ortopedista pode orientar o paciente a iniciar o preparo da pele com um sabão germicida dias antes da cirurgia. Esse cuidado visa minimizar o risco de osteomielite, que pode levar o paciente a incapacidade permanente.
- Prestar apoio psicológico de acordo com as necessidades dos pacientes, uma vez que essas necessidades variam muito em função da natureza temporária ou permanente dos problemas.
- Realizar o preparo intestinal, quando prescrito.

Em algumas cirurgias, os ortopedistas prescrevem antibióticos profilaticamente, que normalmente são administrados em série única no pré-operatório ou no transoperatório.

Cuidados de enfermagem específicos de pós-operatório |

- Prevenir a formação de edema no membro operado, colocando-o elevado e devidamente apoiado.
- Administrar os medicamentos prescritos para aliviar a dor, que é muito intensa em grande parte das cirurgias.
- Redobrar a atenção em relação ao sangramento das feridas operatórias, pois estas costumam sangrar mais do que as outras, podendo levar ao choque hipovolêmico.
- Mudar o paciente de decúbito sempre que for possível; caso contrário, lavar, secar, lubrificar e massagear a pele com creme hidratante, principalmente nas áreas de pressão, para prevenir a formação de escaras.
- Monitorar o débito urinário, uma vez que a micção em posições incomuns pode contribuir para a retenção urinária.
- Avaliar diariamente o paciente em relação aos sinais e sintomas da trombose venosa profunda e tromboembolismo pulmonar, complicações comuns e perigosas no pós-operatório de cirurgias ortopédicas; como profilaxia, muitos médicos frequentemente prescrevem a aplicação de anticoagulantes subcutâneos.
- Aplicar os anticoagulantes prescritos, respeitando os horários previstos, variando os locais de aplicação e tomando os cuidados relativos à aplicação de medicamentos por via subcutânea.
- Detectar alterações na respiração, no comportamento e no nível de consciência, que podem ser sinais de embolia gordurosa, outra complicação frequente no pós-operatório de cirurgia ortopédica.
- Estimular a movimentação em conjunto com o fisioterapeuta, respeitando os limites de sustentação de peso e utilizando os aparelhos de proteção, prescritos pelo ortopedista.

A substituição total de quadril exige alguns cuidados especiais para evitar a luxação da prótese:

- Manter os joelhos do paciente separados o tempo todo, para estabilizar a articulação; para isso, podem-se utilizar um travesseiro, uma almofada ou um coxim de espuma mais densa em forma de triângulo, denominado "triângulo abdutor".
- Impedir que o paciente cruze as pernas, quando sentado; os assentos da cadeira e do vaso sanitário devem ser altos.
- Evitar que o paciente se curve para frente quando sentado e pegue objetos no chão; ele também não pode flexionar

o quadril para calçar meias e sapatos, porque o quadril não deve ser curvado em mais de 90°.

Nesse tipo de cirurgia, é comum o sangramento intenso, que pode levar à drenagem de cerca de 200 a 500 mL de sangue e secreções do local da cirurgia nas primeiras 24 horas. Por isso é colocado, na ferida operatória, um dreno com dispositivo portátil de sucção a vácuo, o qual deverá ter seu conteúdo medido e eliminado sempre que necessário. O volume de drenagem tende a reduzir gradualmente nas primeiras 48 horas. Caso isso não aconteça, o cirurgião deverá ser avisado imediatamente pelo enfermeiro.

Complicações |
- Choque hipovolêmico.
- Atelectasia; pneumonia.
- Retenção urinária.
- Infecção.
- Estase venosa e trombose venosa profunda.
- Luxação da prótese de quadril (nas cirurgias de substituição total de quadril).
- Formação de escaras.
- Sangramento excessivo da ferida cirúrgica (nos casos de substituição total de quadril).

PÉ DIABÉTICO

Para que as células das diversas partes do corpo possam realizar suas funções, elas precisam da glicose que se encontra na circulação sanguínea. Mas, para entrar na célula, a glicose precisa da insulina, um dos hormônios secretados pelo pâncreas. Se houver uma falha nesse processo, altas quantidades de glicose permanecerão no sangue, caracterizando o diabetes mellitus, doença decorrente do aumento da taxa de glicose no sangue, que causa problemas de visão, dificuldade de cicatrização, percepção diminuída das sensações dolorosas e predisposição a infecções.

A perda da sensação de dor, a pressão e a má circulação dos membros inferiores (doença vascular periférica) são agentes fundamentais no desenvolvimento de úlcera nos pés de pacientes diabéticos – quadro conhecido como pé diabético.

Tudo pode começar com uma lesão nos tecidos moles do pé, uma fissura entre os dedos, uma área de pele seca, ou com a formação de calosidade. Como o paciente diabético tem a sensibilidade reduzida, o problema pode não ser percebido por ele até que uma infecção grave tenha se desenvolvido.

A úlcera é uma lesão difícil de tratar, pois a doença vascular periférica dificulta a cicatrização. Quando isso acontece, muitas vezes torna-se necessário realizar a amputação de dedos ou de todo o pé para evitar a disseminação da infecção. O problema é tão recorrente que, entre as amputações de membros inferiores, de 50% a 75% são realizadas em pessoas que sofrem de diabetes mellitus.

AMPUTAÇÃO

A cirurgia de amputação consiste na remoção de uma parte do corpo, geralmente de um membro. É uma operação cirúrgica somente realizada quando não existe mais nenhuma possibilidade de salvar o membro comprometido e quando sua permanência representa risco de vida para o paciente. São muitas as razões que obrigam o cirurgião a fazer a amputação – esmagamentos, vários tipos de queimaduras, tumores malignos, por exemplo –, sendo a mais frequente a doença vascular periférica, uma sequela da diabetes mellitus.

A amputação é realizada para aliviar os sintomas e preservar a vida do paciente, procurando-se conservar o maior comprimento possível do membro, principalmente da articulação mais próxima. Espera-se também conseguir um membro residual (coto) com pele saudável para o uso posterior de uma prótese.

Cuidados de enfermagem específicos no pré-operatório | Qualquer problema de saúde concomitante, como problemas cardíacos e respiratórios, anemia e diabetes mellitus, por exemplo, precisa ser controlado de modo que o paciente esteja na melhor condição possível para suportar o trauma da operação.

Como a amputação tem caráter altamente mutilante, o paciente deve receber atenção psicológica especial sempre que a cirurgia não for de emergência. Suas dúvidas devem ser esclarecidas por quem de direito. Além disso, a equipe de saúde deve transmitir uma atitude positiva, procurando fazer o paciente participar do plano de reabilitação a ser implementado no pós-operatório. É importante também que o paciente aprenda e pratique os exercícios que o ajudarão a fortalecer os membros sadios, o que facilitará sua adaptação futura às próteses e órteses.

Cuidados específicos de enfermagem no pós-operatório |

- Administrar os medicamentos prescritos para aliviar a dor, que pode ter várias causas: a própria incisão cirúrgica, pressão sobre uma proeminência óssea, inflamação ou mesmo espasmo muscular.
- Mudar o paciente de posição ou colocar um saco de areia discreto sobre o coto, para se contrapor ao espasmo muscular, além de administrar o analgésico prescrito, são medidas importantes para minimizar a dor.
- Levantar o pé do leito para elevar o coto, que pode ser colocado estendido ou elevado logo depois da cirurgia, dependendo da preferência do cirurgião.
- Evitar que o coto fique sobre travesseiro para não causar eventual contratura em flexão do quadril.
- Oferecer apoio psicológico, se o paciente chorar, tiver acessos de raiva, isolar-se, ficar apático ou apresentar qualquer outro tipo de comportamento que demonstre o quanto a perda de um membro o afetou, mesmo tendo sido bem preparado para o procedimento.
- Trabalhar junto com o fisioterapeuta e com a família para ajudar o paciente a realizar, de maneira independente, todas as atividades que puder: tomar banho, ir ao banheiro, etc.
- Manusear o coto de modo suave e utilizar técnica asséptica rigorosa ao realizar o curativo para evitar infecção da ferida e possível osteomielite.
- Enfaixar o coto com atadura elástica, preparando-o para a adaptação à prótese, e ensinar a técnica ao paciente e à família.

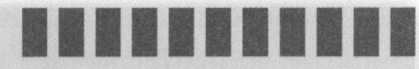

LEMBRE-SE:
Os pacientes submetidos à amputação de um membro ou de parte dele costumam sentir o que se chama de "dor fantasma", que é a sensação de que o membro amputado está presente, esmagado, ou torcido em uma posição anormal. O paciente pode sentir dormência, formigamento ou câimbras musculares. A dor fantasma pode ocorrer logo depois da cirurgia ou em até 2 a 3 meses depois da amputação e diminui com o passar do tempo. Essa dor pode ser minimizada com massagem no coto e aplicação de técnicas fisioterápicas pelo fisioterapeuta.

Complicações |

- Hemorragia.
- Infecção.
- Ruptura da pele.
- Deiscência de sutura.
- Dor fantasma.
- Coto inadequado para colocação de prótese.

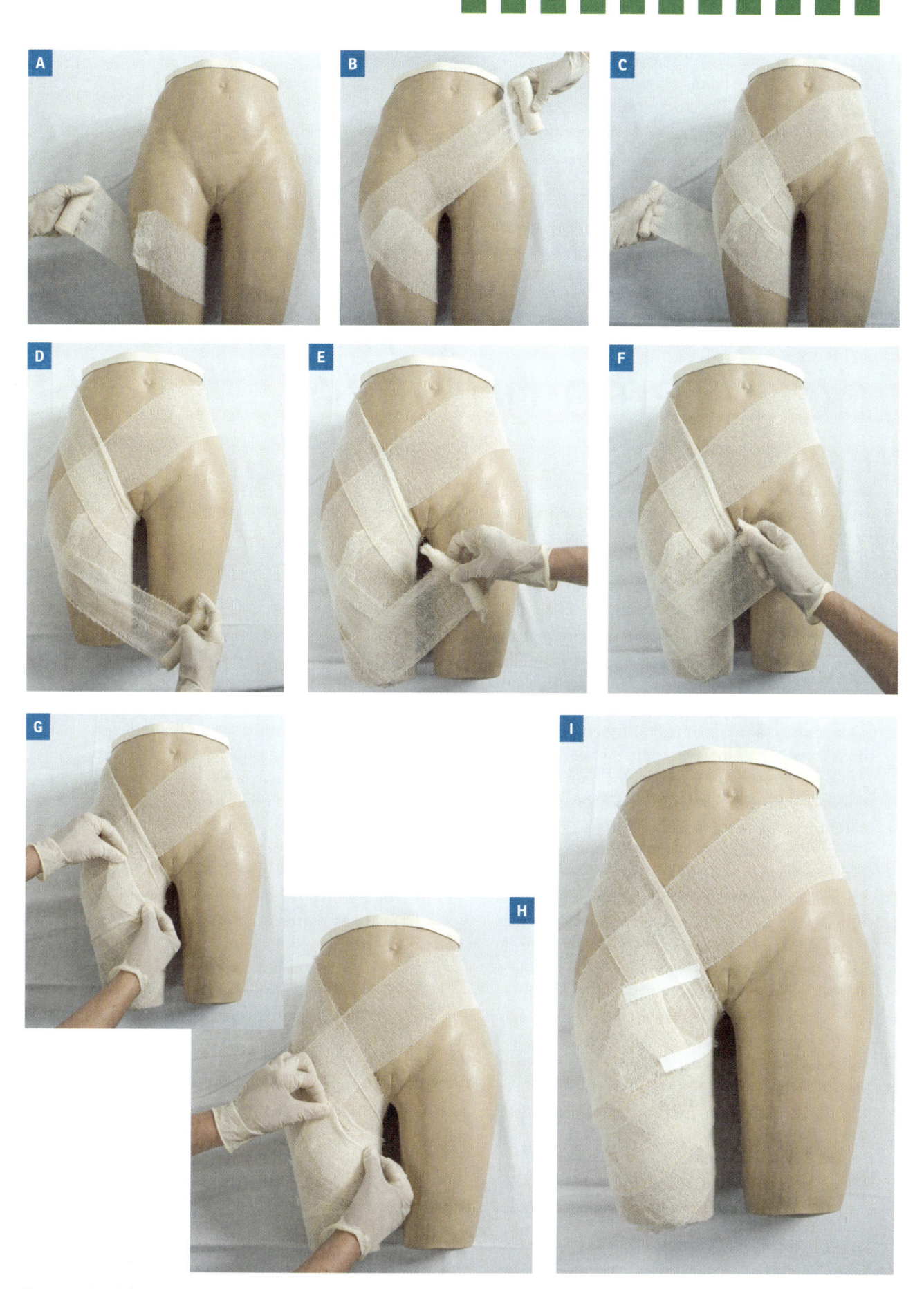

Figura 70 (A a I) | Técnica de enfaixamento de um coto de perna.

CAPÍTULO 5

Doenças e cirurgias do sistema nervoso

Neste capítulo, apresentaremos a divisão do sistema nervoso, a anatomia e fisiologia do sistema nervoso central, algumas patologias sofridas por esse sistema, os respectivos tratamentos cirúrgicos – que podem curar a patologia ou, pelo menos, minimizar seus efeitos deletérios – e, finalmente, os cuidados específicos de pré e pós-operatório a serem prestados aos pacientes.

O corpo humano é uma estrutura complexa formada por vários sistemas. As funções de cada um deles, apesar de específicas, interferem nas funções dos demais. Assim, para que os sistemas trabalhem em harmonia, é necessária a ação do sistema nervoso. É ele quem controla, regula e integra todos os sistemas.

O sistema nervoso tanto pode receber estímulos do próprio corpo quanto do ambiente externo, e as respostas variam conforme a origem desses estímulos.

De acordo com a função que realiza, o sistema nervoso se divide em:

- Sistema nervoso somático, que atua de acordo com a vontade da pessoa, como acontece quando caminhamos.

- Sistema nervoso autônomo, cuja ação independe da vontade da pessoa, como o funcionamento do estômago, por exemplo.

Do ponto de vista anatômico, o sistema nervoso se divide em:

- Sistema nervoso central (SNC), que é responsável pelas funções mais complexas, como a interpretação dos estímulos, a formulação das respostas a esses estímulos, o controle dos órgãos internos e o raciocínio.

- Sistema nervoso periférico (SNP), que é constituído pelos nervos de maneira geral e, por isso, capaz de captar os estímulos de todas as partes do corpo e também do meio externo. Esses estímulos são enviados ao SNC, que produz as respostas que serão então encaminhadas de volta ao SNP, que os envia para todos os órgãos do corpo humano.

O SNC é composto pelo encéfalo e por um prolongamento deste, chamado de medula espinhal. O encéfalo, por sua vez, compreende o cérebro, o cerebelo e o tronco cerebral.

O cérebro é o maior órgão do encéfalo. As partes e regiões que o compõem são responsáveis por funções nervosas, como motricidade, fala, sensibilidade geral, audição, memória, emoção, visão, interpretação dos estímulos dolorosos, controle da temperatura corporal e das funções dos hormônios.

O cerebelo, outro órgão do encéfalo, é o responsável pelo equilíbrio do corpo e pela coordenação motora.

É pelo tronco cerebral que passam as fibras nervosas que levam os impulsos tanto do cérebro para a medula quanto da medula para o cérebro. É nesse pequeno órgão que ficam os centros reguladores de funções vitais, como o centro respiratório, que controla a respiração, e o centro cardioacelerador. Esse centro é composto por um grupo de células nervosas – neurônios –, que, por meio de uma rede de fibras e nervos cardíacos, é capaz de alterar a frequência e a força de contração do coração. Esses dois centros são vitais e, se forem lesados, causam a morte da pessoa.

A medula espinhal é a continuação do tronco cerebral, e a sua principal função é realizar a comunicação entre o sistema nervoso central e o periférico, como acontece quando estamos caminhando e pulamos, ao detectar uma poça de água. A medula espinhal também é responsável pelo reflexo, ato motor provocado por um estímulo sensitivo sem a participação do cérebro, como ocorre quando queimamos um dedo e retiramos a mão do fogo rapidamente.

O cérebro é irrigado por várias artérias, a maioria delas de pequeno calibre, e de uma forma *sui generis*, uma vez que suas artérias se enchem de baixo para cima, ou seja, contra a gravidade, e as veias drenam o sangue de cima para baixo. Para realizar suas nobres funções, o órgão requer um elevado fluxo sanguíneo e não tolera diminuição nesse fluxo. Assim, a obstrução de uma artéria, mesmo por curto espaço de tempo, pode causar um dano irreversível ao cérebro.

Por sua importância, tanto o encéfalo quanto a medula são protegidos por estruturas ósseas: o encéfalo pelo crânio e a medula espinhal pela coluna vertebral. Além dessas estruturas ósseas, existem as meninges, que, em número de três, também têm a função de proteger os órgãos do SNC ao produzir e fazer circular o liquor ou líquido cefalorraquidiano. A meninge mais externa chama-se dura-máter, porque é a mais resistente das três. Depois vem a aracnoide, que é a intermediária e recebeu esse nome em virtude da "teia" de vasos que possui; e, finalmente, a pia-máter, que fica grudada no tecido nervoso que se localiza abaixo dela. É no espaço existente entre a aracnoide e a pia-máter que o líquor circula, diminuindo os impactos que o SNC pode sofrer.

O encéfalo pode sofrer uma série de problemas: aumento da pressão intracraniana, tumores benignos e malignos e distúrbios vasculares.

AUMENTO DA PRESSÃO INTRACRANIANA

O crânio contém tecido cerebral, sangue e o líquido cefalorraquidiano. Existe um valor que é considerado normal de volume e pressão desses três componentes. Algumas alterações desse valor acontecem constantemente quando tossimos, espirramos, fazemos esforços ou mesmo quando a nossa pressão arterial está um pouco elevada, por exemplo, mas tudo isso é compensado fisiologicamente. Entretanto, quando alguma condição patológica modifica o equilíbrio entre os três componentes de tal forma que o cérebro não mais consegue compensar por si mesmo, a pressão intracraniana (PIC) aumenta de maneira anormal.

Figura 71 (A e B) | Sistema nervoso central.

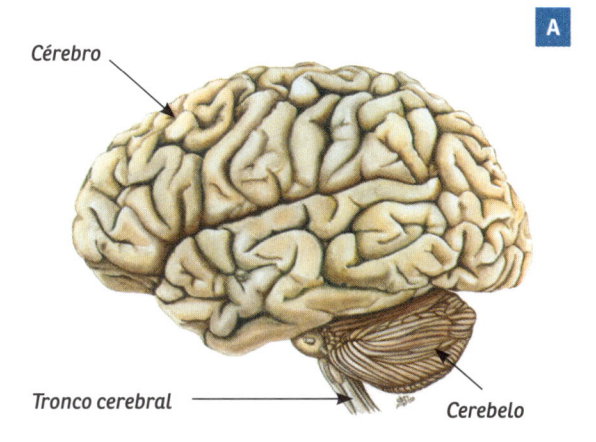

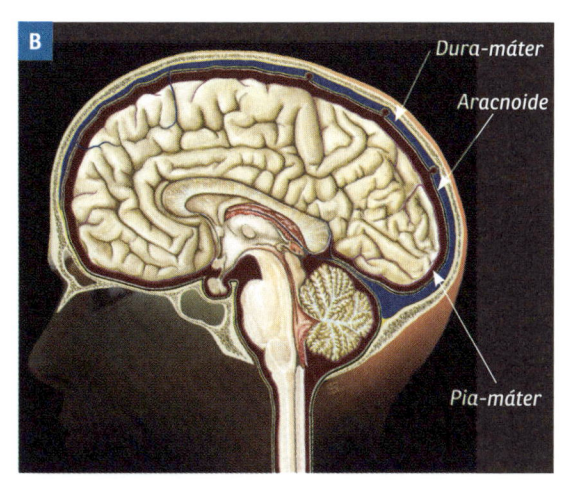

A | Cérebro, cerebelo e tronco cerebral.

B | Meninges.

O aumento da pressão intracraniana geralmente acontece em razão de uma lesão craniana aguda, mas também pode ocorrer em decorrência de tumores cerebrais, hemorragia subaracnoide (abaixo da aracnoide), doenças tóxicas e virais do encéfalo e como uma complicação no pós-operatório de cirurgias intracranianas. Independentemente da sua causa, o aumento da PIC diminui a circulação sanguínea, provoca edema do cérebro e pode deslocar o tecido cerebral através da dura-máter rígida, um quadro grave chamado de herniação.

Sinais e sintomas |

- Alteração do nível de consciência – esse é o sinal mais precoce.
- Fala lenta.
- Resposta verbal lenta.
- Inquietação sem causa aparente.
- Confusão ou sonolência crescente.

O paciente que está com a PIC em elevação só reage quando se fala bem alto ou quando é estimulado dolorosamente, com um beliscão, por exemplo. Se o processo não for revertido, o paciente entrará em coma profundo, as pupilas ficarão dilatadas, e os movimentos respiratórios, comprometidos, resultando na morte.

DISTÚRBIOS VASCULARES – ACIDENTE VASCULAR CEREBRAL

O acidente vascular cerebral (AVC) é uma doença que se caracteriza pelo comprometimento súbito da função cerebral como resultado de um distúrbio na circulação cerebral. É um problema que acomete um grande número de pessoas no Brasil e no mundo.

Os acidentes vasculares cerebrais podem ser de dois tipos:

- Isquêmicos – os mais frequentes –, assim chamados porque causam isquemia e/ou infarto de uma área do cérebro por obstrução de uma ou mais artérias, como acontece no infarto do miocárdio.

- Hemorrágicos, quando existe extravasamento de sangue para dentro do cérebro ou do espaço subaracnoide, por rompimento de algum vaso sanguíneo.

Os acidentes vasculares cerebrais hemorrágicos são ocasionados, na maior parte das vezes, por ruptura de pequenos vasos em consequência de hipertensão descontrolada. Esse tipo de acidente também pode ser causado por rompimento de **aneurismas***. Mas, qualquer que seja a causa, o paciente que sofre um acidente vascular hemorrágico geralmente apresenta déficits neurológicos mais graves e precisa de um tempo de recuperação mais prolongado do que aquele que foi vítima de um acidente vascular isquêmico.

Sinais e sintomas |
Os sinais e sintomas dos distúrbios vasculares que ocorrem no cérebro dependem da localização, do tamanho da área do cérebro que teve a irrigação sanguínea prejudicada e da existência de outros vasos sanguíneos que possam ajudar a irrigar a região atingida. A maior parte dos sinais e sintomas do AVC isquêmico e do hemorrágico é semelhante. O paciente pode apresentar qualquer um dos sinais e sintomas relacionados a seguir:

- **Hemiplegia***, paralisia da face, do braço ou da perna (é o sinal mais comum).
- **Hemiparesia***, perda de sensibilidade na face, no braço ou na perna.
- Confusão mental.
- Dificuldade para falar ou compreender o que é falado por outra pessoa.
- Tonteira.
- Falta de equilíbrio e de coordenação, com dificuldade para caminhar (não consegue manter os pés juntos).
- Dor de cabeça súbita e intensa. No acidente vascular hemorrágico, a cefaleia é ainda mais intensa, seguida de perda da consciência por um período variável.
- Perda visual do olho do lado afetado e visão dupla acrescida de queda da pálpebra (no AVC hemorrágico).
- Dificuldade para deglutir.
- Desequilíbrio emocional: depressão, isolamento, medo, hostilidade, raiva, etc.

As vítimas de AVC hemorrágico podem apresentar, ainda, rigidez de nuca e da coluna vertebral, coma e morte (quando o sangramento for muito intenso).

Tratamento | O tratamento do acidente vascular isquêmico é prioritariamente clínico. No caso de aneurismas cerebrais íntegros diagnosticados, é possível, nos dias de hoje, fazer também um procedimento preventivo não cirúrgico para evitar a ruptura do aneurisma. O procedimento consiste em introduzir um cateter, que leva uma substância ou espécie de "mola" que repara as paredes da artéria.

Já o tratamento cirúrgico do acidente vascular hemorrágico propriamente dito é a craniotomia, que consiste na abertura cirúrgica do crânio para conseguir acessar as estruturas intracranianas e drenar o sangue que se encontra no cérebro, independentemente da causa da hemorragia. Essa cirurgia será abordada mais adiante.

A craniotomia pode ser utilizada também com objetivo preventivo, se constatada a presença de aneurisma íntegro para evitar o sangramento.

- Vômitos que não têm relação com problemas gastrintestinais.
- Distúrbios visuais como acuidade visual diminuída, visão dupla e déficit de campo visual.
- Hemiparesia.
- Convulsões.
- Dificuldade para caminhar.
- Alterações do estado mental e da personalidade.
- Raciocínio alterado.
- Distúrbios de linguagem.

Tratamento | Existem várias opções de tratamento, e a escolha depende do tipo de tumor, de sua localização e acesso.

Os tratamentos incluem a quimioterapia e a radioterapia, que podem ser usadas isoladamente ou combinadas com o tratamento cirúrgico. Este último tem como objetivo remover ou destruir o tumor, sem causar mais problemas neurológicos, como paralisia e cegueira, ou então aliviar os sintomas ocasionados pelo tumor por meio da sua remoção parcial.

TUMORES CEREBRAIS

São lesões que ocupam espaço dentro do crânio e podem ser benignas ou malignas (câncer). De modo geral, os tumores malignos são mais graves do que os benignos. Entretanto, um tumor benigno que se localize numa área vital ou que cresça muito pode ter efeitos tão graves quanto um tumor maligno. Isso acontece, principalmente, porque os tumores causam a compressão de importantes estruturas anatômicas do cérebro.

Os tumores cerebrais podem se originar de células do próprio órgão ou serem provenientes de tumores de outros órgãos, como mama, pulmão, pâncreas e rins.

Sinais e sintomas |
- PIC crescente, porque o crânio é um compartimento rígido, assim qualquer alteração no volume ocupado pelo cérebro, como acontece nos tumores, ocasiona aumento da pressão intracraniana.
- Cefaleia que, quando presente, aparece no início da manhã e piora com tosse, esforço ou movimento súbito.

CRANIOTOMIA

O tratamento cirúrgico da maior parte dos tumores cerebrais, assim como dos demais problemas que acometem o encéfalo, consiste na craniotomia, que permite acessar as estruturas intracranianas.

A localização de alguns tumores, entretanto, exige que o acesso cirúrgico seja feito abaixo do lábio superior para chegar à cavidade nasal.

Na craniotomia, o cirurgião retira um pedaço do crânio – chamado de retalho ósseo –, que, ao final da cirurgia, é novamente posicionado no lugar de origem. O acesso ao encéfalo, realizado pelo cirurgião, varia de acordo com o local onde se encontra o problema: na frente da cabeça ou da nuca, por exemplo.

Para fazer a exploração ou o diagnóstico do problema apresentado pelo paciente, o cirurgião pode fazer aberturas circulares no crânio com o auxílio de uma broca manual ou automática. Esse procedimento, entre outras possibilidades, permite determinar a presença de lesão e edema cerebral, esvaziar um hematoma intracraniano e mesmo fazer um retalho ósseo do crânio.

É importante observar que a craniotomia tanto pode servir para tratar a pressão intracraniana como pode ser a causa do seu aparecimento (é uma das complicações da cirurgia) em virtude da manipulação das estruturas cranianas.

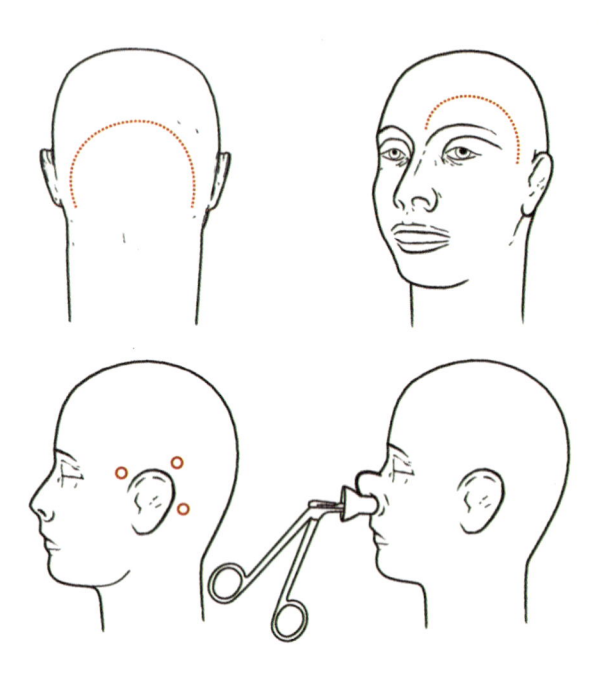

Figura 72 | Acessos cirúrgicos ao encéfalo.

O tratamento cirúrgico de problemas relacionados ao encéfalo inclui ainda a cranectomia, que é a retirada de parte do crânio, e a cranioplastia, que consiste na correção de um defeito no crânio, utilizando uma placa de plástico ou metal.

Cuidados específicos de enfermagem

no pré-operatório | É importante realizar uma cuidadosa avaliação do paciente no pré-operatório, principalmente no que se refere a nível de consciência, resposta aos estímulos, paralisia, dificuldades visuais, alterações de personalidade e da fala e distúrbios urinários e intestinais, pois essa avaliação servirá como parâmetro para fazer a comparação com o estado e a recuperação do paciente no pós-operatório. Pacientes com tumores cerebrais devem ser avaliados também em relação à capacidade de deglutir.

Mesmo que o estado mental do paciente esteja alterado, é preciso estar atento às suas necessidades, por exemplo, ajudando um paciente com dificuldade de falar (afásico) a se comunicar por meio de gestos e da escrita.

Tanto o paciente quanto sua família precisam ser informados sobre a cirurgia e o pós-operatório, pois a preparação adequada para cirurgia, não só do ponto de vista físico como também emocional, pode contribuir para reduzir a ansiedade, o medo e as complicações pós-operatórias. Isso inclui informar ao paciente, se lúcido, que não poderá falar no pós-operatório se estiver com o tubo endotraqueal, e que, portanto, deverá se comunicar por meio de gestos e da escrita.

Demais cuidados de enfermagem:

- Administrar os medicamentos prescritos; é frequente o uso de medicamentos que reduzam o risco de convulsões e diminuam o edema cerebral, além de diuréticos e antibióticos; esses medicamentos, muitas vezes, continuam a ser administrados no pós-operatório.
- Realizar a tricotomia do local instantes antes da cirurgia.
- Realizar a sondagem vesical, que vai permitir o controle do débito urinário – esse procedimento geralmente acontece com o paciente já na sala de operação.

É importante lembrar aqui que os cuidados pré-operatórios rotineiros só devem ser realizados sob orientação do médico ou do enfermeiro, porque muitos deles podem ser prejudiciais a esse tipo de paciente, como acontece com a administração de enema, por exemplo, que pode aumentar a pressão intracraniana em virtude do esforço realizado pelo paciente ao defecar.

Cuidados específicos de enfermagem

no pós-operatório | Geralmente, o pós-operatório de craniotomia é realizado na Unidade de Tratamento Intensivo para onde o paciente é encaminhado, muitas vezes entubado e recebendo oxigênio suplementar. Ele pode também estar com acesso arterial, para monitorar a pressão arterial e a pressão venosa central.

Além dos medicamentos prescritos já no pré-operatório, é preciso aliviar a cefaleia, muito comum após craniotomia. Muitas vezes, o neurocirurgião prescreve morfina como analgésico.

Frequentemente, o paciente retorna da cirurgia com um cateter inserido no cérebro e conectado a um sistema externo para monitorar a PIC. O cuidado relativo a esse cateter deve ser realizado pelo enfermeiro responsável pela equipe de enfermagem.

Demais cuidados de enfermagem:

- Colocar o paciente em decúbito lateral do lado não operado ou semiventral, para facilitar a respiração.
- Prestar atenção especial ao estado respiratório do paciente, aspirando as secreções da faringe e da traqueia, com muito cuidado, já que esse procedimento pode elevar a pressão intracraniana; pela mesma razão, evitar girar a cabeça do paciente.
- Verificar os sinais vitais e o estado neurológico do paciente a cada 15 minutos na primeira hora e, depois, de hora em hora; atentar para as oscilações dos sinais vitais, porque podem indicar elevação da PIC decorrente de edema ou sangramento cerebral.
- Inspecionar o curativo cirúrgico frequentemente em busca de sangramento; lembrar que o grande curativo na cabeça pode comprometer a audição do paciente; a visão também fica comprometida pelo edema dos olhos, muito comum nesse tipo de pós-operatório; o desconforto do edema periocular pode ser aliviado lubrificando as pálpebras do paciente com vaselina e colocando compressas frias nos olhos; o curativo sujo de sangue deve ser trocado por outro; na maior parte das vezes, esse procedimento é realizado pelo próprio cirurgião ou por outro membro da sua equipe.
- Administrar cautelosamente os líquidos intravenosos, controlando a ingesta e as perdas, que devem se manter relativamente iguais.
- Colocar o paciente em posição de semi-Fowler (com a cabeceira elevada em torno de 30º) assim que estiver consciente, para facilitar a drenagem venosa do cérebro.
- Pesar o paciente diariamente, quando possível, verificando se há aumento de peso, o que indica retenção de líquidos, ou se há perda de peso maior do que a prevista.
- Comparar a atividade espontânea realizada pelo paciente com a que apresentou no pré-operatório (abertura dos olhos, resposta aos comandos, etc.).

- Orientar o paciente em relação ao tempo e ao espaço em que se encontra.
- Monitorar os sinais que podem evidenciar aumento da PIC: cefaleia cada vez mais intensa, resposta diminuída aos estímulos, instabilidade nos sinais vitais, inquietação, alteração da visão e das pupilas, relatando por escrito, se percebida a presença de um ou mais desses sinais.
- Controlar a temperatura do paciente.
- Medir o volume e a densidade urinária em intervalos regulares.
- Iniciar alimentação via oral somente quando prescrito.
- Mudar o paciente de posição a cada duas horas, com cuidado, para evitar o aumento da PIC.

Complicações |
- PIC elevada.
- Convulsões.
- Sangramento intracraniano.
- Infecção.

HÉRNIA DE DISCO

Como já explicamos, a medula espinhal é a continuação do tronco cerebral, e a sua principal função é realizar a comunicação entre o sistema nervoso central e o periférico. A medula espinhal é protegida pela coluna vertebral, o eixo ósseo central do nosso corpo. Além de proteger a medula espinhal, a coluna vertebral tem a função de sustentar o peso do corpo, dar mobilidade e flexibilidade ao tronco e à cabeça e fixar os vários músculos.

Para conseguir realizar suas funções, a coluna é formada por 33 vértebras, que são estruturas móveis e flexíveis colocadas umas sobre as outras, formando as regiões da coluna: cervical (7 vértebras), na altura do pescoço; torácicas (12 vértebras), no tórax, onde se articulam as costelas; lombar (5 vértebras), na curvatura lombar; sacral (5 vértebras fixas), articuladas com os ossos do quadril; e coccígea (4 vértebras), na região do cóccix.

Entre as vértebras cervicais torácicas e lombares, estão os discos intervertebrais, que são estruturas em forma de anel, constituídas por tecido cartilaginoso e elástico, cuja função é evitar o atrito entre uma vértebra e outra e amortecer o peso sustentado pela coluna.

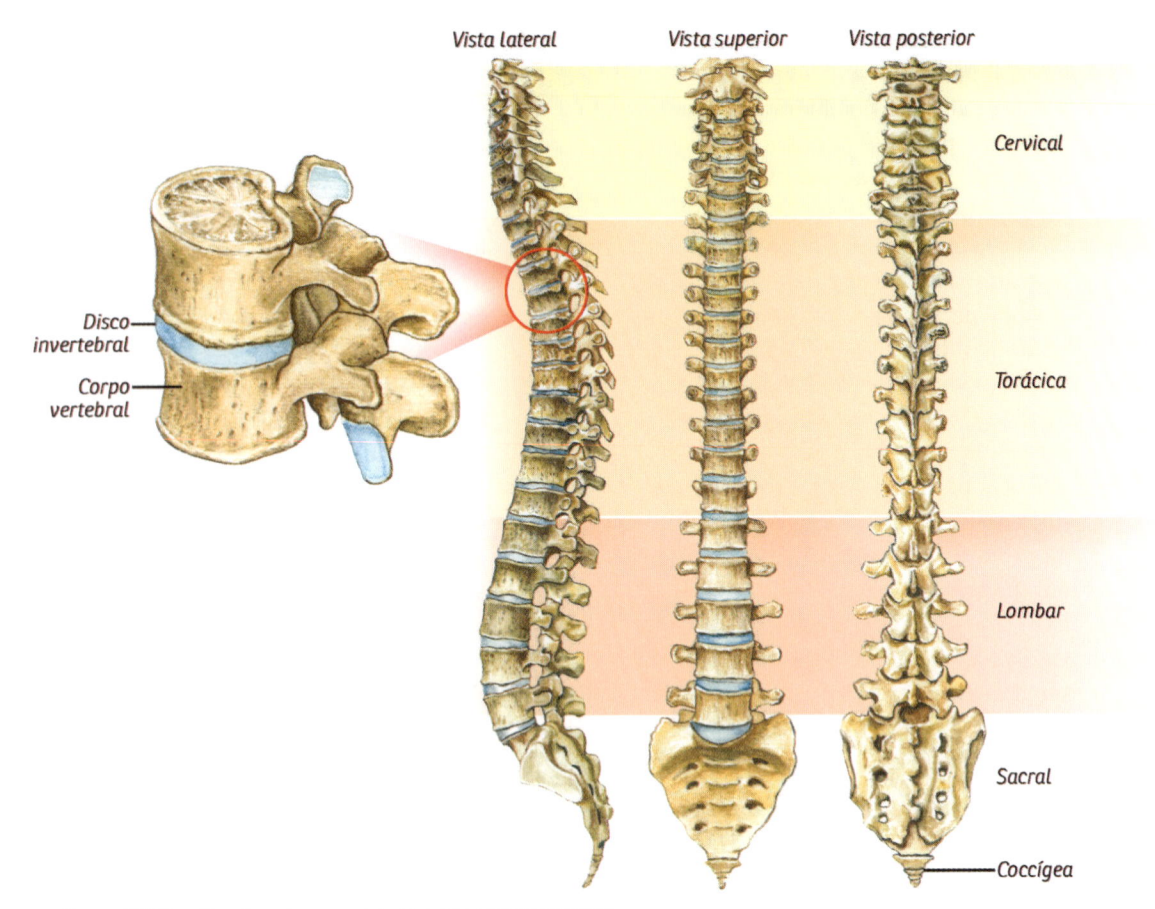

Figura 73 | Regiões da coluna vertebral e disco intervertebral.

A hérnia de disco é uma patologia da coluna vertebral que acomete grande número de pessoas. O problema aparece quando parte da estrutura anatômica que forma o disco intervertebral sai de sua posição normal e comprime as raízes nervosas que emergem da coluna e se dirigem para o resto do corpo.

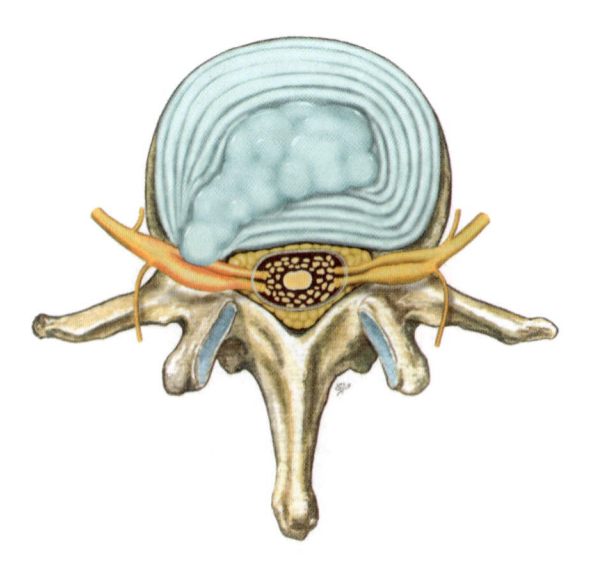

Figura 74 | Hérnia de disco intervertebral.

Vários fatores podem causar a hérnia de disco, inclusive fatores genéticos. Os fatores ocupacionais desempenham um papel de destaque em seu aparecimento: trabalho físico pesado, o movimento de inclinar e girar o corpo frequentemente, o fato de sofrer exposição à vibração prolongada combinada com levantamento de peso, como acontece com os operários que operam máquinas perfuradoras, são alguns exemplos. Embora a hérnia de disco possa aparecer em qualquer região da coluna, as regiões lombar e cervical são as mais atingidas, por serem áreas mais expostas ao movimento e por suportarem mais carga.

Sinais e sintomas | Os sintomas podem variar de acordo com o local acometido. Entretanto, os mais comuns são as parestesias, com ou sem dor na coluna, com irradiação para os membros inferiores e superiores.
Na hérnia de disco cervical:

* Dor no pescoço, nos ombros, na escápula, nos braços ou no tórax associada a diminuição da sensibilidade ou de fraqueza no braço ou nos dedos.

Na hérnia de disco lombar:

- Dor forte atrás da perna, que se irradia por todo o trajeto do nervo ciático.
- Diminuição da sensibilidade, formigamento ou fraqueza muscular nas nádegas ou na perna do mesmo lado da dor.

O diagnóstico do problema pode ser feito clinicamente a partir das queixas do paciente e com o auxílio dos raios X, da tomografia e, principalmente, da ressonância magnética. Esses exames ajudam a determinar o tamanho da lesão e em que região da coluna está localizada.

LAMINECTOMIA

O tratamento das herniações dos discos cervicais e lombares, em geral, é feito de forma conservadora, utilizando-se repouso no leito, medicamentos e fisioterapia.

O tratamento cirúrgico só é realizado quando o paciente apresenta déficit neurológico importante, como fraqueza e atrofia muscular, perda de sensibilidade e mobilidade, principalmente de uma das pernas, perda do controle de esfíncter, não conseguindo controlar a urina, e dor intensa que não cede com a utilização do tratamento conservador. Quando instituído, o tratamento cirúrgico visa reduzir a pressão sobre a raiz nervosa para aliviar a dor e reverter os déficits neurológicos.

Um dos tratamentos cirúrgicos da hérnia de disco lombar é a laminectomia, que consiste na remoção parcial ou total de disco intervertebral, cujos cuidados específicos de pré e pós-operatório serão relacionados a seguir.

Cuidados de enfermagem específicos no pré-operatório |

- Colher dados relativos a dor, parestesia e espasmos musculares, assim como avaliar o movimento dos membros e as funções vesical e intestinal para servirem como parâmetros de comparação no pós-operatório.
- Ensinar o paciente a mudar de posição, fazendo um movimento único com o corpo todo em bloco, sem dobrar as pernas; essa será a forma utilizada para mudar de posição no pós-operatório.

- Encorajar o paciente a fazer, além dos exercícios de respiração e tosse rotineiros, exercícios que ajudem a manter o tônus muscular.

Cuidados específicos de enfermagem no pós-operatório |

- Comparar a sensibilidade e a força dos músculos dos membros inferiores assim como a cor e a temperatura das pernas com as que o paciente apresentava no pré-operatório.
- Observar se o paciente apresenta retenção urinária, já que esse é um sinal de problema neurológico.
- Colocar um travesseiro sob a cabeça e elevar discretamente o joelho para relaxar os músculos das costas.
- Virar o paciente em bloco, conforme treinado no pré-operatório.
- Evitar a flexão extrema do joelho quando em decúbito lateral.
- Auxiliar o paciente a sair do leito, quando autorizado, utilizando a técnica indicada.

LEMBRE-SE:
Para sair do leito, o paciente deve primeiramente ficar em decúbito lateral e sentar com o auxílio do seu próprio braço; ao mesmo tempo, alguém da enfermagem abaixa suas pernas para fora do leito. O movimento de levantar deve ser lento e suave e, para isso, o paciente deve utilizar a musculatura das coxas.

- Orientar o paciente quanto à importância de evitar atividades que exijam flexão da coluna, como dirigir automóvel, por exemplo, pelo período recomendado pelo médico.

Complicações |

- Hemorragia.
- Fibrose resultante da cirurgia, que volta a comprimir a medula.
- Recidiva da hérnia.

CAPÍTULO 6

Doenças e cirurgias do sistema respiratório

O sistema respiratório é o responsável pela entrada do ar que contém o oxigênio (O_2) e pela eliminação do gás carbônico (CO_2) resultante do metabolismo celular, ou seja, pela respiração, uma função fisiológica que ocorre mesmo quando não pensamos nela. Apesar de autônoma, a respiração também é facilmente controlada pela vontade, como acontece em práticas como a meditação e a ioga.

Para realizar sua importante função, o sistema respiratório conta com diferentes órgãos: os que formam o trato superior, também conhecidos como vias aéreas superiores – fossas nasais, faringe, laringe, traqueia, brônquios e bronquíolos –, e os que compõem o trato inferior – os dois pulmões e as pleuras que os revestem. Além desses órgãos, existem os músculos respiratórios.

A respiração normal funciona de acordo com o princípio da pressão negativa: como a pressão na cavidade torácica é menor do que a atmosférica, o ar vai para dentro dos pulmões durante a inspiração. O ar inspirado é filtrado, aquecido e conduzido até os pulmões pelos órgãos do trato respiratório superior. Os pulmões realizam então as trocas gasosas e, finalmente, na expiração, são novamente os órgãos do trato respiratório superior que conduzem o ar rico em CO_2 para fora do corpo.

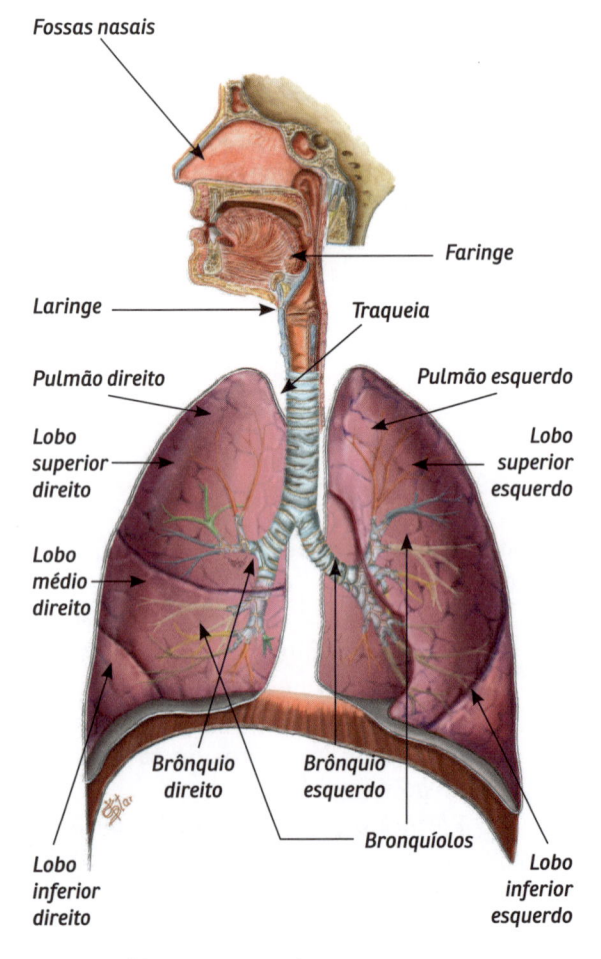

Figura 75 | Sistema respiratório.

Ainda que os órgãos do trato respiratório superior conduzam o ar, são os pulmões que realizam as funções mais importantes. Por isso, vamos detalhar um pouco mais a anatomia e a fisiologia desses dois órgãos.

Os pulmões se dividem em partes chamadas de lobos: dois no pulmão esquerdo e três no direito, como você pode ver na Figura 75. Externamente, os pulmões são revestidos por uma membrana dupla, a pleura, cuja função principal é protegê-los. A pleura possui dois folhetos: um deles, chamado de parietal, fica em contato com as costelas e os músculos intercostais; o outro, chamado de visceral, fica em contato direto com os pulmões. Entre os dois folhetos, no chamado espaço pleural, encontramos certa quantidade de líquido – o líquido pleural, que facilita o deslizamento dos pulmões durante a respiração.

Os pulmões são formados por milhões de pequenas estruturas em forma de saco chamadas de alvéolos, os quais têm uma região interna chamada de espaço aéreo, onde circula o ar, e sua parede é fina e cercada de capilares sanguíneos. Como a concentração de oxigênio nos alvéolos é muito mais alta do que no sangue, é neles que acontecem as trocas gasosas: o oxigênio passa dos alvéolos para o sangue, tornando-o arterial, enquanto o gás carbônico que se encontra no sangue venoso entra nos alvéolos para ser expirado. Quando o sangue arterial chega aos tecidos, onde a concentração de oxigênio é muito baixa e a de gás carbônico muito alta, acontece o contrário. Por

conta da diferença de concentração, o oxigênio vai para os tecidos, e o gás carbônico passa ao sangue para ser levado aos alvéolos, onde recomeça o ciclo.

O sistema respiratório pode ser acometido por uma série de doenças, e muitas delas necessitam somente de tratamento clínico. Aqui, abordaremos o câncer de pulmão, que pode ser tratado clínica e cirurgicamente.

CÂNCER DE PULMÃO

O câncer de pulmão atinge, principalmente, homens acima de 60 anos, embora a doença possa ser encontrada em pessoas mais jovens e sua incidência esteja aumentando entre as mulheres.

A mortalidade por esse tumor é elevada, porque, a doença, ao ser diagnosticada, algumas vezes já se disseminou para outros órgãos, como o cérebro, por exemplo. Esse tumor pode aparecer em qualquer parte do pulmão: periferia, brônquio terminal e alvéolo.

O tumor que começa no pulmão é chamado de primário; no entanto, ele pode ser a metástase de um câncer localizado em outro ponto do corpo. A metástase pulmonar ocorre com frequência, porque a corrente sanguínea transporta as células cancerosas de tumores localizados em outros lugares do corpo, até o pulmão.

Basicamente, existem dois tipos de câncer de pulmão, dependendo de como as células do tumor apareçam ao exame microscópico: os de células não pequenas, que representam 85% de todos os casos e se disseminam lentamente para outros órgãos do corpo, dificilmente sendo detectados no início da doença; e os de pequenas células, mais raros, que se disseminam rapidamente pelo pulmão e para outros órgãos.

Fatores de risco | Vários fatores estão associados ao desenvolvimento do câncer de pulmão, mas o principal é o cigarro. Segundo dados do Inca, o tabagismo é o maior fator de risco do câncer pulmonar, responsável por 90% dos casos. O risco é determinado, principalmente, pelo número de maços de cigarro fumados a cada dia multiplicado pelo número de anos fumados, além da idade de início (quanto mais jovem a pessoa for, ao começar a fumar, maior o risco de desenvolver câncer de pulmão), profundidade da inalação e níveis de alcatrão e nicotina existentes nos cigarros usados.

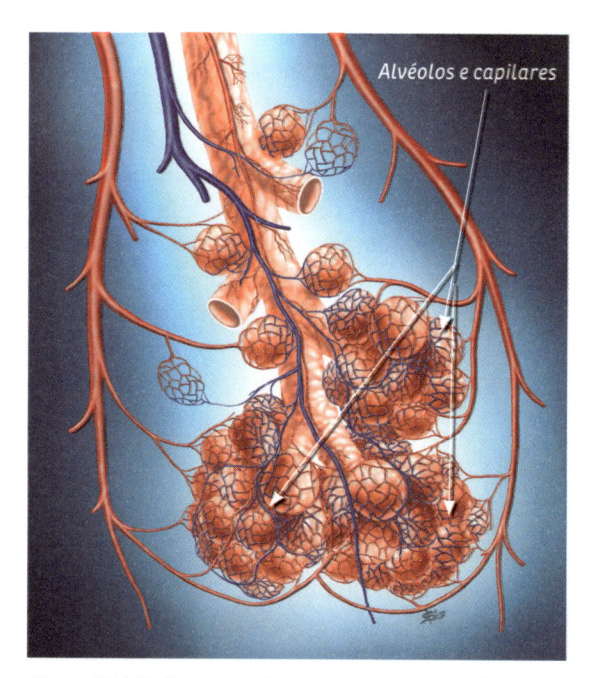

Alvéolos e capilares

Figura 76 | Alvéolos e capilares, local onde se realizam as trocas gasosas.

Entretanto, não só o ato de fumar é prejudicial ao pulmão. Hoje, sabe-se que pessoas não fumantes, expostas involuntariamente à fumaça do tabaco em ambientes fechados (ambientes de trabalho, casa, carro, etc.), têm maior risco de desenvolver câncer de pulmão do que as não fumantes que não ficam expostas. Esse problema é chamado de tabagismo passivo. Há décadas, em todo o mundo e no Brasil, os governos e as entidades ligadas à saúde tentam coibir o uso do cigarro em locais públicos fechados. Já foram muitas as conquistas, basta lembrar que, antes, era permitido fumar em aviões! Vários estados brasileiros vêm adotando medidas mais severas para o controle do fumo, criando, inclusive, legislação que pune os estabelecimentos que permitem a prática.

Outro fator de risco é a exposição ambiental e ocupacional permanente a diversas substâncias existentes na atmosfera. Entre os fatores associados ao desenvolvimento de câncer de pulmão, podemos citar as emissões de veículos motorizados, os poluentes originários de refinarias e indústrias; um gás inodoro e incolor chamado de radônio – encontrado nas rochas e no solo –; assim como o arsênico, o asbesto, o cádmio, o gás mostarda, os cromatos, a fumaça de forno, o óleo e a radiação existente em muitos ambientes de trabalho.

Não é possível também desprezar a história familiar de câncer de pulmão. A incidência da doença em parentes próximos dos pacientes parece ser de duas a três vezes maior do que a da população em geral, mesmo em não fumantes.

Embora ainda não esteja suficientemente esclarecido de que forma isso acontece, o baixo consumo de frutas e verduras parece contribuir para o desenvolvimento do câncer de pulmão, principalmente em fumantes.

Sinais e sintomas | Muitas vezes, o câncer de pulmão se desenvolve de maneira assintomática. O aparecimento dos sinais e sintomas depende de fatores como tipo de tumor, tamanho, localização e existência de metástases próximas ou a distância. Os principais sinais e sintomas da doença são:

- Tosse seca e persistente ou alteração de uma tosse crônica (principalmente nos fumantes). Esse é o sintoma inicial mais comum.
- Rouquidão.
- Tosse produtiva (quando ocorre obstrução da via aérea).
- Escarros hemoptoicos, isto é, com raias de sangue.
- Dispneia.
- Sibilos.
- Febre frequente.
- Pneumonia de repetição no início da doença.
- Dor no tórax.
- Fraqueza.
- Anorexia.
- Perda de peso.
- Dor no ombro que se irradia para o braço (em alguns tipos de tumor).

Diagnóstico e tratamento | A maneira mais fácil de diagnosticar o câncer de pulmão é por meio da radiografia de tórax complementada por uma tomografia computadorizada, que permite identificar aspectos não claramente visíveis na radiografia.

A broncoscopia é outro importante recurso de diagnóstico, porque fornece um estudo detalhado da traqueia e dos brônquios e permite a realização de raspagens, lavagens e biópsia de áreas suspeitas.

Em lesões que se encontram na periferia dos pulmões e que, portanto, não podem ser alcançadas pela broncoscopia, é possível realizar uma aspiração de células da área suspeita, por meio de uma punção pelo tórax feita com uma agulha fina e guiada pela tomografia. Também é possível observar o interior do tórax e obter amostras de tecido para biópsia sem fazer uma grande incisão, utilizando-se a videotoracoscopia.

Em alguns casos, entretanto, para diagnosticar o câncer de pulmão, assim como outras doenças pulmonares ou torácicas, torna-se necessário realizar a abertura cirúrgica do tórax – toracotomia; nesse caso, chamada de toracotomia exploradora. O procedimento visa remover uma pequena quantidade de tecido pulmonar para análise – biópsia –, sendo a incisão cirúrgica fechada em seguida.

Existem três possibilidades para o tratamento do câncer de pulmão: cirurgia, radioterapia e quimioterapia, que podem ser utilizadas isoladamente ou associadas para alcançar melhores resultados. O médico escolherá o tratamento, levando em consideração o tipo das células cancerígenas, o tamanho e a localização do tumor. Outro ponto a ser considerado é se os linfonodos estão afetados e se a doença já se disseminou para outros órgãos, além das condições gerais do paciente, principalmente os estados cardíacos e pulmonares. Tumores restritos ao pulmão, por exemplo, geralmente são removidos cirurgicamente, porque a chance de cura gira em torno de 75% dos casos.

Vamos nos restringir à alternativa cirúrgica de tratamento, enfatizando os cuidados de pré e pós-operatório, incluindo os relativos à entubação endotraqueal e à drenagem de tórax e listando as possíveis complicações consequentes à cirurgia. Abordaremos também um procedimento cirúrgico realizado algumas vezes no pós-operatório de cirurgias torácicas – a traqueostomia.

TORACOTOMIA

O tratamento cirúrgico do câncer de pulmão consiste na toracotomia com ressecção de parte ou de todo o pulmão.

O procedimento cirúrgico mais comum para um tumor pequeno, aparentemente curável, é a lobectomia, na qual só é removido um lobo do pulmão. O cirurgião realiza uma toracotomia que lhe permita ter acesso direto ao lobo a ser ressecado.

Na revisão da anatomia e fisiologia, explicamos que o mecanismo da respiração funciona segundo o princípio da pressão negativa. Sempre que o tórax é aberto, como acontece na cirurgia, existe uma perda da pressão negativa. Por isso, a incisão cirúrgica quase sempre causa algum grau de **pneumotórax*** ou **hemotórax***. O ar e o líquido no espaço pleural dificultam a expansão pulmonar, reduzindo as trocas gasosas. Para restaurar a pressão negativa e retirar o ar ou o sangue acumulado na cavidade pleural durante a cirurgia, é colocado um dreno no espaço pleural, que fica conectado a um aparelho de drenagem e permanece, por vários dias, no pós-operatório, até que tenha sido restabelecida a pressão negativa do tórax.

Já a pneumectomia, que consiste na remoção de um pulmão inteiro, é utilizada somente quando o tumor não pode ser removido por um procedimento menos extenso. O cirurgião realiza uma ampla incisão entre as costelas, e às vezes é necessário retirar uma delas. Uma vez ressecado o pulmão doente, o coto brônquico é grampeado.

O paciente que for se submeter a uma cirurgia torácica precisa realizar uma série de testes no pré-operatório para avaliar suas condições físicas e limitações. Entre esses testes, estão as provas de função pulmonar, que avaliam se a ressecção de pulmão planejada para a cirurgia deixará uma quantidade suficiente de tecido pulmonar para a função respiratória. Os testes de tolerância aos exercícios também são importantes, para saber se o paciente consegue suportar a retirada de parte ou, especialmente, de todo o pulmão.

O paciente e a sua família devem ser informados sobre a possibilidade de internação na UTI por 1 ou 2 dias depois da cirurgia. Ele deve receber orientações relativas ao pós-operatório, o que, nesse caso, inclui: o uso do oxigênio e a possibilidade do uso da entubação endotraqueal* e do respirador artificial para facilitar a respiração; a provável colocação de drenos torácicos e um sistema de drenagem para retirar o líquido e o ar que, normalmente, se acumulam na cavidade torácica depois da cirurgia.

Deverá ainda ser explicado ao paciente que, uma vez entubado, ele não poderá falar, e que a comunicação precisará ser feita por meio de gestos, escrita, etc.

Cuidados específicos de enfermagem
no pré-operatório | Antes da cirurgia, a enfermagem deve reforçar para o paciente a importância da mudança de posição no pós-operatório, para ajudar na remoção das secreções pulmonares.

Além da mudança de posição, devem ser feitos exercícios e outras manobras de forma assistida para liberar, tanto quanto possível, as vias aéreas de secreções que possam ocasionar atelectasia e infecção no pós-operatório. Esses exercícios devem ser realizados por fisioterapeutas, se o hospital contar com esses profissionais. Caso contrário, caberá à enfermagem assumir o treinamento dos exercícios relacionados a seguir, conforme já detalhado no capítulo relativo aos cuidados gerais de pré-operatório:

- Utilização da respiração diafragmática.
- Exercício de tosse, utilizando as técnicas de imobilização do local onde será feita a futura incisão. É importante deixar claro que a dor e o desconforto na realização do exercício poderão ser minimizados com o uso de analgésicos.
- Uso do espirômetro de incentivo.

Além disso, no pré-operatório, caberá à enfermagem:

- Administrar broncodilatadores, antibióticos e os demais medicamentos que estiverem prescritos.
- Avaliar o volume do escarro, se o paciente expectorar grandes quantidades de secreção, para ter condições de saber se a quantidade das secreções diminuiu e quando.
- Tentar aliviar a ansiedade do paciente ouvindo suas preocupações em relação à doença e ao tratamento, como medo da hemorragia por causa do escarro sanguinolento e receio quanto ao uso do respirador, por exemplo.

O enfermeiro, ou o médico, poderá ajudar o paciente a diminuir seus temores, explicando aspectos, esclarecendo dúvidas ou mesmo corrigindo alguma ideia errônea que ele tenha em relação à cirurgia ou ao tratamento.

Finalmente, é preciso conscientizar o paciente de que muitos problemas do pós-operatório poderão ser evitados se ele colaborar efetivamente na realização dos exercícios de respiração profunda e de tosse, na mudança de posição e nas movimentações passiva e ativa.

Entubação endotraqueal | Dependendo do tipo de cirurgia, do transoperatório e das condições gerais do paciente, ele poderá precisar da entubação endotraqueal. O procedimento é realizado pelo médico quando o paciente não consegue manter uma via aérea por si mesmo. A entubação endotraqueal facilita a respiração e possibilita tanto a aspiração das secreções a partir da árvore pulmonar quanto o uso de ventilação mecânica, isto é, de um respirador artificial que respire pelo paciente.

Caberá ao médico decidir quando o paciente será extubado, ou seja, quando será retirado o tubo endotraqueal, o que deve acontecer tão logo seja possível. Se o paciente precisar de suporte respiratório (tubo endotraqueal com ou sem o uso de respirador) por um período superior a três semanas, o médico poderá considerar a possibilidade de submetê-lo a uma traqueostomia para diminuir o trauma da traqueia ocasionado pelo tubo.

Cuidados específicos de enfermagem no pós-operatório | O cuidado mais imediato é a administração de oxigênio aquecido e umidificado, conforme prescrição médica, independentemente de o paciente respirar espontaneamente, estar entubado ou usando o respirador artificial para fluidificar e facilitar a retirada das secreções. É que as secreções retidas na árvore traqueobrônquica podem causar uma série de complicações.

Existem várias maneiras de retirar secreções retidas na árvore traqueobrônquica, algumas mais simples, outras mais complexas. A mais simples é a que utiliza a técnica da tosse, já explicada no capítulo dedicado ao pré-operatório da Parte 2 deste livro. Assim que estiver consciente, o paciente deverá ser estimulado a tossir pelo menos a cada duas horas nas primeiras 24 horas após a cirurgia. A nebulização antes do exercício de tosse umidifica ainda mais as secreções, facilitando sua expectoração. A enfermagem deve ajudar a imobilizar a incisão durante a tosse para diminuir a dor.

Quando o paciente está entubado, é necessário fazer a aspiração traqueal através do tubo, para retirada das secreções. Essa é uma técnica bem mais complexa, como explicado a seguir.

LEMBRE-SE:
A entubação endotraqueal pode ser utilizada não só no pós-operatório imediato de grandes cirurgias, mas também em muitas outras situações, como pacientes em coma ou com alguma obstrução da via aérea superior, como acontece em situações de emergência.

Antes de iniciar o procedimento, reúna o material necessário: pacote de aspiração esterilizado contendo cuba e gazes, sondas de aspiração estéreis, luvas esterilizadas, óculos para proteção dos olhos, oxigênio e fonte de aspiração (ambos geralmente de parede).

Se o paciente estiver consciente, explique-lhe o procedimento que será realizado. Certifique-se de que a cabeça não esteja flexionada para frente e, se necessário, remova o excesso de travesseiros.

Lave as mãos. Abra o pacote de aspiração e coloque soro fisiológico na cuba.

O paciente deve receber oxigênio por vários minutos antes de iniciar o procedimento.

Lembre-se de que todo o material que entrar em contato direto com a via aérea inferior do paciente deve ser estéril, para evitar infecções pulmonares graves.

Calce a luva esterilizada na mão dominante. Conecte a sonda de aspiração estéril à borracha do aspirador usando a mão enluvada e pince o tubo de borracha do aspirador com a outra mão.

Introduza de 15 a 20 cm da sonda de aspiração no tubo endotraqueal até estimular o reflexo de tosse. Ligue o aspirador, mas não deixe que a intensidade do vácuo deste supere 120 mmHg. A aspiração não deve durar mais de 10 a 15 segundos, pois podem ocorrer graves complicações, se o tempo de aspiração for muito longo.

Retire a sonda de aspiração com um movimento circular e único, com o aspirador ligado e o tubo de borracha livre. Se for necessário repetir a operação, oxigene o paciente, lave a sonda de aspiração, aspirando o soro fisiológico da cuba.

Aspire a cavidade orofaríngea depois de terminar a aspiração traqueal.

Ao final, lave também o tubo de borracha do aspirador, da mesma forma, e descarte a sonda, as luvas e a cuba de maneira adequada.

Outros cuidados específicos de enfermagem de pós-operatório:

- Monitorar a oxigenação por meio da oximetria de pulso.
- Encorajar o paciente a realizar a respiração diafragmática e a usar efetivamente o espirômetro de incentivo, conforme treinado no pré-operatório; esse procedimento só deve ser feito após a analgesia, porque a inspiração profunda, depois da toracotomia, é muito dolorosa.
- Elevar a cabeceira do leito a 30°-40° (posição de semi-Fowler) para melhorar a respiração, assim que o paciente estiver orientado e com a pressão arterial estabilizada.
- Estabelecer uma forma de comunicação com o paciente que estiver entubado e consciente; por exemplo, segurar uma prancheta com papel e caneta para que ele possa escrever o que achar necessário.
- Posicionar o paciente de acordo com a orientação do cirurgião; pacientes em pós-operatório de pneumectomia geralmente devem ficar com o lado operado mais baixo, para que o pulmão remanescente possa se expandir por completo.
- Administrar as infusões intravenosas lentamente para evitar o edema agudo de pulmão por sobrecarga do sistema vascular.
- Avaliar e monitorar o sistema de drenagem torácica, conforme detalharemos a seguir.
- Mudar o paciente de posição a cada duas horas.

LEMBRE-SE:
O paciente deve ser retirado do leito assim que possível.

Complicações

- Angústia respiratória, que é caracterizada por um estado de desconforto respiratório de alto risco, decorrente de uma lesão pulmonar aguda, com diminuição da oxigenação e presença de líquido nos pulmões.
- Disritmias.
- Atelectasia e pneumotórax.
- Edema pulmonar.
- Hemorragia.

Drenagem de tórax | Os drenos de tórax, juntamente com um sistema de drenagem, são utilizados em várias situações. Depois da cirurgia de tórax, eles são empregados para reexpandir o pulmão afetado e retirar o excesso de ar, líquido e sangue acumulados em um dos espaços pleurais (do pulmão esquerdo ou direito) ou do mediastino, que é o espaço situado entre os dois pulmões.

Existem vários tipos de sistemas de drenagem de tórax, desde os mais tradicionais até os mais modernos. Iniciaremos pelos mais tradicionais.

Drenagem simples ou drenagem fechada sem aspiração | Neste sistema, o líquido pleural escoa pelo dreno e por um tubo de borracha esterilizada, do tórax do paciente até o frasco, que deve possuir uma tampa perfurada por um tubo longo. A ponta do tubo longo precisa ficar submersa por 2 cm em água esterilizada ou soro fisiológico – o que é chamado de selo d'água – para impedir a entrada de ar na cavidade pleural. A parte externa do frasco deve possibilitar a marcação da data e a hora em que foi controlado o nível da drenagem.

Em geral, o paciente retorna da cirurgia com o sistema de drenagem já instalado. Por uma questão de segurança, durante o transporte, a borracha que fica entre o dreno e o frasco deve ter sido pinçada duplamente. Por isso, ao receber o paciente na Sala de Recuperação Pós-Anestésica ou na UTI, é necessário colocar o frasco abaixo da cama do paciente e, imediatamente, soltar as pinças.

O enfermeiro do Centro Cirúrgico deverá informar a quantidade exata de soro fisiológico que foi colocado no selo d'água e a hora. A partir daí, durante as 12 primeiras

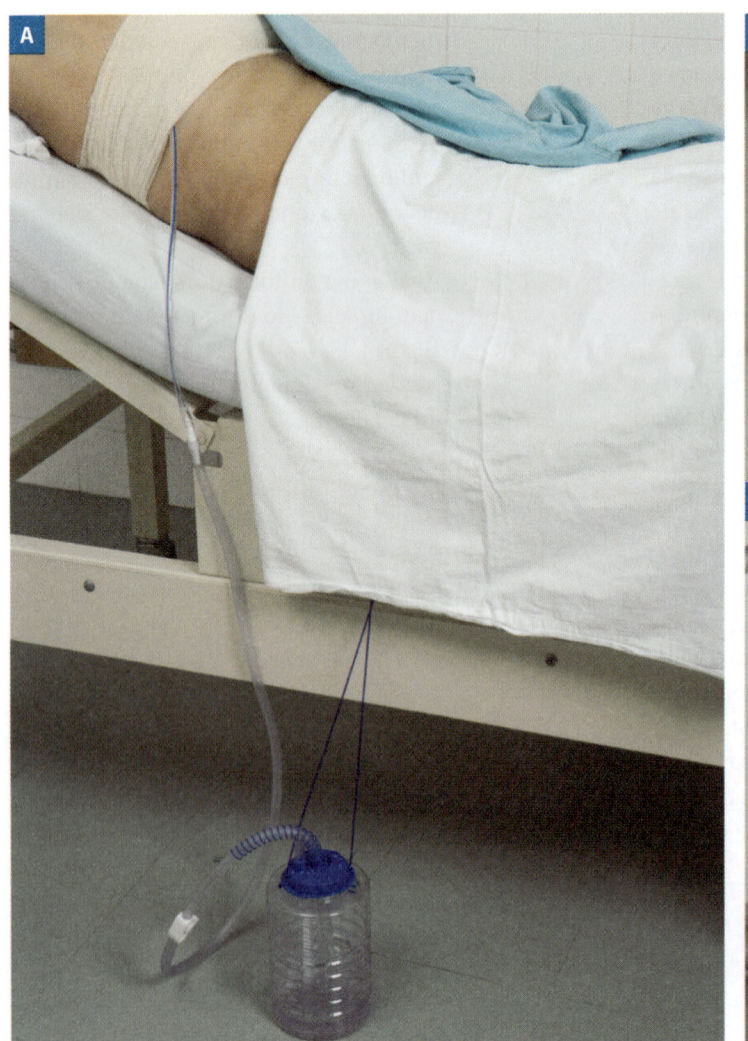
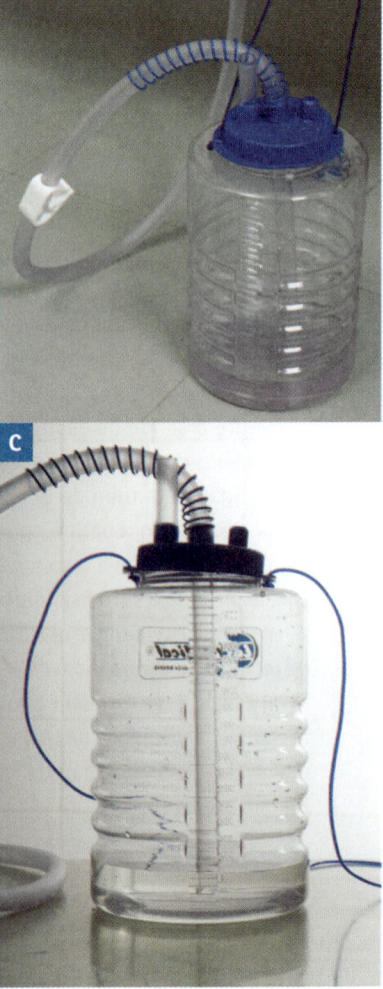

Figura 77 (A a C) | Sistema de drenagem torácica simples.

horas, é preciso marcar o volume drenado, a cada hora. Drenagens superiores a 100 mL podem indicar sangramento e devem ser comunicadas ao enfermeiro e ao cirurgião.

O nível do líquido oscila com a respiração do paciente. Assim, a ausência de oscilação poderá indicar obstrução do circuito por coágulos. Uma maneira de prevenir a obstrução consiste em realizar a ordenha manual, uma espécie de massagem, na borracha que fica entre o dreno e o frasco.

A troca do frasco de drenagem por outro limpo e esterilizado deve ser realizada uma vez ao dia ou quando o frasco estiver cheio. Antes de abrir o frasco coletor, pince duplamente a borracha intermediária e rosqueie a tampa do frasco de modo correto, para evitar a entrada de ar na cavidade torácica. Após a troca, retire as pinças da borracha.

Outros cuidados relativos ao sistema de drenagem:

- Colocar um tubo de borracha esterilizado com cerca de 2 metros entre o dreno de tórax e o tubo longo mergulhado no selo d'água, para facilitar a movimentação do paciente no leito.
- Manter o frasco de drenagem ao menos 1 metro abaixo do nível do tórax do paciente.
- Fixar a borracha que fica entre o dreno e o frasco para propiciar maior conforto e prevenir o doloroso deslocamento ou mesmo arrancamento do dreno torácico.
- Encorajar o paciente a deambular assim que permitido pelo médico, cuidando para não formar curvas acentuadas, dobras ou acotovelamentos na borracha de drenagem e mantendo sempre o frasco coletor abaixo do nível da cintura.
- Trocar diariamente, ou sempre que necessário, o curativo da pele ao redor do dreno torácico, utilizando a solução antisséptica indicada pela comissão de controle da infecção hospitalar, e relatar qualquer anormalidade encontrada (por exemplo, arrancamento parcial do dreno).
- Orientar o paciente a manter a borracha sem curvas para evitar a formação de coágulos, não deitar em cima da borracha para não obstruí-la e evitar movimentos bruscos que poderiam tracioná-la,

provocar desconexões, deslocamentos ou mesmo arrancar o dreno torácico.
- Evitar pinçamento prolongado na borracha de drenagem.
- Nunca tampar o suspiro do frasco coletor.
- Avisar imediatamente o médico em caso de sangramento ou desconexão acidental do dreno de tórax.

Quando o paciente evolui a contento, o dreno de tórax geralmente é retirado no segundo dia de pós-operatório. Após a retirada do dreno, é feito um curativo compressivo no local.

Drenagem com aspiração | A aspiração está indicada para pacientes que não conseguem aumentar a pressão pleural pela tosse, como nos casos de pós-operatório de cirurgia torácica, por exemplo.

Esse sistema necessita de dois frascos: o primeiro é igual ao do sistema de drenagem simples; o segundo precisa de três tubos na tampa: um longo e dois curtos. O tubo longo, chamado de respiro, precisa ficar imerso no soro fisiológico. O nível de imersão do respiro no soro varia conforme se deseje aumentar ou diminuir a pressão negativa da aspiração e é estabelecido pelo médico. Os tubos curtos ficam acima do nível do soro. Um dos tubos curtos se comunica com o frasco coletor, e o segundo, com a fonte de aspiração, geralmente o vácuo de parede.

Atualmente, existem outros sistemas de drenagem: um que utiliza frascos especiais e outro que, além do frasco, possui também uma válvula especial:

1. Se o paciente precisar apenas de drenagem por gravidade, o frasco a ser utilizado é o que possui dois compartimentos internos; um para a drenagem e o outro para o selo d'água.
2. Se o paciente precisar de aspiração, o frasco a ser utilizado é o que possui três compartimentos: um para a coleta, um para o selo d'água e o terceiro para a aspiração chamada de úmida, porque é colocado soro fisiológico tanto no compartimento do selo d'água em nível de 2 cm, quanto no de aspiração. Esse tipo de frasco também possibilita fazer uma aspiração a seco – coloca-se soro no compartimento do selo d'água, em nível de 2 cm, mas não é preciso colocar

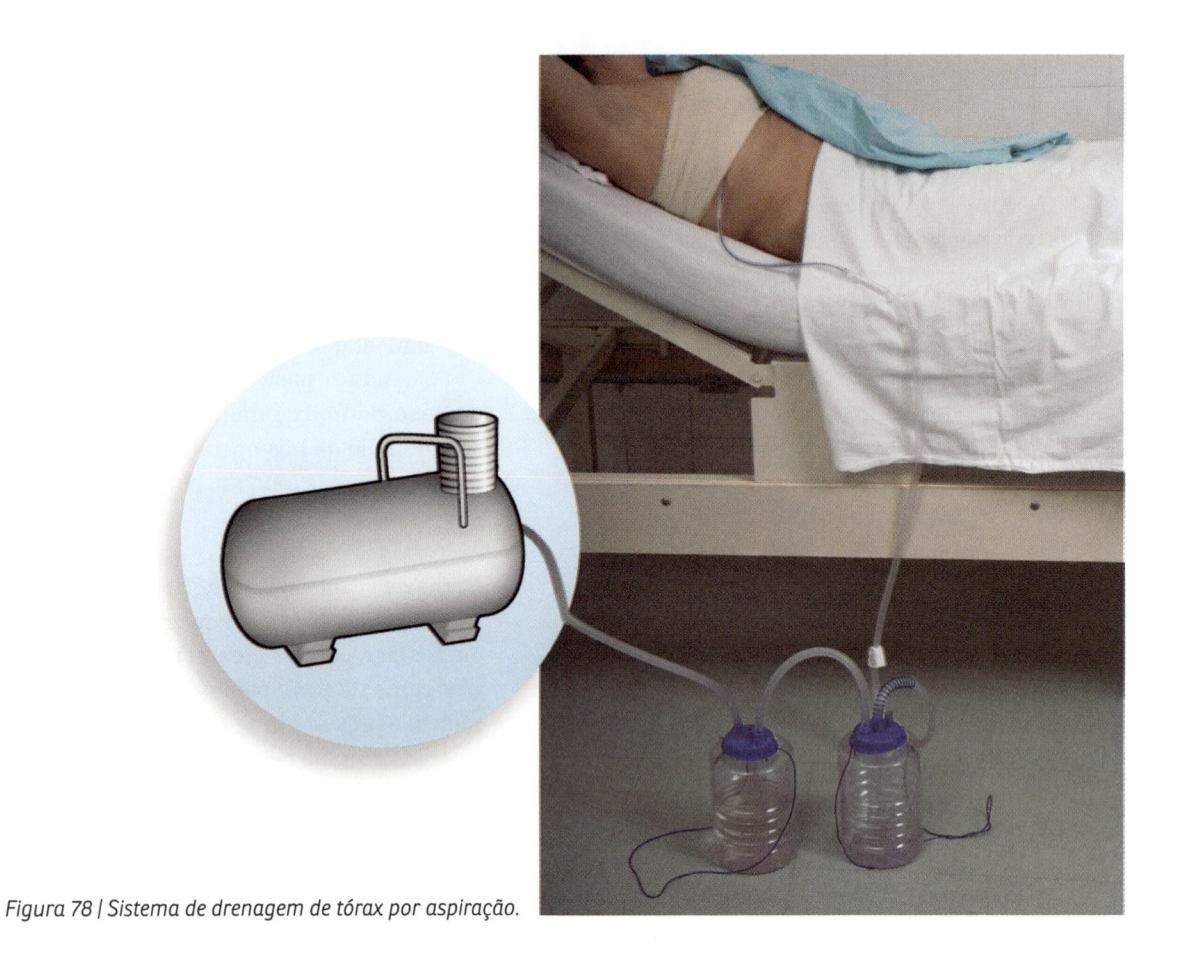

Figura 78 | Sistema de drenagem de tórax por aspiração.

no compartimento de aspiração. Esse sistema é menos barulhento do que o processo úmido. É o sistema utilizado principalmente em situações de emergência, porque pode ser montado rapidamente. Possui um compartimento de coleta, um de aspiração e, ainda, uma válvula mecânica unidirecional, que permite que o material drenado saia do tórax, mas impede que retorne. Dessa forma, não há necessidade de colocar soro em nenhum dos compartimentos. Por ser totalmente a seco, é o método mais adequado para o transporte do paciente, porque não exige os cuidados que se deve ter com sistemas que utilizam o selo d'água: não elevar o frasco com o selo d'água acima do nível da cintura do paciente, por exemplo.

TRAQUEOSTOMIA

Procedimento cirúrgico realizado em situação de emergência ou programado, que consiste em uma abertura na traqueia para colocação de uma cânula que ajuda na passagem do ar. A traqueostomia é feita com vários objetivos: substituir um tubo endotraqueal para possibilitar o uso do respirador mecânico por longo prazo, evitar a aspiração de secreções da boca e do estômago em pacientes inconscientes, possibilitar a aspiração de secreções traqueobrônquicas, permitir que pessoas com obstrução da via aérea superior respirem, como nas situações de emergência, etc.

A traqueostomia pode ser temporária ou permanente. É temporária quando existe a possibilidade de se reverter o problema. É definitiva quando, por exemplo, decorre de uma laringectomia – retirada da laringe – por câncer.

Geralmente, o procedimento é realizado na sala de operação, mas, eventualmente, pode ser feito na UTI. Aberta a traqueia, o cirurgião coloca uma cânula de traqueostomia de polietileno descartável – um tubo curvo com um balonete na extremidade – que fica dentro da traqueia do paciente. Uma vez colocada a cânula, o balonete é insuflado para eliminar o espaço entre as paredes da traqueia e da cânula e deixá-la fixa. A cânula descartável de traqueostomia, geralmente usada em traqueostomias de caráter transitório, é presa externamente por meio de um cadarço amarrado ao pescoço do paciente.

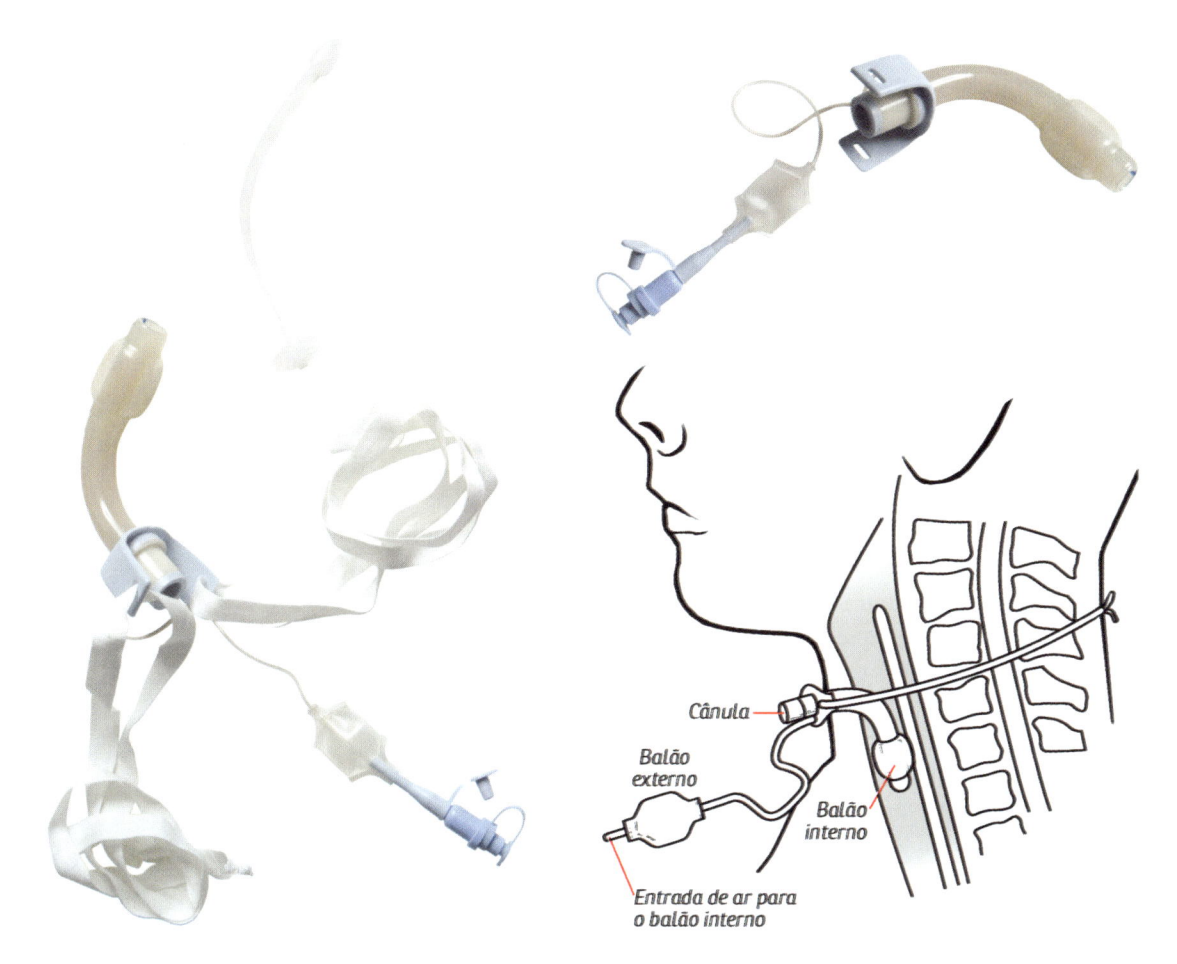

Figura 79 | Cânula de traqueostomia descartável e visão esquemática de um paciente portando a cânula de traqueostomia descartável.

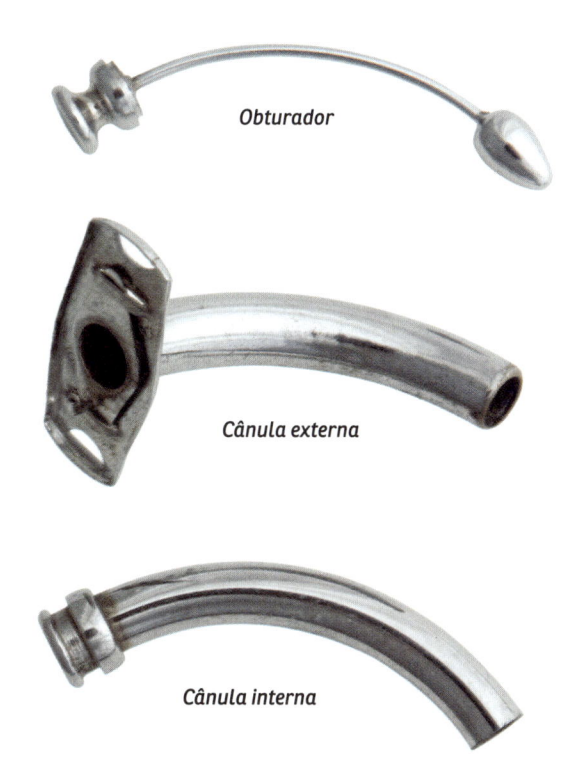

Figura 80 | Partes de uma cânula metálica de traqueostomia.

Quando a traqueostomia é definitiva, geralmente a cânula metálica é utilizada, composta de uma cânula externa, outra interna e, ainda, de um obturador, que serve de guia na introdução da cânula, a qual é presa ao paciente apenas por meio de um cadarço amarrado ao pescoço.

Cuidados específicos de enfermagem no pré-operatório em traqueostomias programadas |

- Comunicar ao paciente que, no pós-operatório, ele não mais poderá falar, devendo se comunicar por meio da escrita ou de gestos; ele também deverá ser informado de que, com o tempo, conseguirá falar, desde que feche o orifício da traqueostomia.
- Se o paciente for masculino e usar barba grande, realizar a tricotomia no pescoço.
- Munir a unidade do paciente com o material necessário para aspiração de secreções no pós-operatório: sondas de aspiração, luvas, gazes, soro fisiológico, oxigênio e aspirador.

Cuidados específicos de enfermagem no pós-operatório |

- Monitorar a frequência respiratória e a traqueostomia para detectar sangramentos que possam dificultar a respiração.
- Manter o ambiente limpo e umidificado; as janelas deverão estar fechadas ou teladas para evitar a entrada de algum inseto, o que poderia representar risco adicional para esse tipo de paciente; independentemente desses cuidados, proteger o orifício da cânula com uma gaze aberta.
- Aspirar as secreções, utilizando a mesma técnica descrita para a aspiração do tubo endotraqueal, observando e anotando a quantidade e o aspecto; trocar as gazes do curativo sempre que necessário.
- Colocar o paciente em posição de semi-Fowler para facilitar a ventilação, minimizar a ocorrência de edema no local da cirurgia, evitar a tensão sobre a incisão cirúrgica, assim que os sinais vitais estiverem estabilizados.
- Fornecer ao paciente um meio efetivo de comunicação (prancheta com papel e caneta, por exemplo), assim como manter o interruptor de chamada ao alcance da mão dele.
- Desinsuflar o balonete das cânulas descartáveis de duas em duas horas, por um espaço de 15 minutos, para evitar necrose da mucosa traqueal.
- Fazer a higiene oral do paciente frequentemente, cuidando para não entrar água na traqueostomia.
- Trocar o curativo ao redor da cânula, utilizando luvas esterilizadas e técnica asséptica; a troca do cadarço deve ser feita com a ajuda do enfermeiro.

A cânula metálica interna deve ser trocada ou limpa ao menos uma vez por dia ou sempre que necessário, quando o paciente estiver com muita secreção espessa.

Se o serviço mantiver dois conjuntos de cânulas metálicas para cada paciente, a cânula interna suja é trocada por outra devidamente esterilizada, utilizando-se para isso técnica asséptica, o procedimento mais seguro e indicado. Se não houver duas cânulas esterilizadas, usar a técnica asséptica e colocar a cânula interna numa cuba estéril com peróxido de hidrogênio, para soltar as secreções que ficam aderidas principalmente na parede interna. Lavar abundantemente com soro fisiológico, secar com gaze estéril e recolocar a cânula no paciente.

Complicações |

- Sangramento.
- Aspiração e infecção respiratória.
- Asfixia por obstrução da cânula.
- Enfisema subcutâneo, o que se exterioriza por edema, principalmente no pescoço. Ao comprimir um enfisema subcutâneo, há a sensação de estar achatando pequenas bolhas de ar.

CAPÍTULO 7

Doenças e cirurgias do sistema circulatório

O sistema circulatório compõe-se de um órgão – o coração – e uma rede de vasos de vários calibres, que são as artérias e as veias. O grande objetivo desse sistema é levar, por meio do sangue, os nutrientes e o oxigênio que cada uma das células necessita para realizar o metabolismo celular e, ao mesmo tempo, retirar o gás carbônico formado pelos resíduos resultantes desse processo.

As artérias que saem do coração levam o oxigênio para os tecidos, e as veias trazem o sangue com o gás carbônico. O coração, por sua vez, funciona como uma bomba que recebe o sangue venoso pelas veias e impulsiona o sangue arterial pelas artérias.

O percurso do sangue a partir do coração até os tecidos e desses até o coração é chamado de grande circulação ou circulação sistêmica. Mas, para que o sangue venoso se transforme em sangue arterial, é necessário que, antes de ser enviado para o corpo todo, ele passe pelos pulmões, onde ocorrem as trocas gasosas. O trajeto que o sangue percorre do coração para os pulmões e dos pulmões para o coração é chamado de pequena circulação ou circulação pulmonar.

Para fazer o seu trabalho de levar o sangue e o oxigênio a todo o organismo, o coração também precisa ser nutrido por sangue. As artérias que irrigam o coração são as coronárias: a coronária esquerda, a mais importante porque irriga

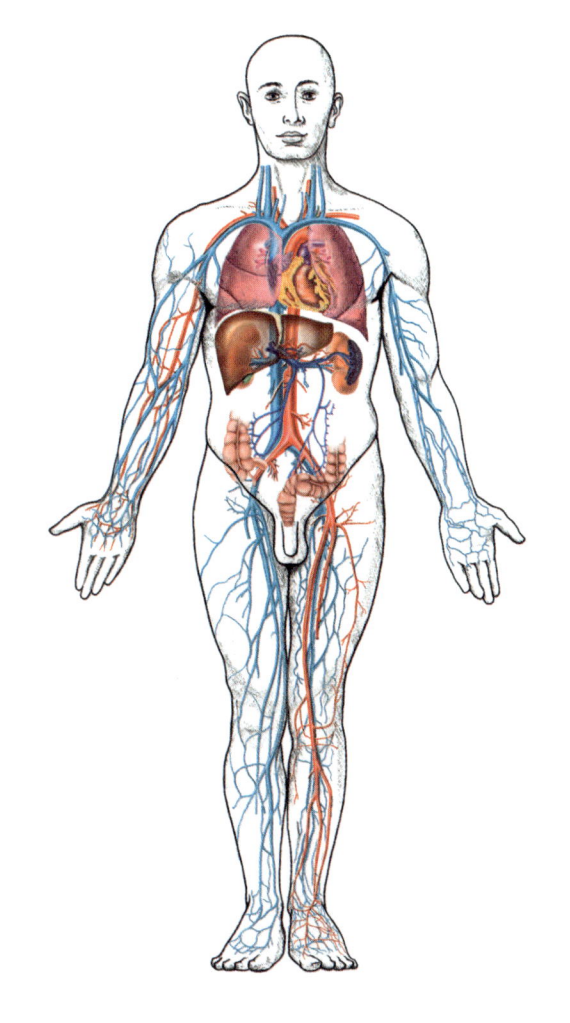

Figura 81 | Sistema circulatório.

a maior parte do coração; e a artéria coronária direita. O sangue venoso do coração é transportado por meio das veias coronárias.

O sistema circulatório pode ser acometido por vários tipos de doenças cardiovasculares, que representam a principal causa de morte no mundo, inclusive no Brasil. Essas patologias podem ser congênitas ou adquiridas em consequência de infecções e do estilo de vida das pessoas. Aqui detalharemos a doença das artérias coronárias, por ser a mais frequente delas.

Vamos abordar a parte clínica, os tratamentos invasivos classificados como intervenções coronarianas percutâneas, ou seja, feitas através da pele, o tratamento cirúrgico e, finalmente, os cuidados específicos do período pré-operatório e os cuidados pós-operatórios, que são praticamente os mesmos em qualquer tipo de cirurgia cardíaca.

DOENÇA CORONARIANA

A doença das artérias coronárias ou doença coronariana, conhecida como aterosclerose coronariana, é decorrente do depósito anormal de substâncias gordurosas entre as camadas internas das artérias. Esses depósitos, chamados de placas de ateroma, vão estreitando paulatinamente a luz do vaso, provocando a diminuição do fluxo sanguíneo para o músculo do coração – o miocárdio.

Outro problema que pode ocorrer é uma hemorragia da placa de ateroma. Esse sangramento, em geral, causa a formação de um trombo, que pode obstruir totalmente a passagem de sangue pela artéria.

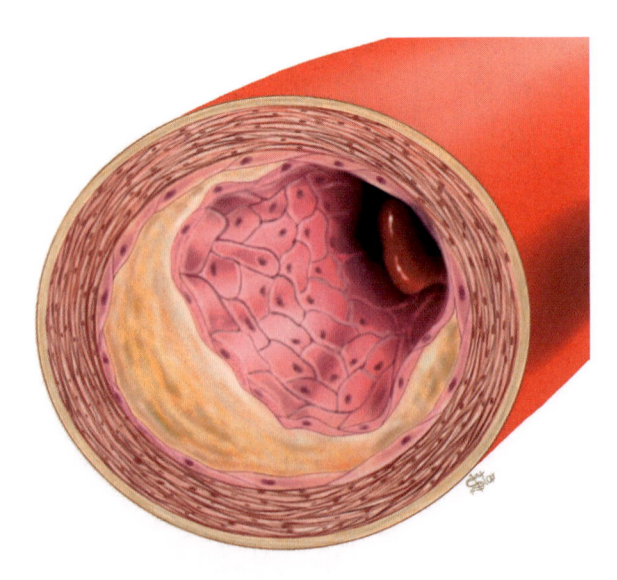

Figura 82 | Artéria semiobstruída por depósito de gordura.

Os sintomas e complicações causados pela aterosclerose coronariana dependem da localização e do grau de estreitamento da luz da artéria, da formação de trombo e da obstrução do fluxo sanguíneo.

O suprimento inadequado de sangue ao músculo do coração priva-o também do oxigênio, criando a condição chamada de isquemia, que leva ao quadro denominado angina do peito. Existem vários tipos de angina. De maneira geral, esta pode se manifestar com esforço físico, exposição ao frio, depois de uma grande refeição, ao sentir fortes emoções ou em qualquer situação de estresse, ocasiões em que o coração precisa de maior quantidade de oxigênio. Assim, se houver uma artéria coronariana semiobstruída, o coração não receberá o oxigênio de que necessita para responder ao esforço físico ou ao estresse emocional. Quando o fornecimento de oxigênio ao miocárdio diminuir muito ou se a interrupção ou falha for muito longa, como na oclusão da artéria por um trombo, ocorrerá o infarto do miocárdio, que é a morte das células do miocárdio que eram irrigadas por aquela artéria.

Fatores de risco para a doença coronariana | Alguns fatores de risco são circunstanciais, por isso podem ser modificados, ou seja, aqueles que decorrem de hábitos, estilo de vida ou uso de medicamentos. Sobre outros fatores, entretanto, como a idade ou a hereditariedade, o indivíduo não tem qualquer controle, e são considerados não modificáveis.

A tabela a seguir mostra que a maior parte dos fatores de risco para a doença das artérias coronarianas é modificável e depende quase sempre da própria pessoa.

Sinais e sintomas | Os sinais e sintomas da angina e do infarto do miocárdio são praticamente os mesmos e incluem:

- Dor torácica aguda.
- Sensação de fraqueza e dormência nos braços, nos punhos e nas mãos.
- Falta de ar (em alguns casos).
- Pele fria, pálida e úmida (principalmente no infarto).
- Tonteira ou vertigem.
- Náuseas e vômitos.
- Ansiedade, inquietude e apreensão.
- Hiper ou hipotensão (principalmente no infarto).
- Frequências cardíacas e respiratórias aumentadas (principalmente no infarto).

Fatores de risco não modificáveis	Fatores de risco modificáveis
História familiar de doença coronariana	Nível do colesterol sanguíneo elevado
Aumento da idade	Tabagismo
Sexo: a doença é mais frequente em homens do que em mulheres que ainda menstruam	Hipertensão
Raça: a incidência da doença é maior em afro-americanos	Diabetes mellitus
	Inatividade física
	Obesidade

A maior diferença entre a angina e o infarto está no fato de que os sintomas da angina diminuem ou desaparecem com repouso ou medicação, enquanto, no infarto, eles continuam, mesmo sendo tomadas essas duas providências.

O médico faz o diagnóstico da doença da artéria coronariana com base nos sintomas apresentados pelo paciente e no resultado dos exames. Eletrocardiograma (ECG) de repouso e de esforço, exames laboratoriais específicos, raios X de tórax, angiografia coronariana – popularmente chamada de cateterismo cardíaco –, tomografia do coração e vasos, cintilografia miocárdica e angiografia digital são os exames mais solicitados.

PRINCIPAIS CARACTERÍSTICAS DOS EXAMES

Eletrocardiograma de esforço | Mostra como reage o coração sob condições de estresse (no caso, caminhando na esteira). É muito útil para avaliar o paciente com angina, principalmente quando ele apresenta um ECG de repouso normal.

Angiografia coronariana | Consiste na introdução de um cateter até a aorta e, depois, até as coronárias. Quando o cateter atinge esse ponto, é injetado um contraste que gera imagens e permite ver se as artérias coronárias estão abertas, obstruídas em parte ou totalmente. Esse procedimento, também chamado de cateterismo cardíaco, é o exame mais definitivo para o diagnóstico das doenças das artérias coronárias. As imagens vistas durante o exame podem ser gravadas em um DVD.

Tomografia computadorizada | Permite detectar doenças obstrutivas de artérias coronárias já instaladas e revelar a probabilidade de doença futura. A partir de uma injeção de contraste, o tomógrafo registra, em poucos segundos, uma série de imagens digitais, gerando dados anatômicos que orientam a conduta médica.

Cintilografia miocárdica | Consiste na injeção de substância radioativa que, uma vez captada pelo músculo cardíaco, revela as áreas do coração que não apresentam boa circulação.

Angiografia digital | Método que permite detectar obstrução ou diminuição do fluxo de sangue em algum vaso do coração ou do cérebro. É realizada com aplicação de contraste na veia, que permite ao aparelho de raios X captar rapidamente as imagens.

O paciente de angina, e principalmente o que sofreu um infarto do miocárdio, recebe diversos medicamentos e pode ser submetido a diferentes intervenções coronarianas percutâneas. Esses procedimentos servem também para diagnosticar a necessidade de cirurgia. Os mais utilizados são a angioplastia coronária e o implante de *stent* coronário.

Angioplastia coronária | É utilizada para melhorar o fluxo sanguíneo dentro de uma artéria coronária que possua placa de ateroma. Inicialmente, as artérias coronárias são examinadas por meio da angiografia, para se localizar o ateroma assim como avaliar sua extensão. De posse dos dados fornecidos pela angiografia, é inserido um cateter de dilatação, por uma artéria da perna ou do braço, com um balão na ponta. Quando o cateter está corretamente posicionado sobre o ateroma, o balão é insuflado por meio de um contraste até atingir determinada pressão, a qual é mantida por vários segundos. Em seguida, o balão é desinsuflado. A pressão exercida pelo balão comprime o ateroma na parede da artéria. A manobra pode ser repetida várias vezes e com balões de tamanhos variados, até obter melhora do fluxo sanguíneo na artéria coronária.

Implante de stent coronário | Embora a angioplastia seja um procedimento importante, existe a possibilidade de o vaso voltar a ficar obstruído. Nos vasos que correm risco de reobstrução aguda, é colocada uma espécie de rede entrelaçada chamada de *stent*, que é introduzida na artéria sobre o balão da angioplastia. Quando o balão é desinsuflado e retirado, o *stent* permanece no lugar dentro da artéria, criando assim um suporte estrutural para aquele vaso. Existe o risco de se formar trombo no *stent*, por isso o paciente precisará receber medicamentos anticoagulantes. Alguns *stents* possuem medicamentos que podem minimizar a formação do trombo.

Essa cirurgia está indicada para pacientes que sofrem de angina não controlável com medicamentos, são portadores de angina instável ou possuem duas ou mais artérias coronárias comprometidas.

Na revascularização miocárdica, também chamada de *bypass* coronariano, um vaso sanguíneo de outra região do corpo é enxertado na artéria coronária comprometida, para que o sangue possa fluir além do local que está obstruído, funcionando como verdadeira ponte que passa sobre a área lesada.

Os vasos mais frequentemente utilizados para fazer essas pontes são a veia safena (ponte de safena) e as artérias mamárias. Os cirurgiões cardíacos preferem enxertar as artérias em vez das veias, porque aquelas são mais elásticas e similares às coronárias e, por isso, menos propensas a novas obstruções.

Em geral, a incisão cirúrgica é feita no esterno. Em seguida, o cirurgião conecta o paciente ao aparelho conhecido como coração-pulmão para que possa trabalhar sem a presença de sangue. O aparelho é chamado assim porque oxigena e faz o sangue circular por todo o corpo, realizando as funções dos pulmões e do coração. É a circulação extracorpórea (fora do corpo) utilizada na maioria das cirurgias cardíacas.

Terminado o enxerto do vaso escolhido, a circulação extracorpórea é interrompida, o organismo retoma a circulação normal e a incisão é fechada.

Pré-operatório | Os cuidados de pré-operatório exigidos pelo paciente cardíaco não diferem muito dos cuidados prestados aos demais pacientes cirúrgicos. Entretanto, um aspecto importante a ser considerado são as necessidades emocionais e psicológicas tanto do paciente quanto da sua família, na medida em que existe uma intensa associação do coração com a vida e a morte. O estresse da cirurgia cardíaca iminente pode levar a uma ansiedade grave e à necessidade de administração de medicamentos que reduzam essa ansiedade – são os ansiolíticos. Por essa razão, o paciente e sua família devem poder expressar seus temores e precisam ser apoiados para que possam enfrentar o procedimento cirúrgico de maneira mais tranquila.

Do ponto de vista físico, é feito um exame abrangente de todos os sistemas do paciente, com ênfase no funcionamento cardiovascular. O paciente também deve ser avaliado quanto a outros problemas de saúde, como diabetes, hipertensão, doenças respiratórias, gastrintestinais e hematológicas. É preciso ainda orientá-lo sobre a necessidade de manter dieta e hábitos de sono saudáveis e de parar de fumar se ele for fumante.

O médico informará que medicamentos deverão ser diminuídos progressivamente, os que devem ser interrompidos e os que devem ser mantidos. Ele decidirá também se o paciente deve passar por novos exames no pré-operatório, além dos já realizados por ocasião do diagnóstico.

Cabe à enfermagem orientar o paciente em relação aos cuidados de pré e pós-operatório que receberá, explicando de que maneira ele pode colaborar para evitar complicações, assim como dar informações sobre a hospitalização: por exemplo, horário de visitas e procedimentos adotados na Unidade de Terapia Intensiva, onde ele deverá ficar no pós-operatório imediato. Como se trata de uma cirurgia de grande porte, deve-se providenciar reserva de sangue.

Pós-operatório | O pós-operatório imediato das cirurgias cardíacas inicia ainda no Centro Cirúrgico, assim que o tórax do paciente é fechado. Nesse momento, ele ainda estará sob efeito anestésico, com ventilação mecânica e, na maior parte das vezes, com a temperatura corporal muito baixa. Deverá, portanto, ser continuamente monitorado, inclusive durante o transporte para a unidade, onde receberá os cuidados de pós-operatório.

Na maior parte das instituições de saúde, o pós-operatório é realizado na UTI, podendo também acontecer em Salas de Recuperação Pós-Anestésica especializadas.

Caberá ao anestesiologista e ao cirurgião fornecer os dados relativos ao ato cirúrgico. Essas informações incluem: tipo de intervenção, intercorrências, se houve transfusão sanguínea, se houve infusão de drogas e em que quantidade, e o balanço hídrico do paciente.

Os cuidados relativos a esse delicado período visam obter ou manter a estabilidade da circulação sanguínea, a recuperação da anestesia geral, o restabelecimento adequado das trocas gasosas, o alívio da dor, a manutenção da temperatura corporal normal e a prevenção de complicações.

Para alcançar esses objetivos desafiadores, a equipe de saúde precisa trabalhar de forma conjunta e coordenada e monitorar todos os parâmetros do paciente. É por isso que o paciente retorna da cirurgia com sondas, drenos, tubos e cateteres, conforme segue:

- Sonda nasogástrica para aliviar distensões gástricas e monitorar hemorragias digestivas.
- Tubo endotraqueal para possibilitar assistência respiratória por meio do respirador artificial, capnógrafo, e aspiração de secreções.
- Punção da veia subclávia, que permite a avaliação da pressão venosa central (PVC), um importante auxílio na avaliação do volume de sangue. A veia serve também para a infusão de líquidos.
- Eletrodos do ECG para monitorar a frequência e o ritmo cardíaco.
- Oxímetro de pulso para medir a saturação arterial de oxigênio.
- Drenos do mediastino e da pleura presos à aspiração para drenar sangue, outros líquidos e ar.
- Acesso arterial radial (artéria radial) para monitor a pressão arterial e para recolher amostras de sangue arterial.
- Sonda vesical de demora com sistema de drenagem fechada para o controle exato do débito urinário.

LEMBRE-SE:
O paciente deve ser acolhido pela equipe de saúde, especialmente pela de enfermagem, de forma delicada, segura e carinhosa, pois esses são fatores fundamentais para a sua recuperação.

Cuidados específicos de enfermagem no pós-operatório | É da responsabilidade do enfermeiro conectar o paciente ao monitor cardíaco e identificar os acessos vasculares – tanto venosos quanto arteriais – para o controle da pressão venosa central (PVC), da pressão arterial média (PAM) e para a infusão das soluções, verificando a permeabilidade de todos eles.

Demais cuidados iniciais:

- Posicionar adequadamente o paciente no leito.
- Realizar aspiração do tubo endotraqueal se necessário, segundo a técnica detalhada no item sobre o sistema respiratório.
- Retirar as pinças das borrachas dos drenos de mediastino e tórax, colocando os frascos abaixo do leito do paciente, e instalar o sistema de drenagem por aspiração, conforme prescrito.
- Anotar o volume inicial drenado a partir do valor do selo d'água estabelecido como rotina.
- Aquecer o paciente.
- Iniciar o controle hídrico.

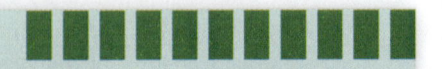

LEMBRE-SE:
A pressão arterial média (PAM) é a média das pressões durante todo o ciclo cardíaco.

O médico responsável pela unidade realiza um exame físico completo e minucioso para determinar o estado pós-operatório, em comparação com o pré-operatório, e identificar alterações a partir da cirurgia. A avaliação feita pelo médico, em conjunto com a enfermagem, inclui verificar se todos os equipamentos, drenos, cateteres e tubos estão funcionando adequadamente.

Cuidados posteriores:

- Manter o cateter da PAM pérvio, lavando-o periodicamente com uma solução anticoagulante (heparina), prestando muita atenção ao volume de heparina administrado.
- Avaliar continuamente a coloração e a temperatura da pele, especialmente de lábios, orelhas e unhas, quanto à presença de cianose.
- Observar o nível de consciência do paciente.

- Controlar os sinais vitais de hora em hora nas primeiras 12 horas.
- Utilizar técnica asséptica ao trocar os curativos dos locais de inserção dos drenos e ao realizar a aspiração endotraqueal para evitar contaminação desses locais; nesse sentido, ficar atento ao eventual aumento de temperatura, que pode significar infecção nesses locais, nos pulmões e no trato urinário.
- Demonstrar interesse pelas queixas do paciente, tentando minimizar a dor ao administrar os analgésicos de acordo com os intervalos prescritos.

LEMBRE-SE:
A dor é prejudicial à recuperação do paciente, tanto do ponto de vista físico quanto psicológico; entretanto, é importante o enfermeiro detectar e anotar o tipo, a localização e a duração da dor, tentando diferenciar, por exemplo, a dor da incisão da dor anginosa.

- Mudar o paciente de posição a cada duas horas para diminuir o desconforto causado pela mesma posição e permitir que os pulmões se expandam melhor.
- Realizar o controle hídrico, prestando atenção especial ao volume horário drenado do tórax e do mediastino, uma vez que o sangramento é a complicação de maior importância.

LEMBRE-SE:
É preciso avisar imediatamente o enfermeiro se o fluxo de sangramento for superior a 150 mL por hora; o volume da drenagem deve diminuir progressivamente e cessar dentro de alguns dias.

- Observar o débito urinário, uma vez que volume inferior a 25 mL/hora pode indicar problemas também para o coração.

- Prevenir a estase venosa, evitando colocar travesseiros embaixo dos joelhos e pernas, e instituindo inicialmente os exercícios passivos e depois os ativos dos membros inferiores.

Quando o paciente recuperar a consciência, será necessário avaliar seu estado psicológico e emocional, porque é comum a presença de comportamentos negativos, depressivos ou mesmo alterações psiquiátricas, como alucinações visuais e auditivas, por exemplo.

Geralmente, o paciente é retirado do respirador e extubado dentro das primeiras 24 horas se tudo correr bem. Para ser extubado, ele precisa apresentar os reflexos de tosse e vômito e estar com os sinais vitais estáveis. É importante iniciar os movimentos de respiração profunda e de tosse com o paciente, logo após a extubação, repetindo-os a cada duas horas. Nesse momento, é preciso orientá-lo e ajudá-lo a imobilizar a incisão do tórax antes e durante os exercícios para minimizar a dor e o desconforto.

A dieta líquida poderá ser iniciada no período de 8 a 10 horas depois que o paciente for extubado, e a deambulação, tão precocemente quanto possível.

Caberá a toda a equipe de saúde observar continuamente o monitor cardíaco para detectar alterações do ritmo cardíaco, como bradicardias e taquicardias, por exemplo.

À medida que as condições do paciente se estabilizam, o cuidado de enfermagem deve ser planejado de tal maneira que o paciente seja perturbado com menos frequência, respeitando-se principalmente seus horários de sono.

A equipe de enfermagem deve manter o máximo de silêncio possível, evitando conversas em voz alta: uma das principais queixas dos pacientes submetidos a cirurgias de grande porte é passar a noite ouvindo as conversas e brincadeiras da equipe de saúde (médicos, enfermeiros e técnicos).

Finalmente, a equipe deve dar atenção especial à família do paciente, fornecendo informações adequadas sobre o estado dele.

Complicações | São muitas as complicações que ameaçam o paciente no pós-operatório de cirurgia cardíaca. Entre elas citamos:
- Sangramento persistente pelos drenos, hemorragia.
- Disritmias.
- Hipotermia persistente.
- Hipertensão.
- Infarto do miocárdio.
- Acidente vascular cerebral.
- Insuficiência renal.
- Infecção.

CAPÍTULO 8

Cirurgias plásticas

A cirurgia plástica é uma especialidade médica de grande abrangência, usada para reparar inúmeras estruturas anatômicas, como osso, tecido adiposo, cartilagens, músculos e nervos.

Essas cirurgias podem ter finalidade reconstrutora ou estética. A cirurgia reconstrutora ou reparadora é realizada para corrigir defeitos congênitos – como as fissuras de lábio e palato, orelhas de abano, etc. – ou adquiridos – como as lesões agudas e as sequelas tardias decorrentes de queimaduras, entre outros problemas. Já a cirurgia estética tem o objetivo de melhorar a forma e a função do corpo, como acontece na redução do volume mamário ou aumento por inclusão de prótese de silicone, na lipoaspiração e na plástica de nariz (rinoplastia).

Como todo procedimento cirúrgico, a plástica pode apresentar benefícios e riscos. Em função de seu caráter muitas vezes eletivo, a cirurgia plástica se pauta na seguinte hierarquia de valores: a preservação da vida, a reabilitação da função e o aprimoramento estético. Lamentavelmente, nem sempre tais valores são respeitados. No Brasil – país que ocupa o segundo lugar no mundo em relação ao número de cirurgias plásticas realizadas, só perdendo para os Estados Unidos – alguns tipos de cirurgias estéticas passaram a ser utilizados como método de transformação instantânea e frequente, de acordo com as tendências da moda. Muitas pessoas, obcecadas por alcançar ou manter um padrão estético ao qual atribuem sua aceitação social, não têm dificuldade em encontrar cirurgiões plásticos que procuram satisfazê-las, sem grandes preocupações com os valores da profissão. Outro uso nefasto da cirurgia plástica é a modificação intencional da fisionomia de bandidos e procurados pela polícia, fugindo do cumprimento de sentenças judiciais, caso que, infelizmente, saiu do plano da ficção e, na atualidade, faz parte da vida real.

Mas esse não é o quadro geral das cirurgias plásticas de caráter estético. Em inúmeros casos, elas ajudam os pacientes a se sentirem melhor, aumentando a autoestima e resolvendo insatisfações e complexos que, com frequência, surgem ainda na infância ou na adolescência e que, se não tratados, podem gerar transtornos psíquicos graves.

De qualquer maneira, é preciso ter sempre presente que a cirurgia plástica não faz milagre e que, apesar de minimizar imperfeições, não devolve os anos perdidos, não é capaz de transformar alguém em símbolo sexual nem deve ser encarada como solução para problemas emocionais.

Neste livro, abordaremos apenas as duas cirurgias estéticas que mais frequentemente são realizadas no Brasil: a lipoaspiração e a mastoplastia de aumento (implante de silicone nas mamas). Entre as cirurgias reconstrutoras, vamos tratar da reconstrução da mama, indicada após mastectomia por câncer, já que pode ser feita de várias maneiras.

LIPOASPIRAÇÃO

A gordura do organismo está depositada nas células gordurosas (adiposas). Essas células têm a capacidade de aumentar ou diminuir de volume em função da maior ou menor absorção das gorduras para o seu interior. As células adiposas se acumulam em vários locais do corpo, mas a maior parte delas se deposita no tecido subcutâneo, que fica logo abaixo da pele.

O grau de adiposidade de uma pessoa depende de muitos fatores, por exemplo, a hereditariedade e o tipo de alimentação. É claro que o exercício físico e as dietas podem propiciar o emagrecimento. Entretanto, depósitos de gorduras localizados em determinadas regiões do corpo, como a região abdominal inferior (abaixo da cicatriz umbilical), nos quadris (formando os culotes), nas coxas e nádegas, muitas vezes são difíceis de corrigir. É importante destacar que mesmo pessoas magras podem ter depósitos de gordura em determinadas regiões, alterando os contornos corporais e dando a impressão de obesidade ou excesso de peso.

Pessoas com gordura localizada que não respondem a programas de dieta e exercícios são candidatas ideais à lipoaspiração. A intervenção visa remover cirurgicamente os depósitos de gordura localizados em determinadas regiões do organismo, não se constituindo, portanto, em tratamento para a obesidade. Havendo interesse, a gordura retirada pode ser reinjetada em outras zonas do corpo, como nádegas, coxas e lábios. Quando isso acontece, a cirurgia recebe o nome de lipoescultura.

O cirurgião pode realizar a lipoaspiração utilizando várias técnicas, entretanto a lipoaspiração clássica é feita usando-se uma cânula de diferentes calibres, conectada à seringa ou ligada a um aparelho de sucção. A cânula é introduzida até o subcutâneo do paciente por um pequeno corte e, à medida que é movimentada no interior da zona de acúmulo de gordura, faz a aspiração de determinada quantidade de células gordurosas.

A lipoaspiração pode ser realizada simultaneamente em várias regiões do corpo, mas a quantidade de gordura a ser retirada não deve ultrapassar determinado volume (cerca de 5% do peso da pessoa), já que uma quantidade de sangue e outros líquidos são aspirados juntamente com as gorduras durante o procedimento. Dessa forma, se a perda sanguínea for muito volumosa, poderá causar anemia e até choque hipovolêmico no paciente.

Dependendo do tempo do procedimento, da quantidade de gordura localizada a ser retirada e das condições – principalmente psicológicas – do paciente, a lipoaspiração pode ser realizada sob bloqueio peridural, raquianestesia, anestesia geral ou local.

Pré-operatório | Como a cirurgia plástica estética é a única que tem por finalidade melhorar o visual, esse tipo de cirurgia só deve ser realizado quando o paciente se encontra em bom estado de saúde, o que pode ser constatado pelo exame clínico e por exames pré-operatórios de rotina.

Quando o médico prevê a realização de uma lipoaspiração de grandes volumes, ele pode solicitar reserva de sangue para o paciente. A especificidade da cirurgia plástica no pré-operatório está no fato de o corpo do paciente ser fotografado em vários ângulos para que se possa fazer uma comparação posterior e verificar se as expectativas foram atingidas. Caberá à enfermagem confirmar se as fotografias estão junto ao prontuário quando o paciente for encaminhado ao Centro Cirúrgico.

Cerca de duas semanas antes da cirurgia, o paciente não deverá usar nenhum medicamento à base de ácido acetilsalicílico (como aspirina), anticoagulantes e medicamentos naturais, como arnica e ginkgo biloba, pois as substâncias contidas nesses medicamentos dificultam a coagulação sanguínea, aumentando o sangramento. Os nomes dos medicamentos de uso prolongado devem ser reportados ao médico, para serem reintroduzidos no pós-operatório. Usuários de medicamentos para controle da pressão arterial ou diabetes devem utilizar a medicação conforme orientação da equipe médica.

É importante que o paciente se abstenha de fumar, beber e usar drogas como parte do pré-operatório. O paciente usuário de bebida e/ou drogas deve informar o fato ao seu médico, porque a combinação dessas substâncias com medicamentos, durante e depois do procedimento cirúrgico, representa um altíssimo risco. Já o fumo dificulta o processo de cicatrização.

Cuidados específicos de enfermagem no pós-operatório |

- Administrar as infusões venosas prescritas ou, se for possível, oferecer grandes quantidades de líquidos por via oral para repor os fluidos perdidos na cirurgia.
- Medir e anotar a quantidade de líquidos drenada se o paciente retornar da sala de operação com dreno de pressão negativa; manter a pressão negativa do dreno ao esvaziar o recipiente.

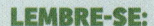

LEMBRE-SE:

A maior parte dos cirurgiões veste o paciente com cinta compressora de material elástico logo depois da sutura dos pontos para ajudar a pele a aderir sobre os tecidos que estão abaixo dela. A cinta também contribui para diminuir o edema local, e há um modelo específico para cada região do corpo. Deve ser usada pelo paciente durante o tempo recomendado pelo cirurgião.

- Monitorar atentamente a pressão arterial para prevenir a queda de pressão e o choque hipovolêmico devido à perda de sangue e outros fluidos orgânicos durante o procedimento, especialmente se a quantidade de gordura retirada tiver sido grande.
- Manter o paciente em repouso durante os primeiros dias, evitando que faça movimentos bruscos e levante rapidamente, pois a ocorrência de tontura é muito frequente.
- Manter os curativos secos até o banho de aspersão ser liberado pelo médico.

- Informar ao paciente que a presença de edema e equimoses* é normal nos primeiros dias, desaparecendo aos poucos.
- Orientar o paciente para não tomar sol enquanto houver equimoses, para evitar a formação de manchas na pele; a cicatriz deve ser coberta com bloqueador solar.

Complicações |

- Perfurações ou traumas das estruturas situadas próximas às zonas lipoaspiradas.
- Presença de irregularidades nas superfícies trabalhadas.
- Choque hipovolêmico (quando são lipoaspiradas grandes quantidades de gorduras).
- Embolia pulmonar.

MASTOPLASTIA DE AUMENTO

A principal função das mamas é a produção do leite para amamentar o bebê; entretanto, elas também desempenham papel relevante na sexualidade feminina. Assim, quando existe ausência congênita das mamas, volume diminuído ou aumentado ou assimetria (uma mama muito menor do que a outra), é compreensível que a mulher queira corrigir o problema estético por meio da cirurgia plástica, cujo nome técnico é mastoplastia ou mamoplastia. Atualmente, em função de um modismo internacional que valoriza mamas volumosas, tem havido grande procura pela mastoplastia de aumento, mesmo por mulheres que possuem mamas de volume normal.

Na mastoplastia de aumento, são acrescentadas próteses mamárias, geralmente de silicone, em uma ou nas duas mamas, dependendo do problema. A função da prótese é projetar as mamas esteticamente e corrigir defeitos congênitos ou adquiridos. A mastoplastia de aumento também pode ser utilizada na reconstrução das mamas após mastectomia, como veremos mais adiante. Mas qualquer que seja o objetivo da cirurgia é importante que ela seja realizada apenas quando o desenvolvimento das mamas estiver completo e que sejam mantidas as proporções entre o volume das mamas e o tamanho do tórax da paciente, para obter maior harmonia estética.

A cirurgia deve ser realizada no Centro Cirúrgico, e a paciente tem alta hospitalar no dia seguinte à operação. A anestesia mais usada é a geral, mas pode ser local com sedação e, raramente, peridural, a critério do anestesiologista e de acordo com o exame físico, psicológico e laboratorial da paciente.

A inclusão da prótese é feita por meio de incisão no sulco abaixo da mama, ou pela aréola, ou ainda pela axila, de maneira que a cicatriz ficará bastante escondida. A prótese pode ser colocada entre a glândula mamária e o músculo ou abaixo do músculo.

Quando indicado, é corrigida a ptose (queda) da mama durante a mesma cirurgia, mas, nesse caso, as cicatrizes serão diferentes. Geralmente, ao final da cirurgia, o cirurgião coloca um pequeno curativo sobre a incisão cirúrgica e um sutiã adequado para manter a forma da mama operada e, em alguns casos, um dreno de aspiração negativa. Toda e qualquer anormalidade encontrada durante a cirurgia, como cistos ou nódulos, é encaminhada para exame específico.

Pré-operatório | Os cuidados gerais de pré-operatório são os mesmos exigidos para a lipoaspiração. Mas, no caso das mamoplastias, é preciso observar ainda os seguintes cuidados:

A equipe de saúde deverá estar atenta para a história familiar de câncer de mama, porque essa situação representa contraindicação relativa para a cirurgia. Geralmente, o cirurgião plástico solicita que a paciente faça uma revisão anterior com o ginecologista e traga o resultado da mamografia e/ou do ultrassom mamário.

A paciente deverá ser orientada para não usar cremes corporais na véspera da cirurgia.

A equipe cirúrgica deverá ser avisada se a paciente apresentar antecipação ou atraso do período menstrual e, assim como nas demais cirurgias, febre ou outro sintoma de estado gripal.

Cuidados específicos de enfermagem no pós-operatório |

- Tomar os cuidados relativos ao dreno de pressão negativa, se a paciente retornar da sala de operações com ele.
- Evitar que a paciente realize movimentos amplos e bruscos com os braços; em contraposição, os membros inferiores devem ser mobilizados, inclusive com pequenas caminhadas, assim que possível, para prevenir tromboses e embolias.

- Observar o curativo em relação a sangramento. Pequenos sangramentos são normais, mas sangramentos volumosos e aumento súbito e exagerado da mama acompanhado de dor devem ser comunicados imediatamente ao médico, porque pode se tratar de hematoma, que deve ser avaliado com urgência.
- Posicionar a paciente com o tronco elevado, evitando que deite de lado ou de bruços até que seja autorizado pelo cirurgião.
- Orientar a paciente para usar o sutiã até mesmo para dormir, trocando-o somente por ocasião do banho, quando esse for autorizado pelo cirurgião (geralmente no primeiro dia de pós-operatório).
- Trocar o curativo se autorizado pelo cirurgião e de acordo com sua orientação.
- Orientar a paciente, por ocasião da alta, a não dirigir, não carregar peso, não tomar sol nem pentear os cabelos sem auxílio, enquanto não for liberada pelo médico.

Complicações |
- Hematomas que precisem ser drenados.
- Infecção na ferida cirúrgica e consequente deiscência de sutura.
- Formação de uma cápsula fibrosa envolvendo a prótese e causando dor e deformidade.
- Necrose parcial ou total da pele das aréolas.

RECONSTRUÇÃO DA MAMA

É a cirurgia plástica indicada para pacientes que se submeteram a mastectomia radical ou parcial em virtude de câncer de mama ou outra doença.

A reconstrução da mama pode ser realizada na mesma operação em que é retirado o tumor e a mama (reconstrução imediata) ou posteriormente. A reconstrução imediata, em geral, exige que duas equipes trabalhem em conjunto: a do mastologista e a do cirurgião plástico. Eventualmente, é a própria equipe de mastologia que realiza a reconstrução. Atualmente, essa opção vem sendo cada vez mais utilizada, porque a paciente é operada uma só vez, passando por um único período de recuperação, e porque evita que ela, já fragilizada psicologicamente pela doença, acorde da anestesia sem a mama.

Mas também é possível reconstruir a mama em pacientes mastectomizadas há mais tempo. Essa reconstrução tardia permite que a paciente se concentre primeiramente na recuperação da sua saúde e se informe com mais calma sobre as possibilidades de reconstrução existentes.

Existem várias formas de reconstruir a mama. Dependendo da quantidade de pele e tecido mamário remanescente da mastectomia, pode ser colocado um implante de silicone de imediato, como acontece nas mastoplastias de aumento. Se a quantidade de pele for insuficiente, o cirurgião plástico pode colocar primeiramente um expansor de tecido sob a musculatura e a pele. Por meio de um sistema de válvula, ao longo de algumas semanas ou até meses, é injetada solução salina no expansor. À medida que este é preenchido, os tecidos sobre ele vão se esticando do mesmo modo como se expande o abdome da mulher durante a gravidez. Quando a pele estiver suficientemente esticada, realiza-se um segundo procedimento cirúrgico, em que o expansor é retirado e substituído por um implante de tamanho adequado.

Outro método para reconstrução da mama é o que utiliza tecidos retirados das costas ou do abdome da própria paciente para modelar a nova mama. Entretanto, é necessário que haja gordura e pele em boas condições para se fazer o que os cirurgiões plásticos chamam de retalho.

O retalho é um segmento de tecido que permanece ligado à área de onde foi retirado. Essa extremidade que continua presa na região de origem serve para fornecer o suprimento sanguíneo. Essa é a principal diferença do retalho para o enxerto, cujo tecido é nutrido pelos vasos sanguíneos do próprio local receptor. O enxerto cutâneo e o retalho – de pele, mucosa, tecido muscular e tecido adiposo, como acontece na reconstrução mamária – são as formas mais comuns de cirurgia reconstrutora. Os enxertos podem ser feitos a partir da pele da própria pessoa (autoenxerto), a partir de doador da mesma espécie (homoenxerto) ou mesmo a partir de tecidos de outra espécie (heteroenxerto). Nesse tipo de reconstrução de mama, o retalho contendo pele, músculo e gordura é migrado para o tórax através de um túnel, para modelar a mama sem necessidade de prótese. Quando não há pele e músculo suficientes, como acontece com os retalhos retirados das costas, há necessidade de se criar uma "bolsa" para a colocação de uma prótese.

A reconstrução da mama com retalho miocutâneo é um tipo complexo de cirurgia, porque deixa cicatrizes tanto na área doadora quanto na mama reconstruída. Além disso, a recuperação é mais longa. Por outro lado, os resultados são muito mais naturais do que nos outros métodos e não existe o inconveniente da presença de uma prótese de silicone. Em alguns casos, pode haver ainda melhora do contorno do abdome pela retirada do excesso de pele e pelo fechamento da musculatura.

Quando a reconstrução é imediata, às vezes é possível conservar a aréola e o mamilo da mama que foi extirpada, para serem aproveitados na reconstrução. Quando isso não é possível, o cirurgião plástico reconstrói primeiro a mama, refazendo o mamilo e a aréola depois de alguns meses. Para isso, ele pode transformar parte do mamilo da mama remanescente e parte da aréola que foi aumentada na cirurgia anterior ou utilizar a pele da face interna da coxa, que tem a coloração semelhante à aréola. Outra possibilidade é fazer uso de um tipo especial de tatuagem. Se as mamas ficarem muito diferentes, é possível ainda colocar uma prótese de silicone na outra mama, para que ambas fiquem mais simétricas. A reconstrução de mama é uma cirurgia de grande porte, realizada geralmente sob anestesia geral.

Como são muitas as possibilidades, é preciso que a paciente, junto com o cirurgião plástico, analise as vantagens e desvantagens de cada uma das opções para seu caso e decida a partir dessa análise conjunta.

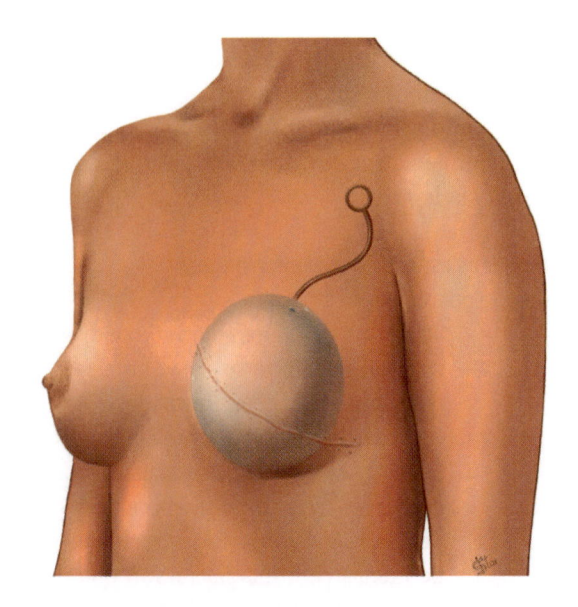

Figura 83 | Expansor de tecido colocado no local da mastectomia.

Pré-operatório | Os exames realizados pela paciente ao longo do tratamento para o câncer devem ser anexados aos exames de rotina.

Se a reconstrução da mama for feita a partir de retalho e se a paciente necessitar de sangue durante a cirurgia, ele pode ser colhido da própria paciente (autotransfusão), ou de algum familiar, e ficar estocado para o dia da cirurgia.

Cuidados específicos de enfermagem

de pós-operatório | Quando a reconstrução é feita utilizando retalho (pele e músculo), a paciente retorna da sala de operações com um dreno de pressão negativa na mama reconstruída e outro na cicatriz cirúrgica da região de onde foi retirado o retalho. Cabe à enfermagem medir, anotar a quantidade e o aspecto dos líquidos drenados, assim como manter a pressão negativa dos drenos.

Outros cuidados:

- Manter o sutiã ou o *colant* que a paciente deverá estar usando na volta da cirurgia.
- Prestar atenção especial a febre alta, sensibilidade da mama ao toque, dor e vermelhidão. Na ocorrência desses sinais e sintomas, comunicar ao enfermeiro, que fará contato com o cirurgião.

- Colocar a paciente em posição de Fowler, apoiando o braço do lado operado com travesseiros.
- Aplicar os medicamentos prescritos para a dor; se a reconstrução for feita a partir de retalho retirado do abdome, a paciente provavelmente precisará receber também injeções subcutâneas de anticoagulante, como uma forma de prevenção da trombose venosa profunda e da embolia pulmonar.
- Evitar que a paciente realize movimentos amplos e bruscos com os braços assim como carregar peso; entretanto, exercícios respiratórios e movimentação livre passiva e ativa dos braços e pernas devem ser incentivados desde o primeiro dia de pós-operatório, bem como pequenas caminhadas.

Complicações |

- Necrose de parte do retalho.
- **Seromas*** (principalmente abaixo da região doadora).
- Infecção da ferida cirúrgica.
- Atelectasias e pneumonias.
- Trombose venosa profunda.
- Embolia pulmonar.

CAPÍTULO 9

Doença e cirurgia de cabeça e pescoço

Escolhemos a tireoidectomia – retirada da tireoide – como um exemplo de cirurgia de cabeça e pescoço. Mas, antes de tratar desse assunto, vamos falar um pouco sobre a tireoide. Esse é o nome da glândula que se localiza na região anterior do pescoço, logo abaixo do ponto conhecido popularmente como "pomo de Adão". Tem o formato semelhante ao da letra "H". É formada por um lobo direito e um esquerdo, que correspondem às pernas do "H", e, ainda, por um istmo (a parte mais estreita do órgão), que representa a barra horizontal do "H".

A tireoide faz parte do sistema endócrino e secreta três hormônios: a tri-iodotironina também chamada de T3; a tiroxina, ou T4; e a calcitonina.

O T3 e o T4, conhecidos como hormônios tireoidianos, desempenham um importante papel no controle do metabolismo das células e dos órgãos. Em outras palavras, eles dizem ao corpo quão rápido trabalhar e como usar a energia. Já a calcitonina inibe a retirada do cálcio dos ossos.

O iodo é essencial para que a tireoide produza os seus hormônios e precisa ser ingerido na dieta. Por esse motivo, a legislação brasileira obriga os fabricantes de sal a adicionar iodo ao produto.

A deficiência de T3 e T4, conhecida como hipotireoidismo, causa vários sintomas, como lentidão, tanto nos movimentos quanto no raciocínio, obesidade e prisão de ventre. O excesso de T3 e T4

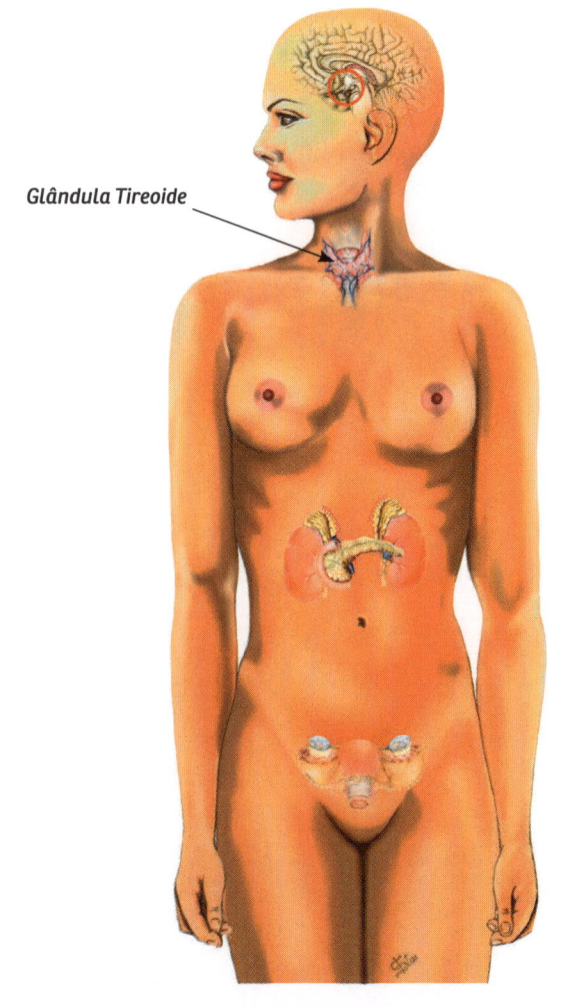

Glândula Tireoide

Figura 84 | Localização da glândula tireoide.

no sangue provoca o hipertireoidismo que, ao contrário, pode causar agitação, nervosismo, insônia, magreza, etc.

O funcionamento anormal da tireoide também pode provocar o aumento da glândula, o que recebe o nome de bócio. O tratamento dessas disfunções é usualmente clínico. A cirurgia está reservada para tratar grandes bócios com sintomas de obstrução respiratória ou quando existe necessidade de normalização rápida do funcionamento da glândula.

Entretanto, a tireoide pode ser acometida por tumores benignos ou malignos (câncer de tireoide). Nesse caso, o tratamento de escolha é a remoção cirúrgica total ou quase total da glândula no procedimento chamado de tireoidectomia.

> **LEMBRE-SE:**
>
> As glândulas paratireoides (em número de 4) localizam-se no pescoço, atrás da glândula tireoide. Por isso é difícil retirar a tireoide sem retirar nenhum pedaço das paratireoides durante a cirurgia. Como o hormônio produzido pelas paratireoides regula o metabolismo do cálcio e do fósforo, se elas forem retiradas inadvertidamente, o cálcio diminui na corrente sanguínea, e o paciente pode apresentar, no pós-operatório, espasmos das mãos e dos pés e contratura muscular – quadro conhecido como tetania.

CÂNCER DE TIREOIDE

Representa 90% das malignidades endócrinas e atinge preferencialmente as mulheres. Existem vários tipos de câncer de tireoide, e a evolução da doença depende de cada tipo.

De modo geral, o câncer de tireoide é descoberto pela própria pessoa, que vê uma saliência ou sente a presença de um nódulo na base do pescoço. Outras vezes, é o médico quem percebe a presença do nódulo durante um exame de rotina. Felizmente, a maioria dos nódulos é benigna, mas, para ter certeza disso, o médico solicita vários exames (de sangue e de imagem, por exemplo).

O diagnóstico conclusivo da doença é feito com a ajuda de punção da glândula e retirada de tecido para análise (biópsia). Assim, é possível diferenciar nódulos tireóideos cancerosos dos não cancerosos e, posteriormente, estabelecer o estágio do câncer quando detectado.

TIREOIDECTOMIA

A tireoidectomia parcial ou completa pode ser feita como um dos tratamentos do câncer e, como já mencionamos, para alguns casos de hipertireoidismo. O tipo e a extensão da cirurgia dependem do diagnóstico e do prognóstico.

Como regra geral, durante a cirurgia são feitos todos os esforços no sentido de evitar a retirada de tecido das paratireoides para reduzir os riscos de **hipocalcemia*** e tetania no pós-operatório.

Pré-operatório | Pacientes que se submetem à cirurgia devido ao hipertireoidismo precisam receber medicamentos que os ajudem a normalizar os níveis de hormônio tireóideo no pré-operatório. Esses pacientes são nervosos, inquietos e tensos. Por essa razão, é necessário proporcionar um ambiente tranquilo e repousante para eles, principalmente na véspera da cirurgia. Todos os esforços devem ser empreendidos no sentido de evitar ruídos, visitas, músicas excitantes e o uso de chá, café e refrigerantes que contenham cafeína.

O médico provavelmente interromperá o uso de medicamentos que aumentem o tempo de coagulação, como a aspirina, algumas semanas antes da cirurgia, para minimizar o risco de sangramento no pós-operatório.

Cuidados específicos de enfermagem no pré-operatório |

- Demonstrar ao paciente, durante o treinamento pré-operatório, como segurar o pescoço com as mãos, depois da cirurgia, para reduzir a tensão sobre os músculos do pescoço e sobre a incisão cirúrgica; ele conseguirá esse resultado elevando os cotovelos e colocando as mãos atrás do pescoço de forma a fornecer um suporte para este.
- Orientar o paciente para não falar no pós-operatório imediato, para reduzir o edema das cordas vocais, informando-

-lhe também sobre a possível administração de oxigênio para facilitar sua respiração.

- Explicar ao paciente que ele terá dificuldade de deglutir depois da cirurgia e, por isso, inicialmente será hidratado por via venosa.

Cuidados específicos de enfermagem no pós-operatório | Uma das complicações mais frequentes no pós-operatório de tireoidectomias é o edema de glote, que leva a uma grave dificuldade respiratória. Desse modo, torna-se necessário acionar o cirurgião, se o paciente apresentar respiração ruidosa e cianose, e, preventivamente, manter uma bandeja de traqueostomia ao lado do leito.

Os cuidados são os que seguem:

- Colocar o paciente na posição de semi-Fowler, com a cabeceira do leito elevada e apoiada por travesseiros, assim que possível; ao movimentar o paciente, apoiar sua cabeça cuidadosamente para evitar tensão sobre a sutura da incisão cirúrgica.
- Monitorar o curativo cirúrgico quanto a sangramento, observando se não há edema nos lados e na parte posterior do pescoço.
- Atentar para as queixas de pressão na incisão cirúrgica, já que esse sintoma pode indicar a ocorrência de hemorragia ou formação de hematoma subcutâneo.
- Administrar oxigênio umidificado, segundo a prescrição.
- Administrar a dieta, que inicialmente será composta de líquidos frios, para minimizar a dificuldade de deglutição, assim que liberada pelo médico.
- Observar se existe alguma alteração na voz do paciente quando ele começar a falar e, se constatada, relatar a alteração.
- Estar atento aos sinais de tetania (espasmos musculares nas mãos e nos pés), uma das possíveis complicações; se constatada, comunicar ao enfermeiro e/ou ao médico imediatamente.
- Colocar os objetos de uso pessoal do paciente (lenços de papel, cuba-rim, jarra e copo com água) ao seu alcance, a fim de que ele não precise virar a cabeça para alcançá-los.
- Encorajar o paciente a sair do leito, assim que liberado para tal.

Complicações |
- Hemorragia.
- Edema de glote.
- Formação de hematoma.
- Tetania.

CAPÍTULO 10

Doença e cirurgia oftalmológica

O olho ou globo ocular é o órgão responsável pela visão. Localizado no interior da órbita, possui vários anexos – pálpebras, supercílio (sobrancelha) e cílios (pestanas) – responsáveis por sua proteção contra o excesso de luz, suor e poeira. O movimento rápido de abrir e fechar realizado pelas pálpebras, espalhando lágrimas sobre a superfície do olho, representa mais uma forma de proteção. As glândulas lacrimais, o canal lacrimal e os músculos motores completam o conjunto de órgãos protetores do olho.

O globo ocular é composto de três camadas: a esclerótica, a coroide e a retina. A esclerótica é a membrana mais externa e forma o "branco do olho". A porção mais anterior da esclerótica se chama córnea. A camada abaixo da esclerótica é a coroide e contém os vasos sanguíneos que nutrem o globo ocular.

A porção da coroide que fica abaixo da córnea tem o nome de íris, a qual dá cor ao olho (azul, verde, castanho, preto, etc.). A íris possui uma abertura central, que é a pupila, por onde passam os raios luminosos para dentro do olho.

A camada mais interna do olho se chama retina e é constituída de tecido nervoso. Suas células especializadas é que transformam a imagem em estímulos nervosos, que são conduzidos ao cérebro.

Dentro dos três envoltórios que compõem o globo ocular, existem duas câmaras preenchidas por material líquido gelatinoso. As câmaras são separadas por uma lente denominada cristalino.

O cristalino é uma lente natural que focaliza as imagens para a retina. Para uma visão adequada, é preciso que o cristalino seja transparente, pois só assim os raios de luz poderão entrar no olho e ser captados pela retina, que os transmitirá ao cérebro.

Neste capítulo, apresentaremos uma doença que afeta o cristalino – a catarata – e atinge um grande número de pessoas, principalmente as de idade mais avançada, e o tratamento cirúrgico dessa doença. Como a população brasileira está envelhecendo rapidamente, esse assunto é de grande importância, pois a catarata é a principal causa de cegueira no mundo.

CATARATA

É a opacificação do cristalino, que impede parcial ou totalmente que os raios de luz cheguem à retina, prejudicando a visão. A doença pode se desenvolver em um ou ambos os olhos, em qualquer idade, e ter diversas causas (genéticas; outras doenças, como o diabetes; uso de determinados medicamentos; traumas oculares; exposição severa à luz solar, etc.), contudo a mais importante delas é a idade.

Sinais e sintomas | No início, o principal sintoma é a alteração das cores, que parecem "mais desbotadas". Outros sintomas são: diminuição da acuidade visual e sensibilidade maior à luz.

Com o avanço da doença, a visão se torna turva e embaçada, "como se os óculos precisassem de limpeza", dificultando ler, caminhar ou mesmo assistir à televisão. Os olhos apresentam uma coloração acinzentada e, mais tarde, branco-leitosa. Pode ocorrer também a visão dupla, chamada de diplopia. Nos casos extremos, há perda da visão útil, o que pode levar a pessoa a quedas e fraturas.

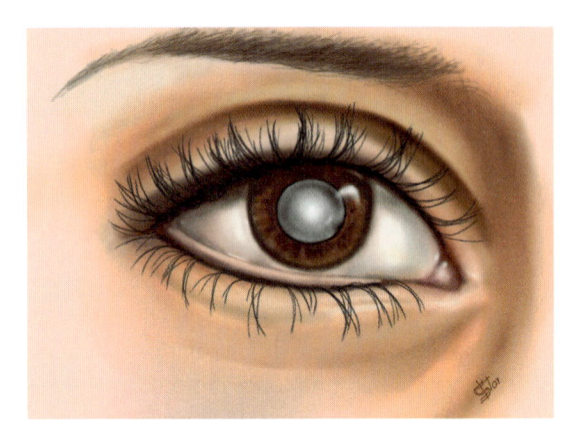

Figura 85 | Olho com catarata.

FACECTOMIA

O tratamento da catarata é unicamente cirúrgico e está indicado quando o paciente passa a ter limitações para realizar suas atividades habituais, comprometendo sua qualidade de vida. Quando os dois olhos apresentam catarata, um olho é operado primeiro, sendo que o intervalo entre uma cirurgia e outra deve ser de, no mínimo, algumas semanas, preferencialmente meses.

A cirurgia se chama facectomia e, atualmente, consiste na substituição do cristalino natural opacificado por uma lente intraocular artificial transparente, que pode até ter o grau dos óculos de que o paciente necessita.

Na maioria dos casos, a cirurgia é realizada com anestesia tópica (gotas anestésicas no olho a ser operado). A técnica cirúrgica mais utilizada é a que fragmenta o cristalino opacificado, o qual, em seguida, é aspirado com a ajuda de um aparelho que utiliza ondas de ultrassom, o facoemulsificador. A cirurgia dura em média de 20 a 30 minutos e, como se trata de um procedimento ambulatorial, o paciente pode ter alta após algumas horas.

Pré-operatório | Pacientes com idade mais avançada devem se submeter a uma avaliação do seu estado geral com um clínico geral e/ou cardiologista. Pacientes diabéticos devem ter seus níveis glicêmicos monitorados, porque a glicose aumentada dificulta a cicatrização.

Todos os medicamentos usados pelo paciente devem ser informados à equipe cirúrgica. Alguns médicos suspendem o uso de medicamentos anticoagulantes até 10 dias antes da cirurgia. A enfermagem deverá administrar os colírios que forem prescritos pelo cirurgião.

De modo geral, aconselha-se jejum de 4 horas para alimentos sólidos.

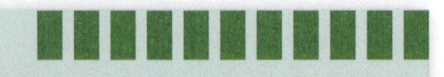

LEMBRE-SE:
Pacientes ansiosos e tensos poderão ser submetidos a uma leve sedação.

Após a cirurgia, o paciente deverá ficar em repouso relativo e permanecer no hospital ou clínica até que esteja em condições de ter alta (principalmente, os que foram submetidos à sedação). Ele deixará o hospital com um curativo no olho, o qual será retirado no dia seguinte em casa.

Cuidados específicos de enfermagem no pós-operatório | Se o paciente se queixar de desconforto no olho operado, administrar o analgésico prescrito.

É função da enfermagem orientar o paciente em relação aos cuidados que deverá tomar em seu domicílio após a alta:

- Utilizar os colírios prescritos pelo cirurgião após a retirada do curativo.
- Evitar o contato direto com a água, realizando a higiene conforme recomendado pelo cirurgião.
- Não coçar o olho operado.
- Minimizar a exposição do olho operado a ambientes poluídos, poeiras e vapores.

- Ter atenção especial a pisos irregulares, tapetes e outros obstáculos ao caminhar.
- Reduzir temporariamente as atividades físicas e as tarefas domésticas.
- Entrar em contato com o cirurgião em caso de alguma intercorrência, como novas manchas na visão, clarões, diminuição da visão, incômodo no olho e dor.

CAPÍTULO 11

Doenças e cirurgias otorrinolaringológicas

A otorrinolaringologia é a especialidade médica que trata das orelhas (ou ouvidos), do nariz e dos seios paranasais, da faringe e da laringe. Entre as cirurgias relativas a essas partes do corpo humano, as mais frequentes são a retirada das amígdalas e das adenoides, principalmente em crianças, e a timpanoplastia, ou seja, a reconstrução do tímpano. Inicialmente, vamos falar um pouco sobre as amígdalas e as adenoides. As amígdalas são duas pequenas estruturas anatômicas que têm a forma de uma amêndoa. Localizam-se na orofaringe, uma em cada lado, e podem ser vistas quando se abre bem a boca.

Também chamadas de tonsilas palatinas, as amígdalas são constituídas por tecido do sistema imunológico, e, por essa razão, acredita-se que tenham a função de evitar infecções através da produção de anticorpos pelas células aí localizadas.

As adenoides, por sua vez, são formadas por tecido semelhante ao das amígdalas e têm a mesma função, mas estão localizadas no fundo das fossas nasais, no ponto em que estas desembocam na garganta, e por isso não podem ser vistas quando se abre a boca.

A localização estratégica das amígdalas e das adenoides em duas grandes portas de entrada

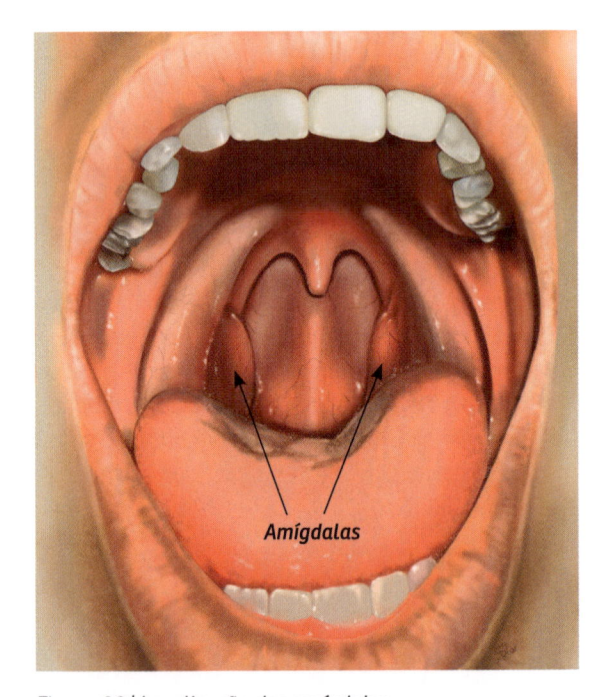

Figura 86 | Localização das amígdalas.

de bactérias e vírus no organismo, boca e nariz, respectivamente, reforça a ideia de que a função dos dois órgãos seja primordialmente proteger-nos das infecções.

bém podem ser comuns a outras doenças, por isso é sempre importante consultar um médico para tirar a dúvida.

O tratamento das duas patologias geralmente é clínico e, nesse caso, os antibióticos desempenham papel importante.

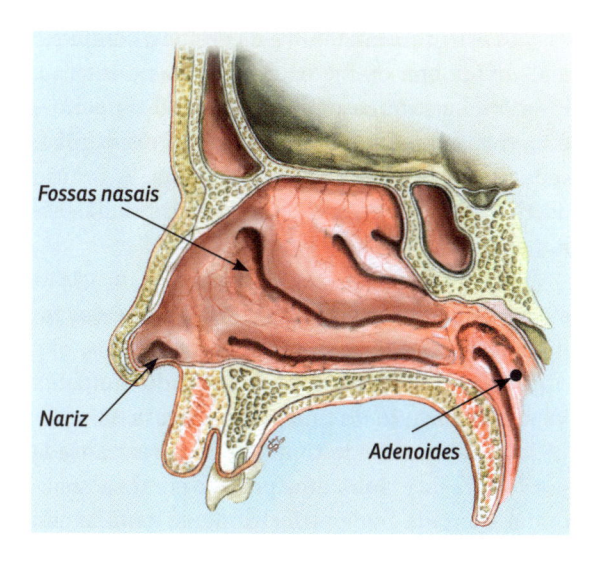

Figura 87 | Localização das adenoides (vista lateral).

AMIGDALITE E ADENOIDITE

A inflamação das amígdalas é chamada de amigdalite, um problema bastante comum, principalmente nas crianças de até 9 anos. O quadro merece atenção, especialmente quando ocorre com muita frequência, porque, assim como a sinusite e a cárie dentária, essa inflamação pode dar origem a infecções em outras partes do corpo, inclusive nas válvulas cardíacas.

As adenoides, quando infeccionadas ou aumentadas, podem ser causa de sérios problemas, conforme explicaremos a seguir. A inflamação das adenoides tem o nome de adenoidite.

Sinais e sintomas | Os sinais e sintomas das duas patologias podem variar bastante e ocorrer progressiva ou subitamente. A tabela a seguir mostra os sinais e sintomas mais comuns da amigdalite e da adenoidite. Mas é preciso ressaltar que esses sintomas tam-

AMIGDALECTOMIA E ADENOIDECTOMIA

Dependendo da causa, extensão, repetição ou severidade dos quadros de amigdalite e adenoidite, essas manifestações podem representar um risco grave para a vida da pessoa. Dois bons exemplos são os sangramentos de amígdalas e de adenoides que não cessam e os longos períodos de apneia durante o sono, como consequência de uma obstrução nasal significativa. Diante desses quadros de risco, o médico pode propor a retirada das amígdalas (amigdalectomia) e das adenoides (adenoidectomia) a ser realizada de forma isolada ou simultaneamente.

A amigdalectomia e a adenoidectomia constituem uma fonte de controvérsias entre pediatras e otorrinolaringologistas. A controvérsia se deve, em parte, à realização excessiva desse tipo de cirurgia no início do século. Assim, apesar de atualmente as indicações serem muito mais criteriosas – uma vez que são baseadas na análise dos resultados científicos obtidos com a realiza-

Amigdalite	Adenoidite
Dor de garganta e dificuldade de deglutição	Respiração pela boca por dificuldade de respirar pelo nariz
Febre (alta ou baixa)	Respiração ruidosa
Dor de cabeça	Roncos
Diminuição do apetite	Pequenos períodos de parada respiratória durante o sono (apneia do sono)
Mal-estar geral	Voz anasalada
Náuseas e vômitos	Otites agudas frequentes
Dor no pescoço	
Vermelhidão na garganta com ou sem pontos de pus nas amígdalas	

ção do procedimento –, ainda permanece certo estigma entre alguns profissionais.

Essas cirurgias não demandam cuidados específicos de pré-operatório. Entretanto, o paciente deve ser orientado para não falar ou tossir no pós-operatório, cujos cuidados são semelhantes.

Cuidados específicos de enfermagem no pós-operatório |

- Colocar o paciente em decúbito dorsal, com a cabeça lateralizada, para auxiliar na drenagem das secreções, já que é normal um sangramento discreto.
- Anotar o aspecto da secreção oral eliminada, assim como o volume aproximado.
- Propiciar maior conforto ao paciente, realizando sua higiene oral com frequência.
- Observar sinais de hemorragia; se constatada, comunicar o fato ao enfermeiro imediatamente.
- Iniciar a dieta com líquidos gelados assim que autorizada pelo cirurgião e, de acordo com a tolerância do paciente, passar para uma dieta semipastosa, composta de sorvetes e gelatinas, por exemplo.
- Orientar o paciente e/ou acompanhante a evitar os alimentos secos, quentes e ácidos na primeira semana de pós-operatório, uma vez que a hemorragia, que é a principal complicação nesse tipo de cirurgia, pode ainda ocorrer nesse período de tempo; caso haja sinal de sangramento após a alta, o cirurgião deve ser procurado.

A estrutura anatômica da orelha é complexa e se divide em: orelha externa, média e interna. É na orelha externa que se localiza o tímpano – uma membrana fina que fica no fim desse tubo, separando a orelha externa da média. A função do tímpano é captar as vibrações das ondas sonoras.

A orelha pode ser acometida por várias afecções: malformações congênitas, processos inflamatórios e infecciosos, alergias, traumas, etc. Aqui, vamos tratar da perfuração do tímpano. Veja a localização do tímpano na Figura 88.

A perfuração do tímpano pode ser causada por fratura do crânio, uma pressão contra a membrana exercida por um instrumento pontiagudo como um cotonete, grampo ou palito, um aumento repentino da pressão, como em uma explosão, uma pancada ou um acidente ao nadar ou ao mergulhar, ou ainda por uma brusca redução da pressão. Uma infecção da orelha média com acúmulo progressivo de secreção purulenta também pode causar a ruptura da membrana timpânica.

Sinais e sintomas |

- Dor aguda.
- Diminuição da audição.
- Zumbido.
- Sangramento pela orelha.
- Otorreia, uma drenagem aquosa clara a partir da orelha, nos casos de traumatismo craniano.

Uma perfuração pequena pode fechar em algumas semanas. Durante esse período, deve ser evitada a entrada de água na orelha, utilizando-se, para isso, tampões especiais.

PERFURAÇÃO DO TÍMPANO

A orelha (antigamente denominada de ouvido) é o órgão responsável pelo sentido da audição e também pelo nosso equilíbrio. De acordo com a Sociedade Brasileira de Anatomia, usa-se o termo orelha para designar tanto o órgão da audição em sua totalidade quanto a parte visível e externa.

É a orelha que permite que tomemos consciência dos sons e dos seus significados no cérebro. A orelha humana pode distinguir e reconhecer uma grande variedade de sons de intensidades diferentes, que vão desde o som resultante do voo de um mosquito até o de um avião a jato, por exemplo.

TIMPANOPLASTIA

A timpanoplastia é a cirurgia que reconstrói o tímpano e constitui o tratamento indicado em perfurações maiores.

Os objetivos desse procedimento cirúrgico são fechar a perfuração, evitar a infecção e restabelecer a função do ouvido médio, melhorando a audição. Existem várias técnicas cirúrgicas para a timpanoplastia.

O único cuidado específico no pré-operatório é a tricotomia ao redor da orelha a ser operada, que deve se constituir rotina do serviço ou do cirurgião.

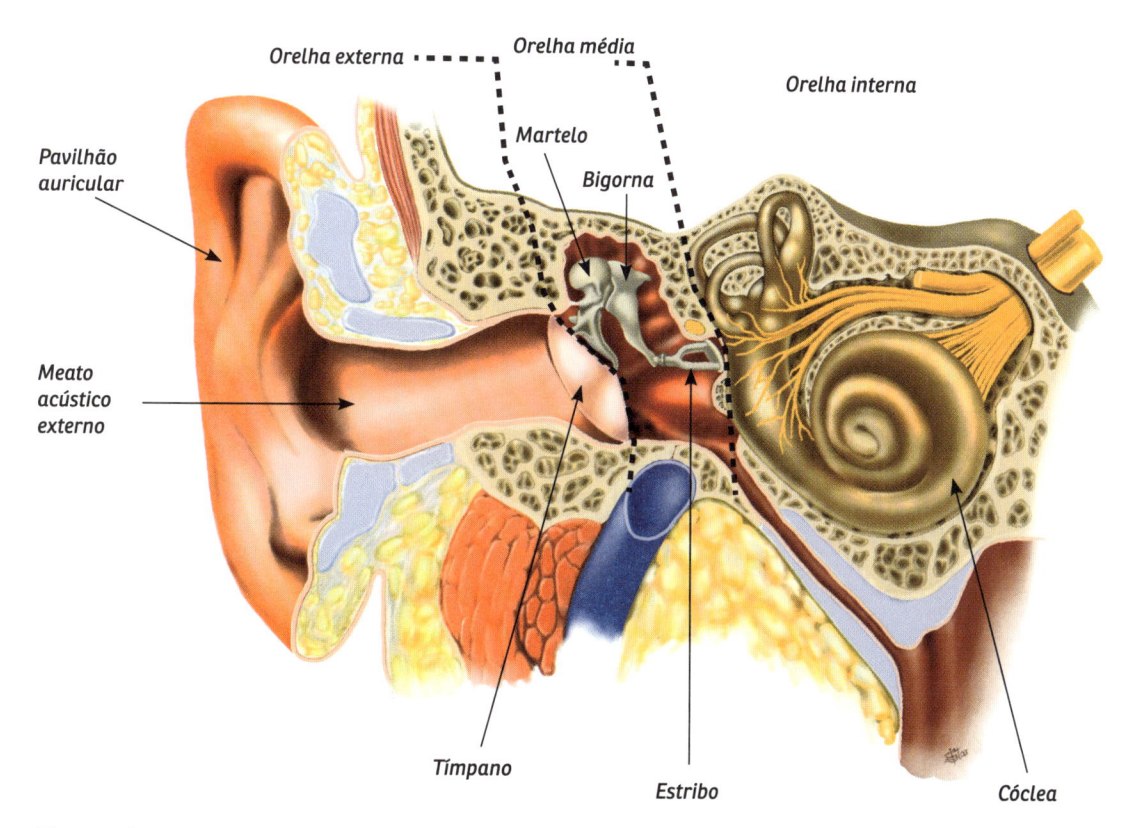

Figura 88 | Anatomia simplificada da orelha.

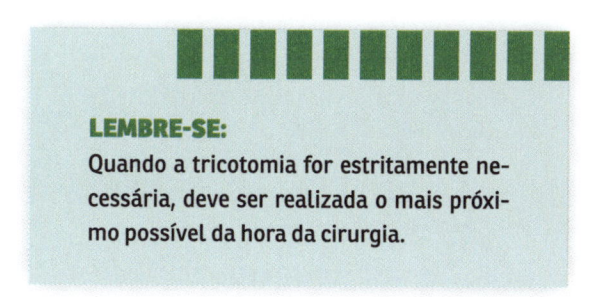

LEMBRE-SE:
Quando a tricotomia for estritamente necessária, deve ser realizada o mais próximo possível da hora da cirurgia.

Cuidados específicos de enfermagem no pós-operatório |

- Colocar o paciente em decúbito lateral, com a orelha operada voltada para cima.
- Explicar ao paciente que deve evitar assoar o nariz e manter a boca fechada, se tiver que espirrar.

Como esse tipo de cirurgia geralmente é feita em regime ambulatorial, por ocasião da alta, o paciente deve ser orientado a não molhar o curativo até ser liberado pelo médico.

Complicações |

- Infecção.
- Nova ruptura do tímpano.

Glossário

Ambu | Do inglês *Airway Maintenance Breathing Unit*, é uma bolsa dotada de válvula unidirecional que permite criar um fluxo contínuo através de sua compressão.

Aneurisma | Malformação que causa dilatação das paredes de uma artéria. Qualquer artéria pode apresentar aneurisma, mas a aorta e as artérias cerebrais são as mais acometidas. O grande perigo do aneurisma está no fato de poder romper-se. Quando o aneurisma ocorre em algum vaso do cérebro, chama-se aneurisma cerebral.

Autoclave | Equipamento formado por uma câmara de aço inoxidável, com uma ou duas portas, contendo ainda válvula de segurança, manômetro de pressão e indicador de temperatura.

Bexigoma | Distensão da bexiga por retenção urinária.

Capnógrafo | Equipamento utilizado para captar a saída do gás carbônico (CO_2) que ocorre a cada expiração do ar dos pulmões.

Cervical | Pode se referir à coluna cervical ou à porção mais baixa ou próxima da intimidade de um órgão.

Cistite | Desconforto na uretra e vontade de urinar a toda hora.

Cistostomia | Abertura da bexiga a partir de um orifício na parte inferior do abdome.

Cureta | Instrumento no formato de uma colher.

Deambulação precoce | Pequenas caminhadas após a cirurgia.

Debridamento | Retirada de tecido desvitalizado (morto) ou de um corpo estranho de uma ferida.

Deiscência de sutura | Termo técnico para a separação das bordas cutâneas de uma ferida operatória.

Dialisador | Equipamento chamado popularmente de "rim artificial".

Eletrocardiógrafo | Aparelho que realiza o eletrocardiograma.

Eletrocautério | Usualmente denominado bisturi elétrico, é um aparelho capaz de apenas cortar, ou cortar e coagular os tecidos simultaneamente, de acordo com o desejo do cirurgião. O bisturi elétrico tradicional possui uma unidade geradora da corrente elétrica onde são conectados a caneta do bisturi (parte estéril que entra em contato com o campo operatório), a placa neutra da corrente (fica em contato direto com o paciente) e os pedais (colocam o aparelho em funcionamento e são acionados pelo cirurgião ou seu auxiliar). Existem outros tipos de bisturi, como o bisturi a raio laser. A placa neutra que acompanha o equipamento geralmente é metálica. Entretanto, existem também placas neutras descartáveis.

Endométrio | Membrana mucosa que reveste o útero internamente.

Entubação endotraqueal | É a colocação de um tubo dentro da traqueia. O tubo pode ser passado pelo nariz ou pela boca (mais frequentemente).

Equimoses | Manchas roxas na pele.

Escaras | Lesões infectadas da pele com crosta amarela ou enegrecida (necrosada).

Esfigmomanômetro | Consiste em um sistema para compressão arterial composto por uma bolsa inflável de borracha de formato laminar, a qual é envolvida por uma capa de tecido inelástico (manguito) e conectada por um tubo de borracha a um manômetro e por outro tubo a uma pera, que tem a finalidade de insuflar a bolsa pneumática. Também conhecido como "aparelho de pressão". Usado para medida indireta da pressão arterial.

Esporo | É uma estrutura geralmente unicelular e uninuclear, resistente ao calor e à dessecação, capaz de germinar em determinadas condições e reproduzir assexuadamente o indivíduo que a originou.

Esporulares | Relativo ou pertencente a esporo ou espórulo.

Estoma | Comunicação entre dois órgãos ocos ou entre um órgão e a pele (adostomia, ileostomia, etc).

Extubação | Retirada do tubo endotraqueal.

Força tensora | Ação cuidadosa e firme de puxar o osso.

Gastrostomia | Abertura do estômago através da parede abdominal com a colocação de uma sonda, para que o paciente possa se alimentar.

Hamper | Ver Saco de Hamper.

Hematêmese | Vômito que contém sangue.

Hematúria | Presença de sangue na urina.

Hemiparesia | Fraqueza muscular em uma das metades do corpo. É uma forma atenuada de hemiplegia.

Hemiplegia | Paralisia de um lado do corpo.

Hemotórax | Acúmulo de sangue no espaço pleural.

Hiperemia | Superabundância de sangue em qualquer parte do corpo, provocando vermelhidão no local.

Hipocalcemia | Diminuição da quantidade de cálcio no sangue.

Hipoxemia | Redução do oxigênio no sangue.

Hipoxia | Diminuição das taxas de oxigênio no ar, no sangue arterial ou nos tecidos, o que pode levar à anóxia.

Infecção cruzada | Quando os micro-organismos de um paciente contaminam outros pacientes.

Linfedema | É uma patologia complexa que se manifesta pelo aumento de volume (edema) de determinada região do corpo, sendo causada pela má circulação nos vasos linfáticos.

Monta-cargas | Tipo de elevador usado para transportar cargas de um andar para o outro.

Negatoscópio | Aparelho destinado à observação de radiografias.

Nictúria | Diversas micções noturnas, provocadas pela predominância de volume urinário noturno em relação ao diurno.

Oligúria | Diminuição da quantidade de urina.

Osteomielite | Infecção óssea.

Osteótomo | Instrumento destinado a cortar ou aparar os ossos.

Ostomia | É uma cirurgia para construção de um novo trajeto para saída das fezes ou da urina. Essa intervenção cirúrgica pode ser usada para criar uma abertura de eliminação das fezes, chamada de ostomia digestiva, ou da urina, conhecida como ostomia urinária.

Otite | Inflamação do ouvido.

Oxímetro de pulso | Indica a quantidade de oxigênio no sangue constantemente, o que permite perceber qualquer distúrbio do sistema circulatório.

Papel grau cirúrgico | "Papel que apresenta características físicas, químicas e biológicas que permitem a esterilização e manutenção da esterilidade do produto. É próprio para embalagem de artigos odonto-médico-hospitalares a serem submetidos a processos de esterilização" (NBR 13386:1995).

Parestesia | Perda de sensibilidade.

Peritonite | Processo inflamatório que atinge todo o peritônio e pode significar risco para a vida do paciente.

Pneumotórax | Acúmulo de ar no espaço pleural.

Prolapso | Quando um órgão se desloca de seu lugar normal.

Propés | Protetores para os sapatos.

Saco de Hamper | Serve para o despejo de roupas usadas.

Seroma | É uma coleção de líquidos cujo aspecto lembra o plasma e que pode se acumular em espaços abaixo da pele no pós-operatório de cirurgias.

Tapotar | Realizar tapotagem, que consiste em percutir com as mãos em concha ou em ventosa as regiões torácicas relacionadas com as áreas pulmonares para auxiliar na remoção de secreção, respeitando as regiões dolorosas.

Taquipneia | Aumento da frequência dos movimentos respiratórios; respiração curta e acelerada.

Termodesinfecção | Desinfecção pelo calor.

Tricotomia | Remoção dos pelos.

Trombose | Coagulação do sangue dentro dos vasos sanguíneos.

Referências

AGÊNCIA NACIONAL DE VIGILÂNCIA SANITÁRIA (Brasil). **Resolução RDC nº 8, de 27 de fevereiro de 2009**. Dispõe sobre as medidas para redução da ocorrência de infecções por Microbactérias de Crescimento Rápido – MCR em serviços de saúde (legislação na Internet). Brasília, DF, 2009. Disponível em: http://e-legis.anvisa.gov.br/leisref/public/showAct.php?id=word. Acesso em: 22 maio 2009.

ÁVILA, Elódia. **Cirurgia de mastologia de aumento** (cirurgia estética mamária de aumento). 4 mar. 2005. Disponível em: http://www.drashirleydecampos.com.br/noticias/14773. Acesso em: 6 set. 2008.

BARTMANN, Mercilda; TÚLIO, Ruth; KRAUSER, Lucia Toyoshima. **Administração na saúde e na enfermagem**. Rio de Janeiro: Senac Nacional, 2005. Publicado em parceria com o Senac São Paulo.

BOFF, Ricardo Antônio; WISINTAINER, Francisco. **O que as mulheres querem saber sobre câncer de mama**: as 100 perguntas mais frequentes. Caxias do Sul: Mesa Redonda, 2005.

BRASIL. **Carta dos direitos dos usuários da saúde**. 2. ed. Brasília, DF: Ministério da Saúde, 2007.

BRASIL. **Educação profissional**: referenciais curriculares nacionais da educação profissional de nível técnico. Brasília, DF: Ministério da Educação, 2000.

BRENTANO, Loreno. Câncer de rim. **ABC da Saúde**, 1 nov. 2001. Disponível em: www.abcdasaude.com.br/artigo.php?65. Acesso em: 22 ago. 2008.

BRENTANO, Loreno. Cirurgia laparoscópica. **ABC da Saúde**, Porto Alegre, 1 nov. 2001. Disponível em: http://www.abcdasaude.com.br/artigo.php?79. Acesso em 20 jul. 2008.

BRENTANO, Loreno. Hérnia abdominal. **ABC da Saúde**, Porto Alegre, 1 nov. 2001. Disponível em: http://www.abcdasaude.com.br/artigo.php?233. Acesso em: 8 jul. 2008.

BRONQUIECTASIA e atelectasia. *In*: MANUAL Merck de saúde médica: saúde para família. [*S. l.*]: Merck, [200-]. Seção 4, cap. 36. Disponível em: http://www.msdlatinamerica.com/pacientes/manual_merck/ secao_04/cap_036.html. Acesso em: 8 jul. 2008.

CÂNCER colorretal. **Doutor Policlin**. [São Paulo]: Hospital Policlin, [200-]. Disponível em: http://www.polclin.com.br. Acesso em: 18 jul. 2008.

CÂNCER de colo de útero. **eCâncer**, 28 ago. 2008. Disponível em: http://andre.sasse.com/colo.htm. Acesso em: 27 set. 2023.

CÂNCER de colo de útero. **INCA**, 6 jul. 2023. Disponível em: https://www.gov.br/inca/pt-br/assuntos/cancer/tipos/colo-do-utero. Acesso em: 27 set. 2023.

CÂNCER de cólon e reto. **INCA**, 1 fev. 2023. Disponível em: https://www.gov.br/inca/pt-br/assuntos/cancer/tipos/intestino. Acesso em: 18 jul. 2008.

CÂNCER de estômago. **INCA**, 18 jul. 2022. Disponível em: https://www.gov.br/inca/pt-br/assuntos/cancer/tipos/estomago. Acesso em: 27 set. 2023.

CÂNCER de mama. **INCA**, 26 set. 2022. Disponível em: https://www.gov.br/inca/pt-br/assuntos/cancer/tipos/mama. Acesso em: 27 set. 2023.

CÂNCER de próstata. **INCA**, 16 ago. 2023. Disponível em: https://www.gov.br/inca/pt-br/assuntos/cancer/tipos/prostata#:~:text=No%20Brasil%2C%20o%20c%C3%A2ncer%20de,compara%C3%A7%C3%A3o%20aos%20pa%C3%ADses%20em%20desenvolvimento. Acesso em: 27 set. 2023.

CÂNCER de pulmão. **INCA**, 18 jul. 2022. Disponível em: https://www.gov.br/inca/pt-br/assuntos/cancer/tipos/pulmao#:~:text=O%20c%C3%A2ncer%20de%20pulm%C3%A3o%2C%20segundo,o%20terceiro%20entre%20as%20mulheres. Acesso em: 27 set. 2023.

CÂNCER de rim. Associação Brasileira de Combate ao Câncer [200-]. Disponível em: www.abcancer.org.br/sobre.php?c=618s=413&lang=16. Acesso em: 21 ago. 2008.

CAPNÓGRAFO. *In*: LEITE, Érida Maria Diniz. (org.). **Dicionário digital de termos médicos**. [*S. l.*]: PDAMED, 2007. Disponível em: http://www.pdamed.com.br/diciomed/pdamed_0001_04166.php. Acesso em: 21 ago. 2008.

CARVALHO, Rachel de; BIANCHI, Estela Regina Ferraz. **Enfermagem em centro cirúrgico e recuperação**. Barueri: Manole, 2007.

CASTRO, Inês de. **O guia da cirurgia plástica**. São Paulo: Nome da Rosa & Símbolo, 2002.

CATARATA. Rio de Janeiro: Instituto de Olhos Dr. Rogério Horta, [200-]. Disponível em: http://www.drrogeriohorta.com.br/catarata.asp.

CENTRO INTERNACIONAL DE CIRURGIA PLÁSTICA. **Inclusão de prótese**: nas mamas. Disponível em: https://clinicamatsudo.com.br/cirurgia-inclusao-de-proteses/. Acesso em: 27 set. 2023.

CHEM, Roberto Correa. Lipoaspiração. **ABC da Saúde**, Porto Alegre, 10 abr. 2021. Disponível em: https://www.abcdasaude.com.br/cirurgia-plastica/lipoaspiracao/. Acesso em: 27 set. 2023.

CIRURGIA videolaparoscópica da hérnia inguinal. **Gastronet**, Curitiba, [20--]. Disponível em: http://www.gastronet.com.br/cirurgia3.htm. Acesso em: 8 jul. 2008.

CISTO de ovário. Brasília, DF: Hospital Santa Lúcia, [200-]. Disponível em: http://www.santalucia.com.br/ginecologia/cisto/cisto-p.htm. Acesso em: 24 jul. 2008.

CISTO de ovário. *In*: OLIVEIRA, Carla. **Problemas bem femininos**. São Paulo: Livraria Cultura, 11 abr. 2006. Disponível em: http://www.clicfilhos.com.br/site/display_materia.jsp?titulo=Problem as+bem+femininos. 24 jul. 2008.

COLICHIO, Lígia Garrido; GLASENAPP, Sirlene Aparecida Negri. (coord.). **Práticas recomendadas**. 4. ed. São Paulo: SOBECC Nacional, 2007.

CONTROLE do câncer de mama: documento de consenso. Rio de Janeiro: INCA, 2004. Disponível em: http://www.inca.gov.br/publicacoes/consensointegra.pdf. Acesso em: 12 ago. 2008.

CURETAGEM. Centro de Cirurgia Minimamente Invasiva, [20--]. Disponível em: www.cevesp.com.br. Acesso em: 6 ago. 2008.

EXERCÍCIOS para serem realizados desde os primeiros dias de cirurgia. **USP**, [200-]. Disponível em: https://sites.usp.br/rema/1466-2/. Acesso em: 27 set. 2023.

EYE, Guenther Von. Os exames em cardiologia. **ABC da Saúde**, Porto Alegre, 1 nov. 2001. Disponível em: http://www.abcdasaude.com.br/artigo.php?309. Acesso em 29 out. 2008.

FERNANDES, Luís Roberto Araújo; ALVAREZ, Guines Antunes. **Abordagem das vias aéreas superiores**. [*S. l.*], [20--]. Disponível em: http://www.unimes.br/aulas/MEDICINA/Aulas2005/1ano/Procedimentos_basicos_em_medicina/abordagem_vias_aereas.html. Acesso em 29 out. 2008.

FERREIRA, Lydia M. **Manual de cirurgia plástica**. São Paulo: Atheneu, 1995.

FIMOSE. **Pró-Infância Clínica Infantil**, 28 ago. 2006. Disponível em: http://www.proinfancia.com.br/index.php?=com-contente&id=29&ibmet=44. Acesso em: 16 ago. 2023.

FRATURAS. **International Osteoporosis Foundation**, [20--]. Disponível em: www.iof.com.br/int_default.php?p=artigos_fraturas. Acesso em: 15 set. 2008.

GLOSSÁRIO de termos médicos. **NIPE/UnB**, Brasília, DF, [20--]. Disponível em: http://vsites.unb.br/fs/enf/nipe/glossindex.html. Acesso em: 15 set. 2008.

GONÇALVES, Luiz Felipe Santos. **Insuficiência renal crônica**. 30 nov. 2008. Disponível em: http://www.abcdasaude.com.br/artigo.php?268. Acesso em: 24 ago. 208.

GUIMARÃES, Deocleciano Torrieri. (org.). **Dicionário de termos médicos e de enfermagem**. São Paulo: Rideel, 2002.

HAMAN, Alexandre. **Amígdalas e adenóides**. São Paulo, 2008. Disponível em: http://www.alexandre.med.br/a2.html. Acesso em: 2 jan. 2009.

HEMORRÓIDAS com laser. *In*: **Proctologia integrada**. São Paulo: Clínica de Proctologia Integrada, 2010. Disponível em: http://www.proctointegrada.com.br/hemorroida.htm. Acesso em: 20 jul. 2008.

HÉRNIA de disco. Fortaleza: ITC Vertebral, 2023., Disponível em: https://www.itcvertebral.com.br/hernia-de-disco/#:~:text=Surgimento%20da%20h%C3%A9rnia%20de%20disco&text=O%20disco%20fica%20entre%20uma,e%20tamb%C3%A9m%20pode%20se%20extravasar. Acesso em: 27 set. 2023.

HÉRNIA inguinal. **Doutor Policlin**. [São Paulo]: Departamento de Informática Médica Hospital Policlin, [200-]. Disponível em: http://www.polclin.com.br/drpoli/048. Acesso em: 8 jul. 2008

HISTERECTOMIA. **Terra**, [20--]. Disponível em: http://paginas.terra.com.br/saude/nursecare/index1.htm. Acesso em: 6 ago. 2008.

HOSPITAL EDMUNDO VASCONCELOS. **Tratamento cirúrgico da obesidade mórbida**. São Paulo, [200-]. Disponível em: http://www.hospitaledmundovasconcelos.com.br/uploads/informativos/251.pdf. Acesso: 8 jul. 2008.

HOSPITAL MATER DEI. **Mastoplastia de aumento**. [*S. l.*], [20--]. Disponível em: http://www.materdei.com.br/servicos/plastica_5jsp. Acesso em: 6 set. 2008.

JÚDICA, Débora Siqueira; FREITAS, Lutegarde Vieira de; MONTEIRO, Miguel Cardim *et al*. Hernioplastia inguinal: técnica de Lichtenstein. **Revista Médica do HSE**, Rio de Janeiro, v. 1, n. 36, jan.-mar. 2002. Disponível em: http://www.hse.rj.saude.gov.br/profissional/revista/36/hernio.asp. Acesso em: 6 set. 2008.

LANÇA, Márcio Ataíde. Câncer de pulmão. **ABC da Saúde**, Porto Alegre, 1 nov. 2001. Disponível em: http://www.abcdasaude.com.br/artigo.php?64. Acesso em: 11 out. 2008.

LIMA, Cláudio Luiz Martins; ALVES, Protásio Martins Costa. Câncer de próstata. **ABC da Saúde**, Porto Alegre, 1 nov. 2001. Disponível em: http://www.abcdasaude.com.br/artigo.php?63. Acesso em: 1 nov. 2001.

LINDEN, Arnaldo. Perfuração do tímpano. **ABC da Saúde**, Porto Alegre, 1 nov. 2001. Disponível em: http://www.abcdasaude.com.br/artigo.php?323. Acesso em: 3 jan. 2009.

MENSTRUAÇÕES abundantes. Disponível em: http://www.saudedamulher.com.pt/bgpopup.jhtml?itemname=heavy_periods_tretment_co. Acesso em: 6 ago. 2008.

OLIVEIRA, Teresinha Neide de. **Diversidade de embalagens**. Fortaleza, [200-]. Disponível em: https://www.slideserve.com/gayora/diversidade-de-embalagens. Acesso em: 27 set. 2023.

OPÇÕES em reconstrução de mama. **Suportmed**, [200-]. Disponível em: http://www.suportmed.com.br/index.php?codpagina=000150210-que-ehamastectomia. Acesso em: 8 set. 2008.

O QUE é ostomia? [*S. l.*], 13 fev. 2009. Disponível em: http://www.portaleducacao.com.br/medicina/artigos/7557/o-que-e-a-ostomia. Acesso em: 8 set. 2008.

O QUE você precisa saber sobre câncer de tireoide. **Genzyme**, 2008. [capturado em 15 nov. 2008]. Disponível em: http://www.genzyme.com.br/ thera/ty/br_pdf_ty_broch.pdf. Acesso em: 15 nov. 2008.

PERFURAÇÃO do tímpano. *In*: MANUAL Merck de saúde médica: saúde para família. [*S. l.*]: Merck, [200-]. Seção 19, cap. 212. Disponível em: http://www.msdlatinamerica.com/pacientes/manual_merck/ secao_04/cap_036.html. Acesso em: 3 jan. 2009.

POLTRONIERI NETO, Ailton; TEIXEIRA, Jesislei Bonolo do Amaral; BARBOSA, Maria Helena. Elaboração de um instrumento para o preparo pré-operatório em cirurgias cardíacas.**O Mundo da Saúde**, São Paulo, v. 32, n. 1, p. 107-110, 2008. Disponível em: https://bvsms.saude.gov.br/bvs/periodicos/mundo_saude_artigos/elaboracao_instrumento_cardiacas.pdf. Acesso em: 27 set. 2023.

RODRIGUES JÚNIOR, Aldo Junqueira. **Sobre hérnias**. São Paulo: Instituto de hérnia das Américas, [200-].

ROSSETTI, Bruno Lopes; ALEXANDRE, Marcos; COSTA, Alexandre Carneiro *et al*. Técnicas de cinesioterapia respiratória e manobras de higiene brônquica (MHB). **Fisioweb**, 20 ago. 2006. Disponível em: http://www.wgate.com.br/conteudo/medicinaesaude/fisioterapia/respiratoria/cinesio_bruno/cinesio_respiratoria_bruno.html. Acesso em: 4 jan. 2009.

SANTOS, Wellington. **Catarata**. Niterói, 2009. Disponível em: http://www.wellingtonsantos.com/catarata.htm. Acesso em; 4 jan. 2009.

SENAC. DN. **Enfermagem cirúrgica**. Rio de Janeiro: Senac Nacional, 2005.

SENAC. DN. **Fundamentos da saúde**. 2. ed. Rio de Janeiro: Senac Nacional, 1999.

SILVA, Maria D'Apparecida Andrade; RODRIGUES, Aparecida Laureci; CESARETTI, Isabel Umbelina Ribeiro. **Enfermagem na unidade de centro cirúrgico**. 2. ed. São Paulo: EPU, 1997.

SISTEMA cardiovascular. [capturado em 7 nov. 2008]. Disponível em: http://www.labina.unilasalle.edu.br/publico/prof.alessandra/aulas%20fisio%20/cardio-1.ppt. Acesso em: 7 nov. 2008.

SMELTZER, Suzanne C.; BARE, Brenda G. **Brunner & Suddarth**: tratado de enfermagem médico-cirúrgica. Rio de Janeiro: Guanabara Koogan, 2005.

SOBRE seu estômago: úlceras. **Gastronet**, Curitiba, [20--]. Disponível em: http://www.gastronet.com.br/Ulceras.htm. Acesso em: 23 jul. 2008.

SOCIEDADE BRASILEIRA DE ENFERMEIROS DE CENTRO CIRÚRGICO, RECUPERAÇÃO ANESTÉSICA E CENTRO DE MATERIAL E ESTERILIZAÇÃO. **Práticas recomendadas SOBECC**. 5. ed. São Paulo, 2009.

UROLITÍASE. **Site Médico**, [200-]. Disponível em: www.sitemedico.com.br/sm/materiais/index.php?mat=1343. Acesso em: 21 ago. 2008.

VARELLA, Dráuzio. Hérnia de disco. **UOL**, 21 out. 2021. Disponível em: https://drauziovarella.uol.com.br/obesidade/hernia-de-disco/#:~:text=A%20h%C3%A9rnia%20de%20disco%20%C3%A9,da%20coluna%2C%20provocando%20dor%20intensa.&text=outubro%20de%202021-,A%20h%C3%A9rnia%20de%20disco%20%C3%A9%20resultado%20do%20desgaste%20dos%20discos,da%20coluna%2C%20provocando%20dor%20intensa. Acesso em: 27 set. 2023.

VARELLA, Dráuzio. Úlcera gástrica (péptica). **UOL**, [20--]. Disponível em: https://drauziovarella.uol.com.br/doencas-e-sintomas/ulcera-gastrica-peptica/. Acesso em: 27 set. 2023.

ZORZI, Rafael Luiz de Andrade. **Corpo humano**: anatomia e fisiologia. Rio de Janeiro: Senac Nacional, 2002.